国家卫生健康委员会"十四五"规划教材
全国中医药高职高专教育教材

U0627038

供护理类专业用

眼耳鼻咽喉口腔科护理

第4版

主　编　储成志　杨明福

副主编　王绍勇　王　震　王学锋　盛晓燕

编　委　（以姓氏笔画为序）

王　震（济南护理职业学院）

王学锋（湖南中医药高等专科学校）

王绍勇（四川中医药高等专科学校）

杨明福（赣南卫生健康职业学院）

施小花（安徽中医药高等专科学校）

曹丽华（山东医学高等专科学校）

盛晓燕（南阳医学高等专科学校）

康春华（赣南卫生健康职业学院）

储成志（安徽中医药高等专科学校）

鲁成娇（保山中医药高等专科学校）

学术秘书　张　丽（安徽中医药高等专科学校）

人民卫生出版社
·北　京·

图书在版编目（CIP）数据

眼耳鼻咽喉口腔科护理 / 储成志，杨明福主编.
4 版. -- 北京：人民卫生出版社，2024. 10（2025. 7重印）.
ISBN 978-7-117-34945-1

Ⅰ. R473.76

中国国家版本馆 CIP 数据核字第 2024EL7088 号

人卫智网	www.ipmph.com	医学教育、学术、考试、健康， 购书智慧智能综合服务平台
人卫官网	www.pmph.com	人卫官方资讯发布平台

眼耳鼻咽喉口腔科护理
Yan Er Bi Yanhou Kouqiang Ke Huli
第 4 版

主　　编：储成志　杨明福
出版发行：人民卫生出版社（中继线 010-59780011）
地　　址：北京市朝阳区潘家园南里 19 号
邮　　编：100021
E - mail：pmph @ pmph.com
购书热线：010-59787592　010-59787584　010-65264830
印　　刷：三河市国英印务有限公司
经　　销：新华书店
开　　本：850×1168　1/16　　印张：12
字　　数：338 千字
版　　次：2010 年 6 月第 1 版　　2024 年 10 月第 4 版
印　　次：2025 年 7 月第 2 次印刷
标准书号：ISBN 978-7-117-34945-1
定　　价：52.00 元

《眼耳鼻咽喉口腔科护理》
数字增值服务编委会

主　　编　储成志　杨明福

副 主 编　王绍勇　王　震　王学锋　盛晓燕

编　　委　（以姓氏笔画为序）

王　震（济南护理职业学院）

王学锋（湖南中医药高等专科学校）

王绍勇（四川中医药高等专科学校）

杨明福（赣南卫生健康职业学院）

施小花（安徽中医药高等专科学校）

曹丽华（山东医学高等专科学校）

盛晓燕（南阳医学高等专科学校）

康春华（赣南卫生健康职业学院）

储成志（安徽中医药高等专科学校）

鲁成娇（保山中医药高等专科学校）

学术秘书　张　丽（安徽中医药高等专科学校）

修订说明

为了做好新一轮中医药职业教育教材建设工作，贯彻落实党的二十大精神和《中医药发展战略规划纲要（2016—2030年）》《教育部 国家卫生健康委 国家中医药管理局关于深化医教协同进一步推动中医药教育改革与高质量发展的实施意见》《教育部等八部门关于加快构建高校思想政治工作体系的意见》《职业教育提质培优行动计划（2020—2023年）》《职业院校教材管理办法》的要求，适应当前我国中医药职业教育教学改革发展的形势与中医药健康服务技术技能人才培养的需要，人民卫生出版社在教育部、国家卫生健康委员会、国家中医药管理局的领导下，组织和规划了第五轮全国中医药高职高专教育教材、国家卫生健康委员会"十四五"规划教材的编写和修订工作。

为做好第五轮教材的出版工作，我们成立了第五届全国中医药高职高专教育教材建设指导委员会和各专业教材评审委员会，以指导和组织教材的编写与评审工作；按照公开、公平、公正的原则，在全国1 800余位专家和学者申报的基础上，经中医药高职高专教育教材建设指导委员会审定批准，聘任了教材主编、副主编和编委；确立了本轮教材的指导思想和编写要求，全面修订全国中医药高职高专教育第四轮规划教材，即中医学、中药学、针灸推拿、护理、医疗美容技术、康复治疗技术6个专业共89种教材。

党的二十大报告指出，统筹职业教育、高等教育、继续教育协同创新，推进职普融通、产教融合、科教融汇，优化职业教育类型定位，再次明确了职业教育的发展方向。在二十大精神指引下，我们明确了教材修订编写的指导思想和基本原则，并及时推出了本轮教材。

第五轮全国中医药高职高专教育教材具有以下特色：

1. 立德树人，课程思政 教材以习近平新时代中国特色社会主义思想为引领，坚守"为党育人、为国育才"的初心和使命，培根铸魂、启智增慧，深化"三全育人"综合改革，落实"五育并举"的要求，充分发挥思想政治理论课立德树人的关键作用。根据不同专业人才培养特点和专业能力素质要求，科学合理地设计思政教育内容。教材中有机融入中医药文化元素和思想政治教育元素，形成专业课教学与思政理论教育、课程思政与专业思政紧密结合的教材建设格局。

2. 传承创新，突出特色 教材建设遵循中医药发展规律，传承精华，守正创新。本套教材是在中西医结合、中西药并用抗击新型冠状病毒感染疫情取得决定性胜利的时候，党的二十大报告指出促进中医药传承创新发展要求的背景下启动编写的，所以本套教材充分体现了中医药特色，将中医药领域成熟的新理论、新知识、新技术、新成果根据需要吸收到教材中来，在传承的基础上发展，在守正的基础上创新。

3. 目标明确，注重三基 教材的深度和广度符合各专业培养目标的要求和特定学制、特定对象、特定层次的培养目标，力求体现"专科特色、技能特点、时代特征"，强调各教材编写大纲一定要符合高职高专相关专业的培养目标与要求,注重基本理论、基本知识和基本技能的培养和全面素质的提高。

4. 能力为先,需求为本　教材编写以学生为中心,一方面提高学生的岗位适应能力,培养发展型、复合型、创新型技术技能人才;另一方面,培养支撑学生发展、适应时代需求的认知能力、合作能力、创新能力和职业能力,使学生得到全面、可持续发展。同时,以职业技能的培养为根本,满足岗位需要、学教需要、社会需要。

5. 规划科学,详略得当　全套教材严格界定职业教育教材与本科教育教材、毕业后教育教材的知识范畴,严格把握教材内容的深度、广度和侧重点,既体现职业性,又体现其高等教育性,突出应用型、技能型教育内容。基础课教材内容服务于专业课教材,以"必需、够用"为原则,强调基本技能的培养;专业课教材紧密围绕专业培养目标的需要进行选材。

6. 强调实用,避免脱节　教材贯彻现代职业教育理念,体现"以就业为导向,以能力为本位,以职业素养为核心"的职业教育理念。突出技能培养,提倡"做中学、学中做"的"理实一体化"思想,突出应用型、技能型教育内容。避免理论与实际脱节、教育与实践脱节、人才培养与社会需求脱节的倾向。

7. 针对岗位,学考结合　本套教材编写按照职业教育培养目标,将国家职业技能的相关标准和要求融入教材中,充分考虑学生考取相关职业资格证书、岗位证书的需要。与职业岗位证书相关的教材,其内容和实训项目的选取涵盖相关的考试内容,做到学考结合、教考融合,体现了职业教育的特点。

8. 纸数融合,坚持创新　新版教材进一步丰富了纸质教材和数字增值服务融合的教材服务体系。书中设有自主学习二维码,通过扫码,学生可对本套教材的数字增值服务内容进行自主学习,实现与教学要求匹配、与岗位需求对接、与执业考试接轨,打造优质、生动、立体的学习内容。教材编写充分体现与时代融合、与现代科技融合、与西医学融合的特色和理念,适度增加新进展、新技术、新方法,充分培养学生的探索精神、创新精神、人文素养;同时,将移动互联、网络增值、慕课、翻转课堂等新的教学理念、教学技术和学习方式融入教材建设之中,开发多媒体教材、数字教材等新媒体形式教材。

人民卫生出版社成立 70 年来,构建了中国特色的教材建设机制和模式,其规范的出版流程,成熟的出版经验和优良传统在本轮修订中得到了很好的传承。我们在中医药高职高专教育教材建设指导委员会和各专业教材评审委员会指导下,通过召开调研会议、论证会议、主编人会议、编写会议、审定稿会议等,确保了教材的科学性、先进性和适用性。参编本套教材的 1 000 余位专家来自全国 50 余所院校,希望在大家的共同努力下,本套教材能够担当全面推进中医药高职高专教育教材建设,切实服务于提升中医药教育质量、服务于中医药卫生人才培养的使命。谨此,向有关单位和个人表示衷心的感谢!为了保持教材内容的先进性,在本版教材使用过程中,我们力争做到教材纸质版内容不断勘误,数字内容与时俱进,实时更新。希望各院校在教材使用中及时提出宝贵意见或建议,以便不断修订和完善,为下一轮教材的修订工作奠定坚实的基础。

人民卫生出版社有限公司

2023 年 4 月

前　言

为更好地贯彻落实《国家职业教育改革实施方案》《职业教育提质培优行动计划（2020—2023年）》和新时代全国中医药高职高专教育工作相关会议精神，紧紧围绕立德树人的根本任务，推动中医药高职高专教育的发展，培养护理类高质量技术技能型人才，在全国中医药高职高专教育教材建设指导委员会的组织规划下，根据《职业教育专业目录（2021年）》的新要求，按照全国中医药高职高专院校护理类专业的培养目标，确立本课程的教学内容并编写本教材。

本教材强调"三基"（基础理论、基本知识、基本技能），体现"五性"（思想性、科学性、先进性、启发性、适用性），适应"三特"（特定对象、特定要求、特定限制），融入党的二十大精神和课程思政元素。本教材以培养目标为导向，以职业岗位能力需求为前提，以综合职业能力培养为根本，培养学生的基本技能。本教材理论知识以必需、够用为度，以护士执业资格考试为指针，突出护理思维，注重整体护理，力求体现"专科特色、技能特点、时代特征"。

本教材体现了以下特点：①护理评估中融合健康史、身体状况、心理 - 社会状况、辅助检查和治疗要点，省去了护理目标，使内容更加丰富且精练；②吸收了医学和护理学知识的新进展，以体现教材的先进性；③对教材内容进行调整，以够用为度，精练简洁，重点突出；④加入案例分析、学习要点及复习思考题，使学生在任务驱动下主动学习，提高分析问题、解决问题的能力；⑤为拓展知识面，同时提高教材的趣味性和可读性，适当加入了一些知识链接；⑥为落实立德树人，融入了思政元素案例；⑦完善数字资源建设，通过扫描二维码获取 PPT、知识导览、模拟试卷、教学大纲等内容，有利于学生及时巩固所学知识。

本教材绪论由储成志编写，第一章由储成志、张丽编写，第二章由王震编写，第三章由王绍勇编写，第四章由施小花编写，第五章由鲁成娇编写，第六章由杨明福编写，第七章由王学锋编写，第八章、第十一章由盛晓燕编写，第九章、第十章由康春华编写，第十二章至第十六章由曹丽华编写。

在本教材编写过程中，得到了全国中医药高职高专教育教材建设指导委员会、人民卫生出版社及各参编院校的大力支持，得到了第3版主编范真教授及各参编老师的大力支持。本教材同时参阅了多位专家、学者及同行的著作及相关资料，在此致以诚挚的谢意！

由于水平和时间所限，教材中不足之处在所难免，敬请广大师生在使用过程中批评指正，以便再版时修改。

《眼耳鼻咽喉口腔科护理》编委会
2023年2月

目　录

第一篇　眼 科 护 理

第二篇　耳鼻咽喉科护理

绪　　论

一、眼耳鼻咽喉口腔科护理学的基本概念

眼耳鼻咽喉口腔科护理学是阐述眼科、耳鼻咽喉科和口腔科疾病特点和护理方法、护理规律的一门临床应用学科，是临床护理学的一个重要分支，亦是护理学的重要组成部分。本学科从护理学的视角，观察眼、耳、鼻、咽、喉、口腔等器官的健康状况和疾病状态，从而进行护理评估，做出护理诊断，提出护理原则，制定护理计划，采取适当的护理措施，提供健康指导，协同医生做好各种治疗护理工作，促使患者从疾病状态向健康状态转化、恢复眼、耳、鼻、咽、喉、口腔的正常功能。

眼耳鼻咽喉口腔科护理既有一般护理工作的规律性，又有其专科的特殊性。学习本学科旨在对眼、耳、鼻、咽、喉、口腔各器官的解剖生理和疾病特点有所认识，进而有针对性地开展护理工作。

眼、耳、鼻、咽、喉、口腔均是人体的重要器官，维持人体基本的生命活动，如视觉、听觉、平衡觉、嗅觉、味觉、饮食、呼吸和言语等。保持这些器官的功能正常，对人的健康和正常生活至关重要，甚至关系到生命安全。若这些器官功能异常时，患者常有视力减退甚至失明、耳鸣、耳聋、耳闭、鼻塞、嗅觉障碍、声嘶、吞咽困难、疼痛、出血等局部症状，以及发热、恶心、呕吐、呼吸困难、眩晕、头痛等全身症状。若治疗不及时或护理不当，将会给患者带来严重后果，如残疾、失明、耳聋、恶性肿瘤等，甚至危及患者生命。

二、眼耳鼻咽喉口腔科护理课程的学习目标

本门课程按照临床分科情况，将学习内容分为眼科护理、耳鼻咽喉科护理和口腔科护理三部分，分别包括各科的护理概述和患者护理两大部分。通过学习，要求学生达到以下目标：

1. 能够准确观察眼、耳、鼻、咽、喉、口腔等各器官的健康状况和疾病状态，初步判断疾病部位及严重程度。

2. 能够熟练应用护理程序对眼科、耳鼻咽喉科和口腔科疾病患者进行护理，通过询问、分析和查体收集资料进行护理评估，做出护理诊断，提出护理原则，制定护理计划，采取适当的护理措施。

3. 能够协同医生对眼科、耳鼻咽喉科和口腔科患者进行诊治和护理，对患者进行一般的专科检查和治疗、护理。

4. 积累丰富的眼科、耳鼻咽喉科和口腔科疾病相关知识，为患者提供专科的健康教育和指导。

三、眼耳鼻咽喉口腔科疾病的特点

1. 位置特殊，器械窥视　眼、耳、鼻、咽、喉和口腔均位于头面部，是颅脑的"门户"，是塑造人体美的重要组成部分。其结构复杂精密，且毗邻颅腔，借许多血管经自然孔道与之相连或相

通，故眼科、耳鼻咽喉科和口腔科疾病可以影响到颅腔，甚至造成严重后果。由于其位置特殊，腔小而深，多孔隙和腔道，肉眼窥视不清，必须借助一定的专科器械才能观察清楚。

2．功能重要，相互联系　眼、耳、鼻、咽、喉和口腔功能涉及人的重要感觉和功能。如视觉、听觉、嗅觉、味觉、饮食、呼吸和言语等，是大脑认识和感知客观世界的重要感觉器官。鼻、咽、喉、口是呼吸和消化系统的门户，是生命赖以存在的呼吸及消化系统的起始部，因其周围有着丰富的淋巴组织，对防御细菌侵入、维护自身免疫力有着重要作用。

眼、耳、鼻、咽、喉、口腔各器官间在解剖、生理和病理上均有着密切的关系。鼻和咽喉有着共同的呼吸功能，构成了上呼吸道；上呼吸道功能正常时，耳部才能发挥正常生理功能。鼻和鼻窦的炎性改变，常可引起中耳炎和咽喉炎，如肥厚性鼻炎可引起分泌性中耳炎，慢性鼻炎可引起慢性咽炎。鼻窦和鼻腔肿瘤常影响到眼眶和口腔；口腔某些牙齿疾病亦可影响到鼻窦，如牙源性上颌窦炎。

3．局部全身，互为关联　有些眼科、耳鼻咽喉科和口腔科疾病是全身疾病的病因，如化脓性中耳炎可引起各种颅内并发症；鼻窦长期化脓感染可成为"脓毒病灶"，导致各种精神神经症状；反复发作的化脓性扁桃体炎可引起IgA肾病等。

很多眼科、耳鼻咽喉科和口腔科疾病又是全身疾病的表现和结果，如甲状腺功能亢进可导致眼球突出；高血压可引起视网膜病变、鼻出血；心脏病可引起耳鸣；小儿营养不良、维生素A缺乏能引起角膜软化症等。

有些眼科、耳鼻咽喉科和口腔科疾病与遗传和环境因素有关，还有些疾病由药物的不良反应引起，如中毒性白内障、药物性白内障、耳毒性听力损害、药物性鼻炎等。

四、眼耳鼻咽喉口腔科护理课程的学习方法

在"生物-心理-社会"医学模式和护理模式转变的推动下，眼科、耳鼻咽喉科和口腔科护理正发生着深刻的变化，由被动执行医嘱的护理，转向面对患者的各种问题和需要，主动促使其全面康复的护理；从单纯的疾病护理，扩展为对患者的整体护理；从局限在医院内的护理，走向为社区人群健康服务的护理。由于心理活动对疾病的影响越来越受到人们的重视，心理护理对疾病的转归和患者的康复起着事半功倍的作用。因此，在学习本门课程时，要注重以下几方面：

1．培养良好的医德　每位护理人员从学习护理学知识开始就应注意培养良好的医德，我们服务的对象是人，同情患者、体谅患者、切实为患者着想是对医护人员的基本要求。

2．树立主动护理观　从认识眼、耳、鼻、咽、喉、口腔等器官的解剖结构入手，熟悉其生理特点，掌握其疾病的发生发展规律，在工作中主动观察病情变化，主动分析护理问题，主动采取护理措施。

3．树立整体护理观　注意局部与全身的关系，心理、社会环境对疾病的影响，真正实现整体护理。掌握眼科、耳鼻咽喉科和口腔科疾病与全身疾病的关系和规律，从而及时发现病情，做到准确诊治、护理。

4．注意理论联系实际　明确学习要点，熟读教材，认真听课，积极思考，多提问题。在学习中，一方面加强能力训练，充分利用实训室条件对眼、耳、鼻、咽、喉、口腔模型进行各种检查和护理治疗技能训练。另一方面，加强临床见习和实习，充分利用学校直属、附属医院及其他非直属、附属医院等资源，认真、深入地进行专科见习和实习，从根本上提高对眼科、耳鼻咽喉科和口腔科疾病患者的护理能力。

（储成志）

第一篇　眼科护理

第一章　眼科患者护理概述

掌握眼科手术患者手术前后的护理要点,眼科患者护理评估的基本方法,结膜囊冲洗法、测视力法、滴眼药液法、涂眼药膏法、泪道冲洗法、结膜下注射法、球旁注射法、剪睫毛法及注意事项;熟悉眼球壁的分层及构成,眼内容物的构成及生理功能,眼的屈光系统、调节系统的组成,房水的循环途径,眼睑组织学结构特点,结膜、泪器解剖结构,眼外肌解剖特点;了解眼眶解剖结构、眼的血液循环及神经支配。

眼包括眼球、视觉传导通路和眼附属器。眼球是视觉器官的重要组成部分,接受外界物体的光线成像于视网膜,通过视路传导至视觉中枢形成视觉。眼附属器则对眼球起保护、运动等作用。

第一节　眼的应用解剖生理

一、眼　　球

眼球近似球形。正常成人眼球的前后径约24mm,垂直径和水平径略短,垂直径约23mm,水平径约23.5mm。眼球位于眼眶的前部,前面有上、下眼睑保护,周围有眶脂肪和眼肌等包绕,通过眶筋膜、韧带与眶壁联系。眼球由眼球壁和眼内容物组成(图1-1)。

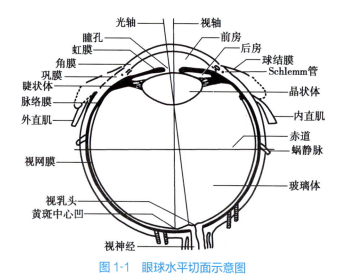

图1-1　眼球水平切面示意图

(一)眼球壁

眼球壁由外、中、内3层膜构成。

1.外层　主要由胶原纤维构成,故称纤维膜。其前1/6为透明的角膜,后5/6为瓷白色不透明的巩膜,两者移行区称角膜缘。眼球的外层具有保护眼内组织、维持眼球形状的作用,角膜还有透光和屈光的作用。

(1)角膜:位于眼球正前方,略呈横椭圆形,稍向前呈半球状突起,横径为11.5～12mm,垂直径为10.5～11mm,周边部厚约1mm,中央部厚0.5～0.55mm。其前表面的曲率半径约为7.8mm,后表面约为6.8mm。

在组织学上,角膜从前向后分为5层(图1-2):①上皮细胞层,由5～6层鳞状上皮细胞构成,无角化。此层再生能力强,损伤后能较快修复,且不留瘢痕,对细菌亦有较强的抵抗力;②前弹力层,为一层无细胞成分的均质透明薄膜,损伤后不能再生;③基质层,约占角膜全厚的90%,由近200层排列规则的纤维薄板组成,损伤后不能再生,由不透明的瘢痕组织代替;④后弹力层,为一层较坚韧的透明均质薄膜,损伤后亦可再生;⑤内皮细胞层,由单层六角形扁平细胞构成,具有角膜-房水屏障作用,损伤后常引起基质层水肿。此层亦不能再生,其缺损区由邻近的内皮细胞扩展和移行来覆盖。若角膜内皮细胞失去代偿功能,角膜将出现水肿和大泡性角膜病变。

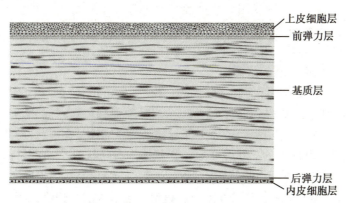

图1-2　角膜的组织学分层

因此,角膜组织的生理特点有:①透明屈光。角膜为最主要的屈光间质,相当于43D的凸透镜,约占眼球总屈光力的2/3。②无血管。其营养主要来自房水、角膜缘血管网和泪膜,故代谢缓慢,疾病愈合亦慢,但有利于角膜移植。③感觉神经丰富。三叉神经的眼支密布于上皮细胞之间,感觉十分灵敏,对保护角膜具有重要作用。④弯曲度规则。这使角膜每条径线或每部分的屈光力基本相等,进入眼内的光线经屈折后,聚焦在视网膜上,形成清晰的物像。如角膜弯曲度不规则可出现散光。⑤与邻近组织关系密切。角膜与结膜、巩膜、虹膜等在组织上相延续,在疾病上常相互影响。

 知识链接

泪膜

在角膜表面还有一层泪膜,具有防止角膜、结膜干燥和维持角膜光学性能的作用。角膜上皮、结膜上皮与泪膜共同构成了眼表组织,以保证睁眼状态下的清晰视觉。

(2)巩膜:由致密的胶原纤维组成,质地坚韧,呈乳白色,不透明。其功能为保护眼内组织,维持眼球外形。巩膜的厚薄不一,为0.3～1mm,眼外肌附着处最薄,视神经周围最厚。巩膜后部与视神经交接处分内外两层,外2/3移行于视神经鞘膜,内1/3由视神经纤维束穿出呈网眼状,称巩膜筛板。此板很薄,长期高眼压可使其向后凹陷,临床上称青光眼杯。

(3)角膜缘:是角膜与巩膜的移行区,宽1.5～2.5mm。角膜缘有血管网,可营养角膜。此血管网包括两层,浅层由结膜血管分支构成,位于结膜内;深层由睫状血管分支构成,位于巩膜浅层。该处充血称睫状充血。角膜缘的角膜、巩膜与虹膜、睫状体围绕形成前房角（图1-3），小梁网和环形的巩膜静脉窦位于此区，是房水排出的主要通道。此外，内眼手术多在角膜缘区做切口。该处结构薄弱，眼球钝挫伤时，易发生破裂。

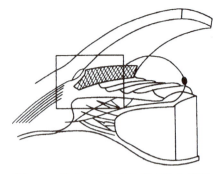

图1-3　前房角的解剖及房水流出途径

2. 中层　眼球壁中层称为葡萄膜，因含有丰富的色素和血管，亦称色素膜或血管膜，主要起营养和遮光作用。葡萄膜由前向后分为虹膜、睫状体和脉络膜三部分。

（1）虹膜：呈圆盘状，位于角膜后，晶状体前，将眼球前部腔隙隔成前、后房。中国人虹膜一般呈棕褐色，中央有一直径为2.5～4mm的圆孔，称瞳孔。其表面有辐射状高低不平的隐窝和皱褶，称虹膜纹理。虹膜与睫状体相连处称虹膜根部，受挫伤时易从睫状体上离断。虹膜组织内有环行的瞳孔括约肌和放射状的瞳孔开大肌，分别受副交感神经和交感神经支配而产生缩瞳和散瞳作用。瞳孔随光线的强弱而改变其大小，以调节进入眼内的光线。光照下瞳孔缩小，称瞳孔对光反射，视近物时的缩瞳则称瞳孔调节反射。虹膜内血管丰富，炎症时以渗出反应为主；且三叉神经纤维网密布，炎症时反应重，可引起剧烈的眼痛。

（2）睫状体：为位于虹膜根部与脉络膜之间，宽6～7mm的环状组织。其矢状面略呈三角形。睫状体前1/3肥厚，称睫状冠，内表面有70～80个纵行放射状突起，称睫状突，主要功能是产生房水；后2/3薄而平坦，为睫状体扁平部。扁平部与脉络膜联结处呈锯齿状，称锯齿缘。睫状体借助纤细的晶状体悬韧带与其内侧的晶状体联系。睫状体内有睫状肌，含有纵行、放射状和环行三种平滑肌纤维，受副交感神经支配。睫状肌收缩时，悬韧带松弛，晶状体借助于本身的弹性变凸，增加屈光力，以看清近处物体，称眼的调节作用。睫状体也富含三叉神经末梢，炎症时眼痛明显。

（3）脉络膜：前起于锯齿缘，后止于视盘周围，介于视网膜与巩膜之间。脉络膜有丰富的血管，约占眼球血液总量的65%，营养视网膜外层、晶状体和玻璃体；有丰富的色素细胞，起遮光作用。脉络膜无感觉神经分布，故炎症时不引起疼痛。

3. 内层　眼球壁内层为视网膜，是一层透明的膜，前起于锯齿缘，后止于视盘，外与脉络膜紧贴，内与玻璃体毗邻。视网膜由外层的色素上皮层和内层的神经感觉层组成。两者间有一潜在间隙，在病理情况下分开，即称为视网膜脱离。

视网膜神经感觉层由3级神经元组成。最外层为第1级神经元，称光感受器细胞，有两种：一种是视锥细胞，主要集中在黄斑区，司明视觉和色觉，有精细辨别力，形成中心视力；另一种是视杆细胞，分布在黄斑区以外的视网膜上，司暗视觉，形成周边视力（视野）。第2级神经元为双极细胞，联络第1级、第3级神经元。居于内层的第3级神经元为神经节细胞，其轴突汇集成视盘，穿出巩膜筛板组成视神经。

视网膜后极部有一直径约2mm的浅漏斗状淡黄色较凹陷区，称为黄斑，为锥细胞集中处。该区中央有一凹陷称中心凹，是视力最敏锐之处。黄斑鼻侧约3mm处有一直径约1.5mm，境界清楚的淡红色圆形结构，称为视盘，也称视乳头，是神经节细胞神经纤维汇集向视觉中枢传递穿出眼球的部位。视盘中央有一生理凹陷，无感光细胞，故无视觉，在正常视野中为生理盲点。视盘上有视网膜中央动、静脉进入并分支分布于视网膜上（图1-4）。

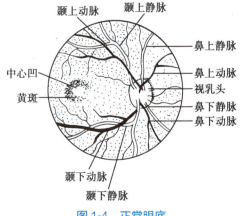

颞上动脉　颞上静脉

鼻上静脉

鼻上动脉

视乳头

鼻下静脉

鼻下动脉

中心凹

黄斑

颞下动脉

颞下静脉

图1-4　正常眼底

（二）眼球内容物

眼球内容物包括房水、晶状体和玻璃体三种透明物质，均无血管和神经，与角膜一起构成眼的屈光系统。

1. 房水　为无色透明的液体，由睫状突上皮细胞产生，充满于前、后房。前房是角膜后面与虹膜和瞳孔区晶状体前面之间的空隙，中央部深 2.5～3mm，周围部渐浅，称前房角。后房是虹膜后面，睫状体内侧和晶状体前侧面之间的环形间隙。房水总量为 0.25～0.3ml，约占眼球内容物的 4%。其主要功能为屈光，营养角膜、晶状体和玻璃体，维持眼内压。

房水循环的主要途径为：由睫状突上皮细胞产生进入后房，经瞳孔到达前房，再从前房角到小梁网进入巩膜静脉窦，然后经集液管和房水静脉汇入巩膜表层的睫状前静脉，回到血液循环。

知识链接

房水循环次要途径

另有少部分房水从房角的睫状带经由葡萄膜巩膜途径引流和通过虹膜表面隐窝吸收。如抗青光眼药物前列腺素衍生物和肾上腺素激动剂均能增加房水经葡萄膜巩膜外流通道排出。

2. 晶状体　为富有弹性的双凸透明体，位于虹膜与玻璃体之间，借晶状体悬韧带与睫状体联系并固定其位置。晶状体直径 9～10mm，厚 4～5mm，由晶状体囊和晶状体纤维组成。晶状体纤维是构成晶状体的主要成分，一生中不断生成，囊下较新的纤维称晶状体皮质。较旧的纤维被挤向中心，密度增高而形成晶状体核，随年龄增长晶状体核逐渐浓缩、增大，弹性减退而发生老视。晶状体无血管，其营养代谢主要来自房水。当晶状体受损或房水代谢发生变化时，晶状体将发生混浊，形成白内障。晶状体的主要功能为屈光，屈光力约为 +19D，并与睫状体共同完成眼的调节作用。

3. 玻璃体　为透明的胶质体。充满于眼球后部 4/5 的空间。其功能为屈光，维持眼内压，并对晶状体、视网膜等周围组织有支持、减震和代谢作用。玻璃体无血管，代谢缓慢，不可再生，其营养来自脉络膜和房水。当周围组织发生病变时，容易影响玻璃体的正常代谢而发生液化和混浊。随年龄增长，玻璃体内糖胺聚糖聚解，呈液化和凝缩状态，临床表现为飞蚊症。

二、视觉传导方式

视路是指视觉信息从视网膜到大脑枕叶视觉中枢的传导通路，包括视神经、视交叉、视束、外侧膝状体、视放射和视觉中枢。

视网膜神经节细胞的轴突汇集成视神经，入颅后在蝶鞍处形成视交叉。来自两眼视网膜鼻侧的纤维在此处相互交叉到对侧，与同侧的视网膜颞侧的纤维合成视束。视束终止于外侧膝状体，更换神经元后发出的纤维形成视放射，再经过内囊、颞叶到达大脑枕叶皮质纹状区的视觉中枢（图 1-5）。

视神经外面被神经鞘膜包裹，鞘膜间隙与颅内同名间隙连通。当颅内高压时，往往可发生视乳头水肿。

由于视网膜不同部位的纤维在视路各段排列不同，当视觉传导在某部位受损时，可出现特定的视野改变。临床上检查视野，有助于中枢神经系统病变的定位诊断。

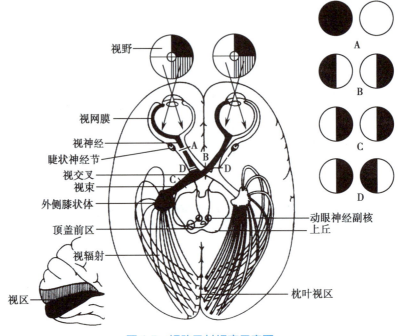

视野

视网膜

视神经

睫状神经节

视交叉

视束

外侧膝状体

顶盖前区

视辐射

视区

动眼神经副核

上丘

枕叶视区

图 1-5　视路及其损害示意图

三、眼 附 属 器

眼附属器包括眼睑、结膜、泪器、眼外肌和眼眶。其功能为保护和运动眼球。

（一）眼睑

眼睑是覆盖在眼球表面的帘状组织，分为上睑和下睑，游离缘称睑缘，有睫毛、皮脂腺、汗腺和睑板腺开口。上、下睑缘之间的裂隙为睑裂，其内外联结处分别称内眦和外眦。内眦部有一肉状隆起，称泪阜。上、下睑缘近内眦部各有一乳头状隆起，其上有一小孔称上、下泪点。眼睑的主要生理功能是保护眼球，反射性闭睑可防止各种损伤，瞬目运动则可使泪液均匀地分布于眼球表面。眼睑的组织学结构从外向内分 5 层。

1. 皮肤层　是人体最薄柔的皮肤之一，易形成皱褶。

2. 皮下组织层　为疏松结缔组织和少量的脂肪，易引起水肿和皮下淤血。

3. 肌层　此层包含眼轮匝肌、提上睑肌、米勒肌（Müller's muscle）。眼轮匝肌呈环形，由面神经支配，司眼睑闭合；提上睑肌由动眼神经支配，司开启眼睑；米勒肌受交感神经支配，兴奋时睑裂特别开大。

4. 睑板层　由致密结缔组织构成的半月状结构，是眼睑的支架。其内含有与睑缘垂直排列的睑板腺，开口于睑缘，分泌类脂质，参与构成泪膜，对眼表起润滑作用。

5. 睑结膜层　为紧贴于睑板后面的透明黏膜。上睑结膜距睑缘约 2mm 处，有一与睑缘平行的浅沟，称睑板下沟，常为细小异物存留之处。

（二）结膜

结膜为一层薄而半透明的黏膜，表面光滑且富有弹性，覆盖在眼睑后面和前部巩膜表面。按所在部位分为三部分：紧贴于睑板内面的为睑结膜。睑结膜和睑板紧密相连，不能推动。覆盖于眼球前部巩膜表面的为球结膜。球结膜与巩膜表面的球筋膜疏松相附，易推动。球结膜下注射即在此部位进行。球结膜和睑结膜的移行部分为穹隆结膜，松弛多皱，便于眼球转动。3 种结膜形成的囊状间隙称为结膜囊，开口于睑裂（图 1-6）。

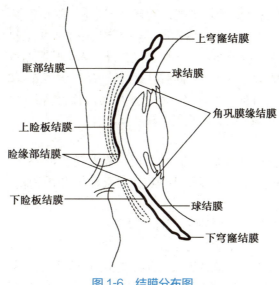

图 1-6　结膜分布图

结膜上有副泪腺分泌浆液,有杯状细胞分泌黏液,湿润眼球表面,共同参与构成泪膜。结膜血液供给丰富,抵抗力强,故受损后修复愈合快。

（三）泪器

泪器包括泪腺和泪道两部分（图 1-7）。

1. 泪腺　位于眼眶外上方的泪腺窝内,通过 10～12 根排泄导管,开口于外上穹隆部结膜。其功能为分泌泪液。

2. 泪道　包括上、下泪点,泪小管,泪囊和鼻泪管。其中泪小管先垂直于睑缘行走 1～2mm,然后再转水平向鼻侧走行,上、下泪小管可连合成总泪管,亦可分别注入泪囊。其功能为排泄泪液。

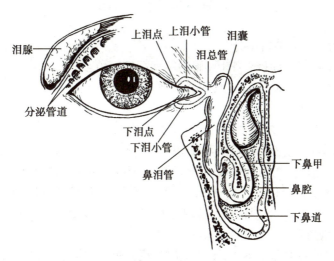

图 1-7　泪器

泪液经排泄管进入结膜囊,依靠瞬目运动分布于眼球前表面,大部分被蒸发,多余部分通过泪小管虹吸作用进入泪道,排向鼻腔。

泪液为弱碱性透明液体,含有溶菌酶、免疫球蛋白 A（immunoglobulin A, IgA）、补体系统、乙型溶素和乳铁蛋白、电解质等成分,故泪液除具有湿润眼球作用外,还具有清洁和杀菌作用。

（四）眼外肌

眼外肌是司眼球运动的横纹肌,每眼有上、下、内、外 4 条直肌和上、下 2 条斜肌。4 条直肌和上斜肌均起自于眶尖部视神经孔周围的总腱环,分别止于距角膜缘不同距离的前部巩膜上。下斜肌则起源于眶壁的内下侧,止于眼球赤道部后外方巩膜上。除上斜肌受滑车神经支配、外直肌受展神经支配外,其余4条眼外肌均受动眼神经支配。内、外直肌使眼球向肌肉收缩的方向运动;上、下直肌收缩时,使眼球上下转动,同时具有内转内旋、内转外旋的作用;上下斜肌收缩时,使眼球内旋和外旋,其次上斜肌为下转、外转,下斜肌为上转、外转。各眼外肌相互配合与协调,共同完成正常眼位和眼球运动,以实现双眼单视功能。

(五)眼眶

眼眶为四边锥形的骨性空腔,底朝前,尖向后。成人眶深4～5cm。眼眶除容纳眼球、视神经、眼外肌、泪腺、血管、神经外,还有眶脂肪填充,对眼球起软垫样保护作用。

眼眶壁上有以下主要结构:

1.视神经孔　位于眶尖部,内有视神经和眼动脉经过。

2.眶上裂　在眶上壁与眶外壁之间,与颅中窝相通。第Ⅲ、Ⅳ、Ⅵ脑神经和第Ⅴ脑神经第1支、眼上静脉及交感神经纤维等由此裂通过。此处受损则出现眶上裂综合征。

3.眶下裂　位于眶外壁与眶下壁之间,有眶下神经、第Ⅴ脑神经第2支、眶下动脉及眶下静脉等通过。

4.眶上切迹(眶上孔)　在眶上缘内1/3处。眶上神经、第Ⅴ脑神经第1支和眶上静脉等通过。眶下孔则位于眶下缘内1/3、距眶缘约4mm处,有第Ⅴ脑神经第2支、眶下神经通过。

在眼眶深部,距眶尖约1cm处的视神经与外直肌之间,有一睫状神经节。它由感觉根、运动根和交感根组成。眼球手术时常施行球后阻滞麻醉该神经节,有镇痛和略降眼压的作用。

第二节　眼科患者的护理概述

一、眼科疾病基本特征

(一)眼科疾病症状和体征突出

由于眼的解剖位置与外界接触密切,眼的结构精细、功能特殊,眼部发生病变时的症状、体征均很突出,如视功能障碍、眼痛、流泪、角膜混浊等。

(二)病情变化迅速

眼的结构非常精细,病眼组织抵抗力差,病情变化快。

(三)眼科疾病与全身多个器官关系密切

有些眼病是全身性疾病的局部表现或并发症,如糖尿病可引起白内障和视网膜病变(如微动脉瘤和出血);高血压动脉硬化可引起眼底出血等。还有很多眼病可引起全身性反应,如急性闭角型青光眼可引起恶心、呕吐等消化道反应;蜂窝织炎可引起头痛、高热等全身症状。

(四)心理症状明显

由于眼是人体最重要的感觉器官,患眼病时的痛苦感受尤为显著,容易产生紧张、焦虑和恐惧心理;情绪激动亦可诱发眼科疾病。如突然视力障碍可使患者产生焦虑、恐惧心理;情绪激动可诱发闭角型青光眼。

二、眼科患者的护理评估

(一)护理病史

通过搜集患者目前和既往的健康状况及工作、生活环境等资料,评估眼科疾病的影响因素。

1. 主诉　患者就诊的最主要原因,包括症状、体征及持续时间,应注明眼别。

2. 现病史　包括此次发病的诱因与时间、主要症状的性质、病情经过、已做过的检查和治疗及其效果等。

3. 既往史　既往有无类似病史,既往眼病史及其与全身疾病的关系、外伤史、手术史、戴镜史、传染病史和药敏史等。

4. 家族遗传史　家族成员中有无类似患者,父母是否近亲结婚等。

5. 个人史　记录可能与眼病相关的特殊嗜好、生活习惯及周围环境。

(二)症状与体征

1. 视功能障碍　视功能(尤其是视力)的改变可反映眼部病情变化和治疗护理效果,为最重要的评估项目。①视力下降:突然视力障碍,无眼痛,常见于视网膜中央动、静脉栓塞,视网膜脱离,眼底出血等;突然视力障碍伴眼痛,常见于急性闭角型青光眼、角膜炎、虹膜睫状体炎等;视力逐渐下降,无眼痛,常见于白内障、屈光不正、开角型青光眼等;视力下降而眼部检查(包括眼底检查)正常,可见于球后视神经炎、弱视、癔症等。②视野缺损:见于眼底病、青光眼、视路及视觉中枢病变等。③夜盲:见于维生素 A 缺乏、视网膜色素变性等。④色盲:先天性色盲多属性染色体隐性遗传,男性较多;后天性色盲多见于视网膜、视神经疾病等。

2. 眼痛　了解疼痛的性质、部位、程度和伴随情况。角膜炎、青光眼、急性虹膜睫状体炎等眼痛明显;阅读后轻度眼胀痛,伴头痛、恶心等,应考虑屈光不正或老视等引起的视力疲劳;眼部异物感、刺痛则见于急性结膜炎等。

3. 感知异常　结膜炎常有眼痒、干涩、灼热、异物感等;视网膜病变除视力下降外,可出现视物变形、变大变小、变色、夜盲等;斜视、外伤、晶状体病变等可引起复视。

4. 流泪和溢泪　泪液分泌增多而溢出眼睑外,称为流泪,见于情感因素、异物、外伤、眼前部组织炎症等;泪液分泌正常而排出受阻溢出眼睑外,称为溢泪,见于各种类型的泪道狭窄或阻塞等。

5. 眼部充血　分为结膜充血、睫状充血和混合充血(表 1-1)3 种类型。若结膜充血和睫状充血同时存在,则为混合充血,其临床意义同睫状充血,但病情更为严重。

表 1-1　结膜充血与睫状充血的鉴别

区别	结膜充血	睫状充血
血管来源	结膜血管	睫状前血管
颜色	鲜红	暗红
部位	越靠近穹隆部充血越明显	越靠近角巩膜缘充血越明显
形态	分支、网状	放射状
移动性	推动球结膜血管,可随之移动	推动球结膜血管,不随之移动
常见疾病	结膜炎	角膜炎、虹膜睫状体炎、青光眼等

6. 眼部分泌物　了解其性状和量的多少。黏液性或脓性分泌物多见于急性细菌性结膜炎;浆液性分泌物多见于病毒性结膜炎;呈黏稠丝状的分泌物多见于过敏性结膜炎。

7. 眼压异常　用指压法或眼压计测量。眼压升高常见于青光眼患者,而眼压降低则常见于眼球穿通伤及视网膜脱离等。

8. 角膜混浊　角膜混浊可见于角膜水肿、炎症和瘢痕。角膜水肿多见于眼压急剧升高时呈雾状混浊;炎症性混浊包括角膜浸润和角膜溃疡;角膜瘢痕性混浊按厚薄程度可分为云翳、斑翳和白斑。

　　其他常见的体征还包括眼睑肿胀、眼球突出、前房变浅、晶状体混浊、玻璃体积血、视网膜脱离等。

（三）心理－社会状况

　　眼是人体最重要的感觉器官之一。眼病患者症状体征突出，对工作、学习和生活影响极大。低视力和盲则可失去生活自理能力，给个人、家庭、社会带来不幸和痛苦。患者易出现焦虑、失眠、悲观失望等心理失衡，也可表现为孤僻、多疑等性格异常。全社会能否增强助残意识，健全各种社会、医疗保险制度，加强导盲公共设施建设及家人亲友能否提供关爱支持等，可直接影响视力障碍者的心理、康复及生活质量。改善工厂的作业环境及工人的劳动条件，加强对职业眼病的预防与监测，做好眼部常见病、多发病的卫生宣教，群防群治等，则可预防或减少诸如传染性眼病、青光眼、近视、眼外伤等眼病的发生。一旦发病，也可得到及时、正确、有效的诊治，最大限度地保护人群的视力健康。

（四）眼科常用检查

　　1. 视功能检查　包括形觉（视力和视野）、色觉和光觉3个方面。

　　（1）视力检查法：视力即视敏锐度，亦称中心视力，是眼辨别最小物像的能力，反映视网膜黄斑部中心凹的视功能。视力检查分为远视力检查和近视力检查，后者为阅读视力，主要反映眼的调节功能。远近视力结合检查可初步判断眼的屈光状态。世界卫生组织（WHO）规定，患者的双眼矫正视力均低于0.3为低视力，有读写困难，矫正视力低于0.05为盲。

　　1）远视力检查：远视力检查是每个眼科患者必须首先进行的检查项目，常用国际标准视力表或对数视力表。视力表的高度以1.0行视标与受检眼同高为宜，充足的自然光线或人工照明，检查距离为5m或在被检者眼前2.5m处置一平面反光镜。检查前向被检者说明方法、要求，一般依照先右后左、从上到下的顺序仔细检查。另眼用遮眼板或手掌遮盖，但勿压迫眼球。嘱被检者说出或用手势指出E字缺口方向。如被检者能辨认"0.6"行，则记录视力为"0.6"；如对"0.6"行视标有3个能辨认，2个不能辨认，则记录为0.6^{-2}或0.5^{+3}，余依此类推。1.0以上即为正常视力。戴镜者应记录裸眼视力及镜片的屈光度和矫正视力。

思政元素

眼视光学的开拓者缪天荣

　　缪天荣是我国眼视光学的开拓者，对眼科光学器械、眼科检查法、视觉光学等研究较深。1959年，缪天荣研制出的《对数视力表》，达到国际水平。1973年，缪天荣指导研制成功900型裂隙灯显微镜。1978年，缪天荣出席全国科学大会，其《对数视力表》获全国科学大会奖。1986年，《对数视力表》在第25届国际眼科大会（罗马）被宣读，引起轰动。1990年，《标准对数视力表》被制定为国家标准（GB 11533—89），并在全国实施。

　　缪天荣教授所设计的对数视力表与五分记录法，以符合人眼生理的规律来排列视标大小和位置、以视角的对数值来记录视力，既具备了视力检查的科学性，也使检查结果的记录和统计更为方便实用。1989年，年已75岁高龄的他接受并出色完成了制订对数视力表全国标准的任务，使我国从此在视力检查领域有了统一的科学标准。除了对数视力表和五分记录法，他还是眼科医生两项最基本工具——国产裂隙灯显微镜和眼底镜的首位研发者。

　　他的一生，为我国的"光明"事业做出了巨大贡献。

　　若被检者在5m处不能辨认0.1行视标，可让其逐步向视力表走近至看清0.1行视标为止，并按以下公式计算视力：

$$视力 = 0.1 \times 被检查者所在距离（m）/5m$$

如被检者距离3m处认出"0.1"行视标,则其视力＝0.1×3/5＝0.06或按被检者距离(m)×0.02计算。

如被检者在1m处仍看不清"0.1"行视标,则检查指数。检查距离从1m开始,逐渐移近,记录能辨清指数的距离,如指数/30cm。如不能辨认指数,在被检者眼前摆动检查者的手,并记录能辨清手动的距离,如手动/20cm。对于不能辨认眼前手动者,应在暗室内检查光感和光定位,另眼严密遮盖,以烛光或手电光,自5m开始让被检者辨认,并记录看到光亮的距离,如5m光感。对有光感者还要检查光定位,将点状光源置于距离被检眼(固视前方不动)1m处,在9个方位检查对光源的分辨力。以"＋""－"表示光定位的"阳性""阴性"。如眼前不能辨认光感,即为无光感。

2)近视力检查:常用标准近视力表或对数视力表。检查距离一般为30cm,方法及注意事项与远视力检查基本相同,但可以调整距离。近视力记录时应同时记录视力和距离。如1.0/20cm、1.0/40cm等。

(2)视野检查法:视野是指眼向前方固视时所见的空间范围,反映周边部视网膜的功能。距注视点30°以内的范围称为中心视野,30°以外的范围称为周边视野。视野对人的工作及生活有很大影响,视野狭小者不能从事驾驶或活动范围较大的工作。WHO规定,视野小于10°者,即使视力正常也属于盲。视野检查在眼底病、视路疾病及青光眼等诊断中有重要意义。

1)周边视野检查:用弧形视野计检查,了解视野范围大小、有无偏盲、缺损等。

对比法:简单易行,可以大致估计被检查者的视野有无异常。方法为检查者与被检查者相对而坐,距离约1m,检查一眼时遮盖另眼。如检查右眼时,被检查者右眼与检查者左眼相对注视,检查者将手指置于两者之间,分别从各方向中央移动,如被检查者与检查者在各方向同时看到手指,即视野大致正常。

光投射弧形视野计检查法(图1-8):受检者坐在视野计前,头颏固定在额颏架上,分别测试两眼,遮盖另眼,调整高度使被检眼注视视野计的中心注视点,用3mm或5mm直径的白色视标(必要时加用色视标),沿弧板周边向中心缓缓移动,看清视标后立即记录弧上刻度,每转30°查1次,最后用弧线连接各记录点,即为该眼的视野范围。绘制周边视野记录图,注明日期、眼别、视标的直径、颜色、签名等。正常视野范围用3mm白色视标检查均值为颞侧90°,下方74°,鼻侧65°,上方56°。蓝、红、绿色依次递减10°左右。

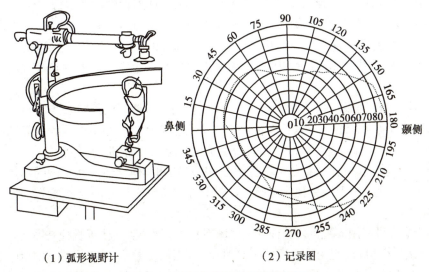

(1)弧形视野计　　　　　(2)记录图

图1-8　光投射弧形视野计及记录图

2)中心视野检查(图1-9):中心30°以内的视野。位于注视点颞侧15.5°,水平线之下约1.5°,有一垂直椭圆形的生理盲点,除此之外检查有无病理性暗点。方法是:受检者坐在1m×1m黑色呢绒制成的平面视野屏前 1m 处，先测生理盲点，再查各径线视野，发现异常改变，用大头针插在屏布上，最后绘制在中心视野图上。

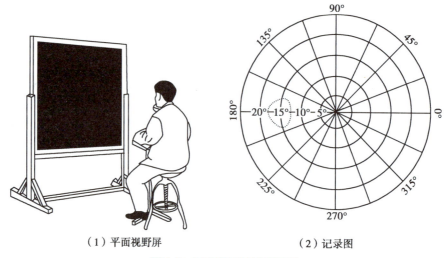

（1）平面视野屏　　　　　　（2）记录图

图 1-9　平面视野计及记录图

知识链接

现代视野检查

现代视野检查日趋标准化、自动化，如电脑控制的静态定量视野计。而且，现代视野检查可与其他视功能检查相结合，如蓝黄色的短波视野、运动觉视野、高通视野、频闪光栅刺激的倍频视野等。

（3）色觉检查法：色觉为视网膜视锥细胞的功能之一。视锥细胞含有红、绿、蓝 3 种原色的感光色素。如感光色素缺乏，则出现色觉障碍。按其程度不同可分为色盲与色弱，以红、绿色盲为多，能够认出但辨认时间延长者为色弱。色盲多为先天性性连锁隐性遗传病，男性多见，多为视网膜或视神经等疾病所致。色觉障碍者不宜从事军事、交通、美术、医学、化学、计算机等工作。

色觉检查时将色盲本置于明亮的自然光线下，距离 50cm，双眼同时注视图表，让其在 5 秒内读出图中的数字或图案，对照检查图所附说明书来判断其色觉障碍的种类和程度。记录检查结果。

（4）暗适应检查：当眼从强光下进入暗处时，起初一无所见，随后能逐渐看清暗处物体，并达到最佳状态的过程称为暗适应。其检查可对夜盲进行量化评价。暗适应检查最简单的方法是读夜光表上的时针，与检查者进行对比。如需更准确地测定，可选用暗适应计。

（5）立体视觉检查：立体视觉也称深度视觉，是眼感知物体立体形状及不同物体相互远近关系的能力。立体视觉须以双眼单视为基础。许多职业要求具有良好的立体视觉，如驾驶员、精细加工、绘画雕塑等。

立体视觉检查可采用同视机，或 Titmus 立体视检查、颜少明立体视觉检查图等进行。

（6）对比敏感度检查：视力检查反映了高对比度（黑白反差明显）时的分辨能力，而日常生活中物体间明暗对比并非如此强烈。对比敏感度检查根据灰度调制曲线的变化，制成不同宽窄、明暗的条栅图作为检查表，以反映空间、明暗对比二维频率的形觉功能。

此外，临床上还常用各种电生理检查，如眼电图（electrooculogram，EOG）、视网膜电图（electroretinogram，ERG）、视觉诱发电位（visual evoked potential，VEP）等客观评价视功能。

2. 眼各部检查

（1）眼附属器和眼前段检查：一般应按先右后左，由表及里的顺序进行，但遇特殊情况，应灵活掌握。如有传染性眼病，应按先健眼后患眼的顺序进行；眼球穿通伤，切忌压迫眼球、翻转眼睑。眼附属器和眼前段检查的顺序及要领如下。

1）眼睑：观察有无红肿，皮下有无结节，注意两侧睑裂大小是否对称，眼睑运动是否正常，睑缘有无内、外翻及倒睫等。

2）泪器：注意泪腺有无肿大，泪点有无外翻或闭塞，泪囊区有无红肿及挤压有无分泌物排出。必要时可行泪道冲洗判断有无阻塞及其部位。

3）结膜：球结膜有无充血、水肿、疱疹、出血、干燥、色素、异物、新生物等。睑结膜有无充血、乳头肥大、滤泡增生、瘢痕形成或睑球粘连等。

翻转眼睑法：检查下睑结膜及下穹隆部时，检查者用拇指或示指将下睑向下牵拉，同时嘱被检者向上看。翻转上睑时嘱受检者眼向下看，检查者以左手拇指及示指轻轻捏起上睑中央部皮肤，并轻轻向前下方牵拉使眼睑略离开眼球，示指向下轻压，拇指上推，并将上睑固定于眶上缘，上睑即可翻转。再用右手拇指或示指从下睑皮肤面轻轻推压眼球，上穹隆部即可暴露（图1-10）。

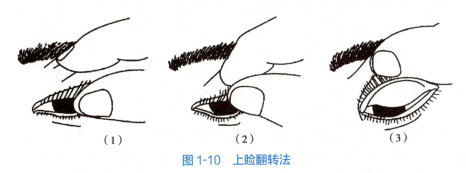

| （1） | （2） | （3） |

图 1-10　上睑翻转法

4）眼球位置及运动：观察眼球位置是否对称，有无突出、内陷、增大、变小、偏斜、震颤，向各方向转动是否正常等。

角膜映光法：检查斜视最简单的方法之一。方法：受检者双眼注视正前方33cm处的手电灯光，检查者从手电筒后端观察两眼角膜映光点的位置，正常者位于两眼角膜中央。若映光点落在患眼瞳孔缘，斜视 $10°\sim15°$；落在角膜缘约 $45°$；两者之间为 $25°\sim30°$。映光点偏鼻侧者为外斜视，偏颞侧者为内斜视。

5）眼眶：观察两侧是否对称，触诊眶缘有无骨质缺损、肿物等。

6）角膜：注意其大小、光泽、透明度、弯曲度和感觉。有无新生血管、异物，混浊（炎症或瘢痕）。

角膜荧光素染色法：角膜上皮有损伤或溃疡时，可被荧光素染色。方法：用消毒玻璃棒蘸少许1%荧光素钠溶液于结膜囊内，然后用生理盐水冲洗，角膜上皮缺损区被染成黄绿色。必须注意的是，荧光素钠溶液易受铜绿假单胞菌的污染，因此，必须定期消毒或更换。

角膜感觉检查法：将无菌棉签头部捻出一条纤维，用其尖端从被检眼外侧轻触角膜，正常者应立即瞬目，如反射迟钝或不发生则为感觉减退，可见于单纯疱疹病毒性角膜炎或三叉神经受损者。

7）巩膜：观察其有无充血、黄染、结节及压痛。

8）前房：观察其深浅，房水有无混浊、积血或积脓等。

9）虹膜：观察其纹理、颜色，有无新生血管、结节、萎缩、震颤，与角膜或晶状体有无粘连。

10）瞳孔：观察其大小、形状、位置，两侧是否对称，检查瞳孔直接光反射、间接光反射与集合反射等。

11）晶状体：观察其有无混浊和脱位。

（2）眼底检查：通过直接或间接检眼镜可以检查眼后段。观察玻璃体有无混浊、积血；视盘大小、形状、颜色、边界和C/D值；黄斑部及中心凹光反射情况；视网膜有无出血、渗出，动、静脉比例等。

（3）眼压检查：眼压测量是青光眼的重要诊断依据之一（图1-11）。正常眼压范围为10～21mmHg（1.33～2.79kPa）。

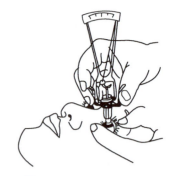

图1-11　眼压测量示意图

1）指测法：嘱被检查者双眼向下看，检查者以两手示指尖置于上睑皮肤上，中指和无名指固定于额部，两示指交替轻按眼球，借指尖触知的硬度估计眼压的高低。双眼应进行对比测量。眼压正常者如鼻尖硬度，记录为T_n；眼压增高依次记录为T_{+1}、T_{+2}和T_{+3}；眼压降低者依次记录为T_{-1}、T_{-2}和T_{-3}。指测法简便粗略，在没有眼压计或眼部情况不允许时可用之。

2）眼压计测量法：眼压计有压陷式、压平式和非接触式等多种仪器。压陷式眼压计目前在我国仍较为常用。测量前先校准眼压计，用75%乙醇消毒眼压计足板待干，并向患者讲明测量目的及注意事项，使其能放松与配合。被检查者低枕仰卧，松开颈部纽扣，用1%丁卡因滴眼2～3次，表面麻醉后被检查者双眼睁开注视正上方一目标或自己的示指，使角膜保持水平正中位置。检查者用左手拇、示指分开其上下眼睑并固定于上下眶缘，右手持眼压计柄，轻捷地将眼压计足板放于角膜中央，迅速读出指针刻度。如读数小于3应更换7.5g或10g砝码重复测量1次以资对照，两眼分别测量作为对比。对照换算表，查出眼压值。测量完毕，滴抗生素眼液，预防感染，并嘱其不要揉眼，以免损伤角膜上皮。记录方法用分数式表示，如砝码为5.5g，刻度读数为5，则记录为5.5/5＝17.3mmHg（2.3kPa）。注意眼压计在角膜上停留时间不宜过长，连续测量不得超过3次。测毕用消毒干棉球擦干足板，放回盒中。压平式眼压计有Goldmann压平眼压计和Perkins手持压平眼压计等。非接触式眼压计测量时不接触眼球，故不需表面麻醉和消毒，无交叉感染。

（4）特殊检查

1）裂隙灯活体显微镜检查：裂隙灯活体显微镜是眼科医师必不可少的检查设备。在暗室进行，主要用于检查眼前段。加上附件就可以检查前房角及眼后段。若加上激光凝固器还可用于各种眼科疾病的治疗。

2）眼压描记检查：测定房水动力学的状况，对青光眼的诊断、治疗观察和研究有一定的价值。

3）前房角镜检查：诊断青光眼的一种常规检查项目。主要检查房角的宽窄及其开放状态。此外，前房角镜还用于发现房角的病变、眼外伤、眼前段手术等。

4）眼底荧光血管造影：根据荧光素进入眼底的速度及消失时间、视网膜血管有无荧光素渗漏，眼底有无异常的荧光素显影等，可对某些眼底病进行临床诊断和基础研究。

5）眼科影像学检查：近年来发展很快，已成为眼科临床诊断的常用方法。如眼超声检查、计算机断层扫描（computed tomography，CT）、磁共振成像（magnetic resonance imaging，MRI）等。而眼科计算机图像分析则是现代眼科发展的重要标志，如角膜地形图、角膜内皮镜、角膜共焦显微镜、相干光断层成像、超声活体显微镜、激光扫描拓扑仪等，为眼科诊断及研究提供了更为先进和精密的检查方法。

三、眼科常用护理诊断

1. 急性疼痛、眼痛　与外伤、手术、感染和眼压升高有关。

2. 感知紊乱（视觉）　与视功能障碍有关。

3. 舒适改变: 畏光、流泪、干燥、痒、异物感、视疲劳等 与炎症、异物、泪道阻塞、屈光不正等有关。

4. 自理缺陷: 进食、沐浴、卫生、如厕等能力下降 与视力下降, 术后双眼包盖、年老体弱或年幼等有关。

5. 组织完整性受损 由眼外伤引起。

6. 有感染风险 与不良卫生习惯、术后预防感染措施不当或机体抵抗力下降等有关。

7. 潜在并发症: 泪小点阻塞、慢性结膜炎、眼睑蜂窝织炎、海绵窦脓毒血栓、败血症等。

8. 知识缺乏: 缺乏特定的有关眼病的各种知识。

9. 焦虑 与知识缺乏、担心预后、经济负担等有关。

10. 恐惧 与不了解病情、视力下降、不适应住院环境等有关。

第三节　眼科常用护理技术与护理管理

一、眼科常用护理操作技术

(一) 滴眼药液法

1. 目的 检查或治疗眼部疾病, 如滴入抗生素眼液、散瞳或缩瞳剂、表面麻醉剂等。

2. 物品准备 滴眼剂、滴管或滴瓶、消毒干棉球及棉签。

3. 方法 先查对(包括眼别), 向患者解释滴眼药的目的和方法, 以取得合作。嘱患者取坐位或仰卧位, 头稍后仰, 眼睑放松勿紧张, 眼球向上注视。操作者站在患者对面或头侧, 用左手拇指或棉签轻轻向下拉开下眼睑, 右手持眼药瓶或滴管, 先挤掉 1～2 滴滴眼剂, 再于距眼 1～2cm 处, 将药水滴入下穹隆部 1～2 滴, 然后轻提上睑并覆盖眼球, 使药液均匀布于结膜囊内, 若有溢出可用干棉球拭去, 嘱患者轻轻闭眼 2～3 分钟 (图 1-12)。

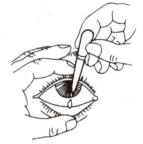

图 1-12 滴眼药液法

4. 注意事项 ①严格查对, 切忌滴错, 尤其是散瞳药和缩瞳药, 以免造成严重后果; ②滴阿托品、毒扁豆碱等毒性较大的药物后, 需压迫泪囊 2～3 分钟, 以防吸收中毒; ③双眼用药时, 一般先滴健眼后滴患眼, 同时滴用数种药液时, 应间隔 5～10 分钟, 混悬液 (如可的松) 应摇匀后使用; ④滴药时避免接触睫毛或眼睑, 以防污染; ⑤滴眼剂应定期消毒、更换, 尤其是丁卡因、荧光素钠等, 因其易被铜绿假单胞菌污染。

(二) 涂眼药膏法

1. 目的 检查和治疗眼部疾病。因眼药膏比眼药液在结膜囊内保留时间更长, 作用更持久, 因此成为一种常用的眼部给药方法。

2. 物品准备 眼药膏、消毒圆头玻璃棒、消毒干棉球、棉签等。

3. 方法 患者体位及暴露下穹隆部方法同滴眼药液法。操作者将管型眼膏挤出一小段弃去, 再直接将眼膏由左向右挤入下穹隆部。或用玻璃棒蘸取绿豆大一团眼膏, 平行放入下穹隆部。嘱患者轻闭眼睑, 然后转动玻璃棒从水平方向抽出。最后用棉签按摩眼睑片刻, 使眼膏在结膜囊内均匀分布。

4. 注意事项 ①使用玻璃棒前应先检查其圆头是否光滑、完整, 以免损伤角膜和结膜; ②玻璃棒用后要消毒, 以防交叉感染; ③若同时使用眼药液和眼药膏, 应先滴眼药液后涂眼药膏。

(三)结膜下注射法

1. 目的　将药物注入球结膜下疏松组织内,可提高药物在眼内的浓度,延长其作用时间,常用于治疗眼前段疾病。

2. 物品准备　1～2ml注射器、4号或5号针头、注射药物(常用的有抗生素、糖皮质激素、散瞳剂等)、1%丁卡因、抗生素滴眼液、消毒棉球、眼垫、棉签、胶布、治疗盘等。

3. 方法　先严格查对,并向患者解释,以取得合作。患者取坐位或仰卧位,滴1%丁卡因溶液3次。操作者左手拇指、示指分开上、下眼睑,嘱患者眼球向上方转动,充分暴露拟注射的颞下方近穹隆部的球结膜,右手持注射器,以水平方向与眼球呈10°～15°角,避开血管挑起球结膜,刺破后缓慢推药0.3～1ml。该处结膜即呈鱼泡状隆起(图1-13)。注射完毕,拔出针头,滴抗生素眼液,用眼垫包盖,留观片刻。

4. 注意事项　①注射前应询问药物过敏史,必要时做皮试;②进针时要避开血管,若发生出血,可用棉签压迫止血;③注射时嘱患者勿转动眼球,以免刺伤角膜;④多次注射者,应更换注射部位,以免形成瘢痕。

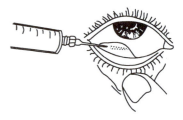

图 1-13　结膜下注射

(四)结膜囊冲洗法

1. 目的　清除结膜囊内化学物质、脓性分泌物及异物,内眼术前准备。

2. 物品准备　洗眼壶或冲洗吊瓶、受水器、消毒干棉球及冲洗液(常用生理盐水、3%硼酸溶液、2%碳酸氢钠溶液等)、治疗巾等。

3. 方法　嘱患者取坐位,头稍后仰并偏向患侧,自持受水器紧贴于面颊部;若取仰卧位,则受水器置于颞侧。将治疗巾铺于患者肩部,以防冲洗液污染衣物。操作者左手翻转上下睑并固定于眼眶上,右手持洗眼壶,距眼2～3cm,先以少量冲洗液冲洗颊部皮肤,再移向眼部冲洗,并嘱患者转动眼球,以便彻底冲洗结膜囊各部。冲洗完毕,用消毒干棉球擦干眼睑及周围皮肤,取下受水器,洗净并置于消毒液中浸泡。

4. 注意事项　①冲洗液温度要适宜;②冲洗压力要适当,亦不可直接冲洗角膜;③深层角膜溃疡及眼球穿通伤者禁忌冲洗;④传染性眼病冲洗时,注意勿使冲洗液流至健眼,使用过的冲洗用具应严格消毒。

(五)泪道冲洗法

1. 目的　用于泪道疾病的诊断、治疗及内眼术前的泪道清洁。

2. 物品准备　注射器、泪道冲洗针头(针尖磨钝)、泪点扩张器、受水器、1%丁卡因、冲洗液(生理盐水)、抗生素眼液、消毒干棉球、棉签等。

3. 方法　患者取坐位或卧位,将蘸有1%丁卡因的小棉签,夹于患眼内眦部上下泪点之间,麻醉约5分钟。患者自持受水器紧贴面颊部,操作者用左手拇指拉开下睑暴露下泪点(若泪点太小时,可用泪点扩张器将其扩大),右手持装有冲洗液的注射器,将针头垂直插入下泪点1～2mm,然后转向鼻侧,顺泪小管水平推进5～6mm,固定并缓慢注入冲洗液。若冲洗液顺利流入鼻腔或咽部者说明泪道通畅,否则为泪道狭窄或阻塞,若伴黏液或脓液反流,则为慢性泪囊炎。冲洗完毕,滴入抗生素眼液,并记录冲洗情况。

4．注意事项　①有慢性泪囊炎者，先挤压泪囊部，排出分泌物再冲洗；②操作要轻巧、准确、平稳，持注射器之手在面部应有支点固定，以防损伤结膜及眼球；③进针应顺应泪小管的方向，如遇阻力不可强行推进，以免损伤泪道。若冲洗时出现皮下肿胀，应立即停止操作，通知医生酌情处理。

二、眼科护理管理

（一）门诊护理管理

眼科患者大部分都是在门诊接受诊断和治疗的，因此门诊的护理工作意义重大。其主要任务有：

1．开诊前准备　认真搞好门诊室和治疗室的卫生整理和物品准备工作。做到诊室和治疗室清洁、整齐、明亮、通风。备好洗手消毒水和擦手毛巾。整理添补诊疗桌上的物品和药品，包括各种表格、聚光手电筒、近视力表、色盲检查图谱、2% 荧光素钠、1% 丁卡因、散瞳及缩瞳剂、抗生素眼液，以及消毒玻璃棒、干棉球、棉签、眼垫、乙醇棉球等。同时做好诊疗器械、药品的定期消毒、更换。

2．安排就诊，维持秩序　按病情特点和挂号先后进行分诊。急诊患者应随到随诊，老弱幼残患者可优先就诊，对低视力和盲目患者应给予有效的护理帮助。

3．协助检查治疗　每个眼科患者应先查视力，再遵医嘱给患者滴散瞳或缩瞳剂或表面麻醉剂，查视野、测眼压、冲洗泪道、冲洗结膜囊、球结膜下注射、上眼垫、包扎等。

4．健康指导　利用板报、墙报、电视、讲座、个别指导等形式，宣传眼科常见病、多发病的发病原因及防治知识。

（二）暗室护理管理

暗室是眼科的特殊检查环境，要求其墙壁为深灰或墨绿色，窗户应设置遮光窗帘以保证室内的黑暗状态，但又必须保证患者安全，因此要求地面不打滑，各种仪器安放合理，使用方便。同时引导和帮助患者，协助医生检查。

暗室内有各种精密光学仪器，要注意保持室内干燥和空气流通。应制定严格的精密仪器使用、保养规程，如切忌用手触摸光学仪器的镜头、镜片，可用擦镜纸轻拭。每天下班前切断仪器电源、加盖防尘罩，关好水龙头、门窗等。

（三）手术前后护理

1．外眼手术护理　外眼手术通常是指眼睑、泪器、结膜、眼外肌、眼眶等部位的手术。

（1）术前护理：①选择手术时期：应避免感冒发热、女性月经期及眼部急性炎症期或全身有手术禁忌证时。②术前手术野准备：术前 3 天滴抗生素眼液（门诊手术者嘱其自行滴眼），遵医嘱剃眉、剪睫毛、消毒、包扎手术野等。进行泪道手术时还需充分冲洗泪道。③心理护理：外眼手术虽为小手术，但有些患者仍有焦虑和恐惧。应安抚患者，向其介绍手术目的、效果及术中注意事项，使其消除恐惧，增强信心，配合手术。同时，亦应讲明可能发生的并发症，避免术后纠纷。④其他：如遵医嘱术前用药，做普鲁卡因、青霉素过敏试验等。

（2）术后护理：①嘱术后注意事项；②病情观察：注意敷料有无松动、脱落，伤口有无渗血或感染，发现后及时处理；③新生物切除术后，常规送病理学检查；④配合医生换药、拆线；⑤加强生活护理，对术后双眼包扎者应加强生活护理，维护其行动上的安全。

2．内眼手术护理　内眼手术通常是指角膜、巩膜、虹膜、晶状体、玻璃体、视网膜等部位的手术。

（1）术前护理：①一般护理同"外眼术前护理"。②协助检查：协助医生进行全面细致的眼部、全身及各项实验检查。如高血压、心脏病及糖尿病患者，应根据病情采取必要的治疗和护理措施。③术前指导：嘱患者做好洗头、洗澡及更换干净内衣物等个人卫生；术后需卧床的患者，应训练其仰卧进食，大、小便等；教会患者眼球向各方转动，以配合手术操作。④手术野准备：术前3天滴抗生素眼液，每3次；术前1天冲洗结膜囊和泪道，可酌情剪睫毛，常规消毒手术眼周围皮肤，并包盖眼部。⑤遵医嘱术前用药。⑥进手术室前嘱排空大、小便，摘掉义齿，贵重物品交家属保管。

（2）术后护理：①体位：妥善移放患者，避免头部震动，遵医嘱采取一定体位和头位。②术后指导：嘱患者安静卧床休息，不得用力闭眼、咳嗽或用手揉眼；未经医生许可，不得下床活动或自行拆开眼垫；注意保暖，防止感冒；鼓励患者多吃水果蔬菜，保持大便通畅。③观察病情、巡视患者：注意眼垫有无松动移位或渗血等情况，并及时处理；眼部疼痛时，可酌情给予镇静、镇痛药；若突然发生剧烈眼痛、发热、恶心呕吐、视力下降等情况，应警惕术后眼内出血、感染及伤口裂开等并发症的产生。如有，必须及时报告医生，协助处理。④协助医生换药。

第四节　防　盲　治　盲

一、盲和低视力标准

WHO于1973年提出了盲和视力损伤的分类标准（表1-2），我国于1979年第二届全国眼科学术会议上决定采用这一标准。

表1-2　视力损伤的分类标准（WHO，1973年）

视力损伤		最好矫正视力	
类别	级别	较好眼	较差眼
低视力	1级	<0.3	≥0.1
	2级	<0.1	≥0.05（指数/3m）
盲	3级	<0.05	≥0.02（指数/1m）
	4级	<0.02	光感
	5级	无光感	

二、我国几种主要致盲眼病的防治

根据1980年以后我国各地陆续进行的盲和视力损伤流行病学调查，估计盲患病率为0.5%～0.6%，双眼低视力患病率为0.99%。其主要致病原因依次为白内障、角膜病、沙眼、青光眼、视网膜脉络膜病变等。

1. 白内障　是致盲的主要原因，目前在我国盲人中约占半数，且每年新增白内障盲人约40万例。因此，白内障是防盲治盲工作最优先考虑的眼病。大多数患者通过手术可以恢复到接近正常的视力。

2. 青光眼　青光眼是我国主要致盲原因之一，也是全世界致盲的第二位原因。其视功能损伤是不可逆的，后果极为严重。通过开展青光眼的筛查和知识普及，可使之早发现、早就诊。大多数青光眼患者通过合理治疗可终身保持有用的视功能。加强青光眼的诊疗研究，特别是视神经保护的研究，将有助于青光眼致盲的防治。

3. 角膜病　角膜病引起的角膜混浊也是我国致盲的主要原因，其中以感染所致的角膜炎症为多见。因此,积极防治细菌性、病毒性、真菌性角膜炎是减少角膜病致盲的重要手段。角膜移植术则是治疗角膜病致盲的有效手段,加强角膜病的防治研究也是减少因角膜病致盲的重要措施。

4.沙眼　沙眼是最为常见和可以预防的感染性致盲眼病。对于沙眼防治,"视觉2020"行动已制订了"SAFE"(即手术、抗生素、清洁脸部和改善环境)防治策略。只要积极实施这一防治策略,致盲性沙眼是可以根治的。

5.儿童盲　儿童盲是"视觉2020"行动提出的防治重点。主要由维生素A缺乏、麻疹、新生儿结膜炎、先天性或遗传性眼病和早产儿视网膜病变等引起。应加强初级眼病保健,如孕期保健、遗传咨询、教育儿童不随意燃放鞭炮、接触利器等,以有效减少先天性或遗传性、外伤性儿童眼病的发生;治疗(包括手术)"可治疗的"眼病;建立光学和低视力服务设施。

6.屈光不正和低视力　据WHO估计,目前有3 500万人需要低视力保健服务。我国是近视的高发地区。"视觉2020"行动将通过初级保健服务、学校中视力普查和提供低价格的眼镜,努力向大多数人提供能负担得起的屈光服务和矫正眼镜,以及提供低视力服务。

7.糖尿病性视网膜病变　糖尿病是全球性严重的公共卫生问题。糖尿病性视网膜病变可导致严重的视觉损伤,对个人、家庭和社会有严重的影响。糖尿病及糖尿病性视网膜病变的发生与生活方式有关。合理控制和早期治疗糖尿病对于控制糖尿病性视网膜病变是非常有效的。另外,改变生活方式,进行恰当的干预可望改变糖尿病性视网膜病变的预后。

三、盲和低视力的康复

盲和低视力康复的目的是尽可能地使这些患者过上接近正常人的生活。

对于盲人的康复,应采取个体化的措施,根据需要对其适应家庭生活、社会生活、学习、工作等方面进行训练。

对于仍有部分视力的盲人和低视力患者来说,通过使用光学和非光学助视器,可以提高他们的生活质量。光学助视器有近用和远用两种,根据工作、学习及生活的不同需求使用。常用的远用光学助视器为望远镜,以看清远方景物;常用的近用光学助视器有放大镜、眼镜式助视器、电子助视器等。非光学助视器包括大号字印刷品、照明改善、阅读支架及滤光镜等。

声纳眼镜、障碍感应发生器、激光手杖、字声机、触觉助视器等现代科技成果给盲人的工作、生活带来了更多的方便。人工视觉研究的进展有可能使盲人重建视觉。

盲人的教育和就业也是一个很重要的问题。通过设立盲童学校、给予就业优惠政策、呼吁全社会都来关心盲人,可使他们能像健康人一样幸福地生活。

(储成志　张　丽)

❓　复习思考题

1. 试述眼附属器保护眼球的作用。
2. 房水循环的主要途径是什么?
3. 如何鉴别结膜充血与睫状充血?

ER-1-3

扫一扫,测一测

第二章 眼附属器疾病患者的护理

学习目标

掌握睑腺炎、睑板腺囊肿、泪囊炎、急性细菌性结膜炎、病毒性结膜炎、共同性斜视、麻痹性斜视患者的护理评估、治疗要点、主要护理问题和护理措施。熟悉泪道狭窄或阻塞、沙眼患者的护理评估、治疗要点和护理措施。了解睑缘炎、睑内翻、睑外翻、翼状胬肉患者身体状况的评估、治疗要点、护理措施。

眼附属器常见疾病包括睑缘炎、睑腺炎、睑板腺囊肿等眼睑疾病；急、慢性泪囊炎等泪器疾病；急性细菌性结膜炎、病毒性结膜炎、沙眼、翼状胬肉等结膜疾病；斜视等眼外肌疾病。其中沙眼为常见致盲原因。加强眼附属器常见疾病的防治和护理工作对解除患者眼部不适和防盲治盲具有重要意义。

第一节 眼睑疾病患者的护理

眼睑和泪器具有保护眼球的重要功能，也易受外界微生物、风沙、化学物质等因素的侵袭，发生炎症等病变反应。其不但影响患者生活质量，而且增加眼球和颅内感染风险。

一、睑缘炎患者的护理

（一）概述

睑缘炎是由多种致病因素引起的睑缘表面、睫毛毛囊及其腺体组织的亚急性或慢性炎症。主要分为鳞屑性睑缘炎、溃疡性睑缘炎和眦部睑缘炎3种。

鳞屑性睑缘炎常见诱因有屈光不正、视疲劳、营养不良和长期使用劣质化妆品等。溃疡性睑缘炎主要由金黄色葡萄球菌直接感染引起，也可由鳞屑性睑缘炎感染后转变而来；常见诱因有屈光不正、视疲劳、营养不良和不良卫生习惯等。眦部睑缘炎主要由莫 - 阿双杆菌感染引起，也可能与维生素 B_2 缺乏有关。

（二）护理评估

1. 健康史 询问患者是否有屈光不正、视疲劳和营养不良等病史，并了解患者最近有无纹眼线，以及平时的卫生习惯；患病期间的用药史等。

2. 身体状况 睑缘炎患者常常自觉眼部干痒、刺痛和烧灼感等。

（1）鳞屑性睑缘炎：睫毛和睑缘表面附着上皮鳞屑；睑缘表面有点状皮脂溢出，皮脂集于睫毛根部，形成黄色蜡样分泌物，干燥后结痂，去除鳞屑和痂皮后，可见睑缘充血、潮红，但无溃疡或脓点；睫毛容易脱落，但可再生；如长期不愈，可使睑缘肥厚、后唇钝圆，泪小点肿胀、外翻而导致溢泪。

（2）溃疡性睑缘炎：与鳞屑性睑缘炎相似，但症状更为严重。睑缘有较多的皮脂，睫毛根部可见散布的小脓疱，并有痂皮覆盖；除去痂皮后，可见睫毛根部和浅小溃疡。如炎症感染破坏睫毛毛囊，睫毛常被干痂黏结成束，随着痂皮而脱落，且不能再生，形成秃睫。溃疡愈合后，瘢痕组织收缩，使睫毛生长方向改变，导致睫毛乱生，如睫毛倒向角膜，可引起角膜损伤。如患病较久，可引起慢性结膜炎和睑缘肥厚变形，引起睑缘外翻、泪小点肿胀或阻塞，导致溢泪。

（3）眦部睑缘炎：多发生于双侧外眦部。外眦部睑缘和皮肤充血肿胀，并有浸渍、糜烂等。

3.心理-社会状况　因眼部分泌物过多影响患者的生活、工作和学习，应了解患者对疾病的认知程度，评价患者的情绪反应。

4.治疗要点　清洁睑缘，拭去鳞屑，局部应用抗生素眼药；积极寻找并消除病因和各种诱因。

（三）主要护理问题/医护合作性问题

1.舒适改变：眼部干痒、刺痛和烧灼感等　与睑缘炎症有关。

2.潜在并发症：泪小点阻塞、慢性结膜炎等。

（四）护理措施

1.病因治疗　协助医生寻找并去除睑缘炎的病因和各种诱因，及时治疗屈光不正、慢性结膜炎及全身慢性病等。

2.用药护理　清洁睑缘分泌物，常用生理盐水或3%硼酸溶液清洁睑缘，并拭去鳞屑，再根据医嘱选用敏感抗生素眼药，每日2～3次；痊愈后改每日1次，至少坚持用药2周，以防复发。

（1）鳞屑性睑缘炎可应用含有抗生素及糖皮质激素的眼膏，如四环素可的松眼膏等。

（2）溃疡性睑缘炎可应用广谱抗生素滴眼液、眼膏及磺胺类眼膏等。

（3）眦部睑缘炎可白天滴用0.25%～0.5%硫酸锌滴眼液、0.3%庆大霉素滴眼液、0.3%妥布霉素滴眼液等，晚上涂用抗生素眼膏，持续用药7～10日；还可口服维生素B$_2$。

3.健康指导　平时注意加强营养和体育锻炼，增加机体抵抗力；注意个人卫生，不用脏手或不洁毛巾擦眼。

二、睑腺炎患者的护理

案例分析

患者，女，19岁，学生。右上眼睑红、肿、疼痛2天，加重1天。检查：右眼上睑红肿，睑缘中部可见局限性隆起，顶部可见黄白色脓点，触之有波动感，压痛明显。结膜无充血，角膜透明。

请思考：

1.该患者的疾病诊断和护理诊断是什么？

2.护士应采取哪些护理措施？

（一）概述

睑腺炎又称麦粒肿，是由化脓菌侵犯眼睑腺体引起的急性化脓性炎症。按其感染的腺体不同，可分为外睑腺炎和内睑腺炎。睫毛毛囊或其附属皮脂腺、汗腺感染，称外睑腺炎；睑板腺感染，称内睑腺炎。以青少年最为多见。

本病主要病因是金黄色葡萄球菌感染眼睑腺体；常见诱因有营养不良、屈光不正及糖尿病等。

（二）护理评估

1.健康史　评估患者眼睑疼痛时间、程度，有无挤压或针挑，有无发热、寒战以及治疗经过等。了解患者用眼卫生情况，有无糖尿病等慢性病史。

2.身体状况　局部典型表现为红、肿、热、痛。可伴同侧耳前淋巴结肿大。若并发眼睑蜂窝织炎或败血症,可伴有寒战、发热、头痛等全身中毒症状。

(1)外睑腺炎:炎症反应集中在睑缘睫毛根部,开始时红肿范围较弥散,硬结形成时压痛明显。如感染靠近外眦,常引起眼睑及球结膜明显水肿。发病2～3天后,红肿局限,硬结软化后形成脓肿,脓点常溃破于皮肤面。破溃后炎症明显减轻,多在1周左右自行吸收而消退。

(2)内睑腺炎:炎症局限于睑板腺内,红肿较局限,疼痛较外睑腺炎剧烈,在睑结膜面可见黄白色脓点,常溃破于结膜面。病程较长。

3．心理－社会状况　部分患者因眼部肿痛不适,影响生活和工作,尤其在脓肿未破溃前,常自行挤压,容易出现焦虑情绪。

4．治疗要点　早期局部湿热敷。局部应用抗生素滴眼液或眼膏;重症合并有全身症状者,全身应用抗生素。脓肿形成后切开排脓。

(三)主要护理问题/医护合作性问题

1．急性疼痛:眼睑疼痛　与眼睑腺体的急性炎症有关。

2．潜在并发症:眼睑蜂窝织炎、海绵窦脓毒血栓、败血症等。

3．知识缺乏:缺乏睑腺炎自我护理知识。

(四)护理措施

1．对症护理　指导患者热敷,能促进血液循环,利于炎症消散,减轻疼痛。早期湿热敷,每日3次,每次15～20分钟,温度一般在40℃左右,以患者能耐受为宜。

2．用药护理　遵医嘱指导患者使用抗生素滴眼液和眼膏,滴眼液每日4～6次,睡前涂眼膏。重症患者一旦发生并发症,应全身尽早使用足量的抑制金黄色葡萄球菌为主的广谱抗生素,并对脓液或血液进行细菌培养及药敏试验,以选择更敏感的抗生素。

3．手术护理　脓肿形成后,配合医生切开排脓。

(1)外睑腺炎应在皮肤面切开,切口与睑缘平行,与眼睑皮纹一致,减少瘢痕形成。

(2)内睑腺炎则在睑结膜面切开,切口与睑缘垂直,以免过多伤及睑板腺管。必要时可放置引流条。脓肿尚未成熟时,不要过早切开和挤压,以免炎症扩散,引起败血症或海绵窦脓毒血栓,危及患者生命。

4．心理护理　耐心听取患者对疼痛的倾诉,给予解释、安慰和指导,缓解患者焦虑情绪。

5．健康指导

(1)加强卫生宣教,养成良好的卫生习惯,不用脏手擦眼;保证充足的睡眠,避免用眼疲劳。

(2)睑腺炎脓肿未成熟前,嘱患者切忌挤压或针挑,以免炎症扩散引起颅内及全身感染等并发症。

(3)反复发作者,应积极治疗睑缘炎、慢性结膜炎、屈光不正、糖尿病等疾病,告知患者治疗原发病的重要性。

三、睑板腺囊肿患者的护理

(一)概述

睑板腺囊肿又称霰粒肿,是睑板腺特发性无菌性慢性肉芽肿性炎症。好发于青少年及中壮年,以上眼睑多见,亦可于双眼上、下眼睑单个或多个同时发生。

本病多由于慢性结膜炎、睑缘炎等疾病导致睑板腺排出口阻塞,或睑板腺分泌旺盛,以致腺体分泌物潴留在睑板内,对周围组织产生慢性刺激所引起。

(二)护理评估

1．健康史　了解疾病是否反复发作,有无做过病理检查。青少年或中壮年时期,因睑板腺分泌旺盛容易发病。

2.身体状况

（1）症状：较小囊肿无明显自觉症状。较大者可有眼睑异物感、重坠感等。

（2）体征：眼睑皮下可触及无痛性圆形硬结，大小不一，且不与皮肤粘连，相应睑结膜面可见紫红色或灰红色病灶。小的囊肿偶可自行吸收，多数囊肿可缓慢长大，由结膜面自行破溃，排出胶样内容物，形成暗红色肉芽组织，加重异物感。如继发细菌感染，临床表现与内睑腺炎相似。对复发性或老年人睑板腺囊肿应警惕睑板腺癌的可能。

3.心理－社会状况 了解患者及其家属对疾病的认识；评估患者有无焦虑情绪；对反复发作者，注意其是否情绪低落，对治疗缺乏信心。

4.辅助检查 对于老年人或反复发作的睑板腺囊肿，应将切除标本送病理检查，以排除睑板腺癌。

5.治疗要点 小而无症状的睑板腺囊肿无需治疗，可自行吸收。较大者可手术刮除。

（三）主要护理问题/医护合作性问题

1.舒适改变：异物感等 与眼睑腺体炎症有关。

2.有感染的风险 与就诊不及时或用眼卫生习惯不良有关。

3.焦虑 与舒适改变、容貌改变及手术等有关。

4.知识缺乏：缺乏睑板腺囊肿防治知识。

（四）护理措施

1.对症护理 指导睑板腺囊肿稍大患者局部热敷，促进囊肿消散。

2.用药护理 遵医嘱向囊肿内注入糖皮质激素，促进囊肿吸收。

3.手术护理 大且有症状的睑板腺囊肿，配合医生手术。应在局部麻醉下行睑板腺囊肿刮除术，手术时用睑板腺囊肿夹夹住囊肿处眼睑，并将其翻转，使囊肿固定于夹子的环圈内，尖刀与睑缘垂直，切开囊肿，用小刮匙彻底刮除囊肿内容物，分离并剪除囊壁，以防复发。

4.病情观察 注意观察囊肿变化，如继发感染，处理方法与内睑腺炎相同。

5.健康指导

（1）指导患者注意眼部卫生，饮食宜清淡，忌辛辣刺激性食物。

（2）老年患者或反复发作的睑板腺囊肿者，应及时排除睑板腺癌。

四、睑内翻患者的护理

（一）概述

睑内翻是指睑缘卷向眼球，部分或全部睫毛朝向眼球的一种眼睑位置异常。睑内翻常与倒睫并存，倒睫是指睫毛倒向眼球。

本病分为3种类型。瘢痕性睑内翻常因睑结膜瘢痕收缩引起，多见于沙眼患者；痉挛性睑内翻又称老年性睑内翻，常因眼轮匝肌痉挛性收缩引起，多见于老年人；先天性睑内翻常因先天性因素所致，多见于婴幼儿，随年龄增长可逐渐消除。

（二）护理评估

1.健康史 了解患者有无沙眼、眼轮匝肌过度发育、内眦赘皮等病症。评估患者眼睑皮肤有无因炎症、烧伤、创伤及手术等因素遗留的瘢痕，有无面神经麻痹等疾病。

2.身体状况 先天性睑内翻常为双侧，痉挛性和瘢痕性睑内翻多为单侧。

（1）症状：表现为异物感、疼痛、畏光、流泪、眼睑痉挛等。

（2）体征：睑缘向眼球方向内卷，睫毛随之内翻倒向眼球，刺激球结膜和角膜，导致结膜充血、角膜上皮脱落、溃疡，角膜新生血管形成及角膜瘢痕，引起不同程度的视力障碍。

3.心理－社会状况 评估疾病对患者学习、工作的影响程度以及患者有无焦虑、紧张等。

4. 治疗要点　瘢痕性睑内翻须手术治疗;痉挛性和先天性睑内翻经保守治疗或观察无效后再手术。倒睫可拔除或电解倒睫。

（三）主要护理问题／医护合作性问题

1. 慢性疼痛　与睫毛刺激角膜有关。

2. 潜在并发症:角膜炎症、角膜瘢痕等。

（四）护理措施

1. 对症护理　及时去除疼痛原因。如倒睫仅有 1～2 根,可用镊子拔除,也可采用较彻底的睫毛电解法,通过电解破坏倒睫的毛囊,根除倒睫再生的机会。如睑内翻症状明显,可用胶布法或缝线法在眼睑皮肤面牵引,使睑缘向外复位。

2. 用药护理　遵医嘱,眼部滴抗生素滴眼液,防治角膜、结膜炎症等。

3. 手术护理　瘢痕性睑内翻常用术式有睑板部分切除及睑板切断术。先天性睑内翻患者随着年龄增长,轻型睑内翻可逐渐改善,暂不进行手术;如 5～6 岁仍有睫毛内翻、倒睫,可考虑穹隆部 - 眼睑皮肤穿线手术。痉挛性睑内翻可先采用局部注射肉毒杆菌毒素治疗,无效时可手术切除松弛皮肤和切断部分眼轮匝肌纤维。按外眼手术常规护理。

4. 心理护理　告知患者疼痛原因,缓解患者焦虑心理,做好心理护理。

5. 健康指导　告知患者及家属,长期眼睑位置异常可导致角膜混浊、溃疡等,应及早治疗,减少并发症发生。

五、睑外翻患者的护理

（一）概述

睑外翻是睑缘向外翻转离开眼球,睑结膜不同程度暴露在外的一种眼睑位置异常。常合并睑裂闭合不全。常因眼睑皮肤瘢痕挛缩、面神经麻痹、眼轮匝肌张力减弱等导致。

（二）护理评估

1. 健康史　了解患者有无眼部创伤、烧伤、化学伤等眼部外伤史;有无面神经麻痹、甲状腺疾病、先天性青光眼等病史。老年人还应注意有无向下擦泪的习惯。

2. 身体状况

（1）症状:轻者表现为溢泪、畏光、疼痛等,重者可因角膜病变出现视力下降。

（2）体征:轻者表现为睑结膜外翻、充血、干燥、肥厚及角化,重者可出现角膜上皮脱落、溃疡、角膜新生血管形成及角膜瘢痕形成。

3. 心理 - 社会状况　患者因容貌改变,容易产生自卑、孤独心理,不愿意与他人交往;因眼部创伤、烧伤等导致瘢痕性睑外翻的患者,往往由于一时难以接受突发事实,或对手术矫正期望值过高等而产生焦虑、恐惧,甚至绝望心理。

4. 治疗要点　首先应针对病因治疗,无效时手术矫正睑外翻,恢复睑缘正常位置,治疗期间要保持眼球湿润,防止发生暴露性角膜炎。

（三）主要护理问题／医护合作性问题

1. 舒适改变:溢泪　与睑外翻和眼睑闭合不全有关。

2. 潜在并发症:暴露性角膜炎或溃疡、角结膜干燥症等。

3. 自我形象紊乱　与睑外翻和眼睑闭合不全导致容貌改变有关。

（四）护理措施

1. 对症护理　合并睑裂闭合不全者,轻者结膜囊内涂大量抗生素眼膏,再以眼垫遮盖;重者可用"湿房"即透明塑料片或胶片做成锥形空罩覆盖眼上,周围空隙用胶布密封,利用蒸发的泪液保持眼球湿润;或戴软性角膜接触镜;也可行暂时性睑缘缝合,以保护角膜。

2．用药护理　遵医嘱，眼部滴用抗生素滴眼液，防治角膜炎症。

3．手术护理

（1）瘢痕性睑外翻常用手术方法是采用游离植皮，增加眼睑前层皮肤的垂直长度。

（2）老年性睑外翻常行睑板楔状切除睑缘缩短术。

（3）麻痹性睑外翻应先去除麻痹原因，积极治疗面瘫。如睑外翻不能恢复，可选择外眦部睑缘缝合，以缩短睑裂。按外眼手术常规护理。

4．心理护理　睑外翻患者因颜面仪容受损，常产生自卑感，应评估患者心理状态，多与患者交谈，进行心理疏导，使其正确对待疾病，配合治疗。

5．健康指导　指导患者正确揩拭泪液的方法：用手帕由下眼睑往上揩。告知患者长期向下揩拭可加重睑外翻。

六、上睑下垂患者的护理

（一）概述

上睑下垂指由于提上睑肌和米勒肌的功能不全或丧失，导致上睑部分或全部下垂，即在向前方注视时上睑缘遮盖角膜上部大于 2mm。

先天性上睑下垂是一种常染色体显性遗传病，是由于提上睑肌本身或支配肌肉的动眼神经发育不良所致。获得性上睑下垂常伴有神经系统或其他系统疾病的症状，如动眼神经麻痹，提上睑肌损伤、交感神经疾患、重症肌无力及机械性开睑运动障碍等。

（二）护理评估

1．健康史　了解患者有无神经系统疾患和家族遗传史；发病期间对药物的敏感性等。

2．身体状况

（1）先天性上睑下垂：多为双侧，出生时睑裂不能睁开到正常大小，常有仰头下视、皱额、耸肩等表现，并伴有视力障碍及弱视。此外还可伴有其他眼睑发育异常如内眦赘皮、内眦间距过宽、睑裂狭小、鼻梁低平及眼球震颤等。

（2）获得性上睑下垂：多为单侧，常伴有其他神经系统病变，如动眼神经麻痹可伴有其他眼外肌麻痹；提上睑肌损伤有外伤史；交感神经损伤有霍纳综合征；重症肌无力所致上睑下垂的特点为晨轻夜重，频繁眨眼后上睑下垂加重，注射新斯的明后症状明显减轻。

3．心理－社会状况　患者睁眼困难、两眼大小不等，导致容貌、形象受损，从而造成患者出现自卑心理。

4．治疗要点　先天性上睑下垂应尽早手术；获得性上睑下垂应先进行病因治疗或药物治疗，无效时再考虑手术治疗。常用手术方法有提上睑肌缩短术和额肌悬吊术。

（三）主要护理问题／医护合作性问题

1．感知障碍：视力障碍　与上睑下垂遮盖瞳孔有关。

2．知识缺乏：缺乏疾病治疗的有关知识。

3．自我形象紊乱　与上睑下垂影响容貌有关。

（四）护理措施

1．病因治疗　对于获得性上睑下垂患者，护士应帮助患者寻找病因，并遵医嘱进行治疗。

2．手术护理　配合医生手术，按外眼手术护理常规，术前不需剪睫毛。如果进行额肌悬吊术，需要剃去眉毛。术后特别注意有无缝线和睫毛刺激角膜，了解眼睑闭合状态、角膜暴露程度及穹隆部结膜脱垂情况等；保持局部创口干燥。一般术后加压包扎 24 小时，术后 7 天拆线。

3．心理护理　耐心进行心理护理，鼓励患者表达思想，进行心理疏导；鼓励家属及朋友对患者进行关爱与支持，消除自卑心理。

4．健康指导　教会患者涂眼膏和保护角膜的方法，防止眼睑闭合不全引起角膜并发症。

第二节　泪器疾病患者的护理

📋 **案例分析**

　　患者，女，55岁，农民。左眼流泪5年，无眼痛、眼红、视力下降等症状。有鼻窦炎病史10余年。检查：右眼视力1.2，左眼视力1.0。左眼无睑内翻，无倒睫，挤压泪囊区可见黏液脓性分泌物溢出，结膜无充血，角膜透明。右眼未见异常。

　　请思考：

　　1．该患者的护理诊断是什么？

　　2．如不及时治疗，有何潜在危险？

　　3．护士如何做好围手术期护理？

一、慢性泪囊炎患者的护理

（一）概述

　　慢性泪囊炎是泪囊黏膜的慢性炎症，为眼科常见外眼疾病，多发于中老年女性，单侧多见，病程缓慢，在眼外伤或施行内眼手术时易引起感染而危及眼球。

　　多由于鼻泪管的狭窄或阻塞，泪液滞留于泪囊内，伴发细菌感染引起，多单侧发病。常见致病菌有肺炎链球菌、白念珠菌等。该病的发病与沙眼、泪道外伤、慢性鼻炎、鼻中隔偏曲、鼻息肉等有关。

（二）护理评估

　　1．健康史　了解患者的发病情况、治疗经过和治疗效果等。评估患者有无沙眼、泪道损伤、慢性鼻炎、鼻中隔偏曲、鼻息肉等病史。

　　2．身体状况

　　（1）症状：主要症状是溢泪。

　　（2）体征：内眦部皮肤潮红、湿疹、结膜充血；指压泪囊区或泪道冲洗时，可见黏液或黏液脓性分泌物自泪小点溢出。分泌物大量潴留时，泪囊扩张，可形成泪囊黏液囊肿。

　　3．心理-社会状况　慢性泪囊炎对视力影响不大，往往会被患者忽视，缺乏对其潜在危害性的认识，产生麻痹心理；部分患者因疾病迁延不愈而丧失治疗的信心，产生焦虑、烦躁心理。

　　4．辅助检查　分泌物涂片染色可确定病原微生物；X线泪道造影检查可了解泪囊的大小及阻塞部位。

　　5．治疗要点　应用抗生素滴眼液控制感染；泪道冲洗；必要时手术治疗，常用手术方式为泪囊鼻腔吻合术或造口术。

（三）主要护理问题/医护合作性问题

　　1．舒适改变：溢泪　与慢性泪囊炎有关。

　　2．知识缺乏：缺乏对慢性泪囊炎危害性的了解及防治知识。

　　3．潜在并发症：角膜炎、眼内感染等。

（四）护理措施

　　1．泪道冲洗　用加有抗生素的生理盐水进行泪道冲洗，每周1～2次。

2．用药护理　指导患者正确应用抗生素眼液滴眼,每日 4～6 次。滴药前将泪囊区脓液挤压干净。

3．手术护理

(1) 术前护理：①向患者详细解释手术的目的、方法,消除其紧张、恐惧心理;②术前 3 天应用抗生素液滴眼、泪道冲洗,以保证术眼的清洁;③术前 1 天应用 1% 麻黄碱滴鼻,收缩鼻黏膜,以利于引流和预防感染。

(2) 术后护理：①术后半卧位,减少术区出血;②术区伤口加压包扎 2 天,注意观察伤口渗血情况,渗血较多时可行面颊部冷敷,并嘱患者手术当天勿进食过热食物;③注意观察鼻腔填塞物是否松动,引流管的位置是否正确,告知患者勿牵拉填塞物和用力擤鼻;④术后第 3 天连续进行泪道冲洗,保持泪道通畅;⑤用 1% 麻黄碱滴鼻,收缩鼻腔黏膜,利于泪道引流;⑥术后第 7 天拆除皮肤缝线,拔去引流管,嘱患者遵医嘱定期复查。

4．心理护理　向患者讲解疾病的危害性及相关治疗知识,消除患者顾虑,积极配合治疗。

5．健康指导

(1) 提高患者对疾病的认识,及早治疗沙眼、睑缘炎、睑内翻及慢性鼻炎、鼻中隔偏曲等疾病,预防慢性泪囊炎的发生。

(2) 积极治疗慢性泪囊炎,预防角膜炎和眼内感染等并发症的发生。

二、急性泪囊炎患者的护理

（一）概述

急性泪囊炎是泪囊黏膜的急性卡他性或化脓性炎症。

急性泪囊炎常在慢性泪囊炎的基础上发生。常见致病菌多为金黄色葡萄球菌或溶血性链球菌。儿童常为流感嗜血杆菌感染。

（二）护理评估

1．健康史　评估患者有无慢性泪囊炎病史。

2．身体状况

(1) 症状：患眼充血、流泪,有脓性分泌物;重者可伴畏寒、发热等全身症状。数日后红肿局限,出现脓点,脓肿可穿破皮肤,脓液排出,局部炎症症状减轻。

(2) 体征：泪囊区皮肤红肿,触之坚硬、剧痛,炎症可扩展到眼睑、鼻根及面颊部,甚至引起眶蜂窝织炎,常伴有耳前淋巴结肿大。

3．心理-社会状况　由于起病急,症状重,患者常有焦虑心理。

4．辅助检查　血常规检查发现中性粒细胞计数升高。

5．治疗要点　局部、全身应用足量抗生素,待炎症控制后择期手术。手术开通阻塞的鼻泪管是治疗的关键,常采用的手术方式有泪囊鼻腔吻合术、鼻内镜下鼻腔泪囊造口术或泪囊摘除术等。

（三）主要护理问题／医护合作性问题

1．急性疼痛：泪囊区疼痛　与泪囊急性感染有关。

2．潜在并发症：眶蜂窝织炎等。

（四）护理措施

1．对症护理　指导患者正确热敷和超短波物理治疗,以缓解疼痛,但要注意防止挤压和烫伤。

2．用药护理　遵医嘱及时应用抗生素,注意观察药物的疗效和不良反应。

3．手术护理　同慢性泪囊炎,按外眼手术常规护理。

4．健康指导　向患者解释及时治疗泪囊炎的重要性。急性期切忌行泪道探通或泪道冲洗,以免感染扩散，引起眶蜂窝织炎。脓肿形成后，切忌挤压，尽量保持泪囊壁完整，以便炎症消除后行泪囊鼻腔吻合术。

第三节　结膜疾病患者的护理

结膜大部分暴露于外界，易受环境中物理、化学因素的刺激和微生物感染而致病。结膜炎是眼科常见的疾病之一，以细菌性结膜炎和病毒性结膜炎最为常见，且大多具有传染性，有些可以累及角膜而影响视力。

一、急性细菌性结膜炎患者的护理

（一）概述

急性细菌性结膜炎是细菌感染引起的急性结膜炎症的总称，具有传染性和流行性，以明显结膜充血和大量黏液脓性分泌物为主要特征。临床上分为急性卡他性结膜炎和超急性化脓性结膜炎。

1. 急性卡他性结膜炎　俗称"红眼病"，是急性或亚急性细菌性结膜炎的统称。常见的致病菌为肺炎链球菌、Koch-Weeks 杆菌、葡萄球菌等。多发于春秋季节，可以散发或流行于家庭、学校或其他集体场所。

2. 超急性化脓性结膜炎　多由淋病奈瑟球菌感染所致，传染性极强。多发生于新生儿，常因经过患有淋球菌性阴道炎的母体产道分娩而感染；成人主要是通过生殖器 - 眼接触传播而感染。

（二）护理评估

1. 健康史　了解患者有无传染性眼病接触史，用眼卫生习惯等。淋球菌性结膜炎患者应了解其有无淋球菌性的尿道炎史；新生儿患者应了解其母亲有无淋球菌性阴道炎史。

2. 身体状况

（1）急性卡他性结膜炎：起病急，潜伏期为 1～3 天，双眼同时或先后发病，发病 3～4 天病情即达高峰，以后逐渐减轻；通常具有自限性，病程约 2 周。患者自觉有明显的灼热感、异物感、眼痒、畏光、流泪等，视力一般不受影响。检查可见眼睑肿胀，结膜充血显著，呈鲜红色；分泌物量多，呈黏液脓性，常将上、下睑睫毛粘在一起，晨起睁眼困难。肺炎双球菌、Koch-Weeks 杆菌感染的结膜炎睑结膜上可出现假膜。

（2）淋球菌性结膜炎：起病急速，多双眼受累。新生儿常于出生后 2～5 天发病。表现为畏光、流泪，眼睑、结膜高度水肿，重者球结膜可突出于睑裂外，可有假膜形成。早期分泌物为浆液性或血性，后转为脓性，不断从睑裂溢出，故称"脓漏眼"。重症病例可并发角膜溃疡、穿孔和眼内炎。患者常伴有耳前淋巴结肿大。成人潜伏期为数小时至 2～3 天，症状与小儿相似，但一般较小儿轻。

3. 心理 - 社会状况　患者因起病急、结膜高度充血及大量分泌物等多有焦虑情绪；患病期间消毒隔离措施不当，易造成家庭成员或群体性传染。

4. 辅助检查　结膜刮片、分泌物涂片可发现大量多形核白细胞和细菌，重症及顽固者可进行细菌培养及药物敏感试验，有全身症状者还应进行血培养检查。

5. 治疗要点　冲洗结膜囊；局部或全身应用敏感抗生素；防止交叉感染。

（三）主要护理问题 / 医护合作性问题

1. 舒适改变：异物感、灼热感、眼痛等　与结膜炎分泌物多、病变累及角膜等有关。

2. 潜在并发症：角膜溃疡、角膜穿孔、眼内炎等。

3．**知识缺乏**：缺乏传染性结膜炎的相关防治知识。

（四）护理措施

1．**结膜囊冲洗**　常用生理盐水或3%硼酸溶液冲洗结膜囊，淋球菌性结膜炎选用1:5 000青霉素溶液冲洗。注意，冲洗时应嘱咐患者头偏向患侧，避免冲洗液溅入健眼造成交叉感染；嘱患者不停转动眼球，以便彻底冲洗；冲洗时动作要轻，以免损伤角膜；如有假膜形成，应先除去假膜再进行冲洗。

2．**用药护理**　遵医嘱选用2～3种敏感抗生素滴眼液频繁交替滴眼，每1～2小时滴1次，睡前涂眼膏。滴用多种滴眼液时，药物间隔时间应在5分钟以上。常用滴眼液有0.3%妥布霉素，0.3%和0.5%左氧氟沙星，0.3%氧氟沙星等；眼膏有0.5%金霉素、0.5%红霉素等。淋球菌性结膜炎可全身应用大剂量青霉素、头孢曲松钠或阿奇霉素等。

3．**病情观察**　严密观察病情变化，特别是角膜刺激征或角膜溃疡症状。

4．**对症护理**　严禁热敷或包盖患眼，以免细菌快速生长繁殖。可局部冷敷，还可戴墨镜以减少光线刺激。

5．**健康指导**

（1）急性期患者需隔离，勿去公共场所，以免传染，引起疾病流行。

（2）做好消毒隔离工作。患者的毛巾、手帕、脸盆等生活用品要经常煮沸烫洗，做到专人专用，严格消毒隔离。接触过患眼分泌物的医疗器皿要严格消毒处理，用过的敷料要集中烧毁；医护人员接触患者前后要立即彻底洗手消毒，避免交叉感染。

（3）严格注意个人卫生和集体卫生。经常洗手，勿用脏手拭眼，不共用洗脸用具。淋球菌性尿道炎患者便后应立即洗手。

（4）婴儿出生后，即涂红霉素眼膏或滴1%硝酸银液，以预防新生儿淋球菌性结膜炎和衣原体性结膜炎。

二、病毒性结膜炎患者的护理

（一）概述

病毒性结膜炎是一种由病毒感染引起的常见的急性传染性眼病。通过接触传染，传染力强，可散发，也可造成广泛暴发流行。好发于夏秋季节，常有自限性。临床上以流行性角结膜炎、流行性出血性结膜炎多见。

1．**流行性角结膜炎**　由腺病毒8型、19型、29型和37型引起。以腺病毒8型最常见。

2．**流行性出血性结膜炎**　由肠道病毒70型引起，柯萨奇病毒A24型偶可引起。

（二）护理评估

1．**健康史**　了解患者有无病毒性眼病接触史，或近期是否去过病毒性眼病流行区域。

2．**身体状况**

（1）流行性角结膜炎：潜伏期为5～7天，常双眼先后发病。自觉患眼异物感、眼痛、畏光、流泪等。检查可见结膜明显充血、水肿，48小时后出现滤泡；有水样分泌物。耳前淋巴结肿大、压痛。发病数天后出现浅层点状角膜浸润，多位于角膜中央部，角膜损害可持续数月或数年才能消失。

（2）流行性出血性结膜炎：本病传染性极强，是一种暴发流行的自限性眼部传染病。潜伏期为18～48小时，病程为5～7天。自觉患眼灼热感、异物感、流泪等症状。检查眼睑水肿，结膜充血水肿，球结膜下呈点片状出血，多数患者有滤泡形成，分泌物呈水样，伴有耳前淋巴结肿大。

3．**心理-社会状况**　评估患者被隔离后的心理状态，了解其对疾病的认知情况等。

4．**辅助检查**　结膜刮片可见单核细胞增多。病毒培养、聚合酶链式反应（PCR）检测、血清学检查可协助病原学诊断。

5.治疗要点　以局部抗病毒治疗为主。

（三）主要护理问题/医护合作性问题

1.舒适改变：异物感、眼痛等　与病毒侵犯角膜有关。

2.知识缺乏：缺乏病毒性结膜炎的相关防治知识。

（四）护理措施

1.对症护理　生理盐水冲洗结膜囊，局部冷敷或使用血管收缩剂以缓解症状。

2.用药护理　遵医嘱选用抗病毒药物滴眼，常用药物有 0.1% 阿昔洛韦、0.15% 更昔洛韦、干扰素滴眼剂等，每小时滴眼 1 次；混合感染者，可配合滴用抗生素滴眼液；角膜基质浸润者可考虑使用糖皮质激素，但应掌握使用时间及次数。对角膜上皮有病变者可联合人工泪液和促进上皮细胞修复的药物使用。

3.病情观察　严密观察，特别是角膜刺激征或角膜溃疡症状。

4.健康指导　参照急性细菌性结膜炎。

三、沙眼患者的护理

案例分析

　　患者，男，45 岁，工人。双眼间断痒、异物感 6 年，滴用抗生素滴眼液后症状缓解。近 1 周双眼异物感、流泪加重。眼科检查：右眼视力 0.8，左眼视力 0.6。双眼上睑及上穹隆结膜弥漫性充血、肥厚，乳头增生明显，滤泡数量多，未见明显瘢痕，角膜上方 1/3 见血管翳，前房及眼底未见异常。

请思考：

1. 该患者的护理诊断是什么？

2. 护士应采取哪些护理措施？

3. 应指导患者采取哪些预防措施？

（一）概述

　　沙眼是由沙眼衣原体引起的一种慢性传染性角膜结膜炎，因其在睑结膜表面形成粗糙不平的沙粒样外观，故称沙眼。可发生于任何人群，主要见于卫生状况差的地区。在许多发展中国家，沙眼仍然是主要的致盲性眼病。

　　沙眼多由于 A、B、C 或 Ba 抗原型沙眼衣原体感染结膜、角膜所致。通过直接接触或污染物间接传播。急性沙眼多发生于儿童和青少年，潜伏期 5～14 天，1～2 个月后转入慢性期，反复感染，病程可迁延数年至数十年。

（二）护理评估

1.健康史　了解患者有无沙眼接触史。

2.身体状况

（1）急性期：多为双眼发病，自觉异物感、眼涩、痒、畏光、流泪等，有黏液或黏脓性分泌物。检查可见结膜明显充血，睑结膜乳头增生，上下穹隆部结膜布满滤泡。如未治愈，经 1～2 个月后进入慢性期。

（2）慢性期：无明显不适，或仅有眼痒、异物感、干燥和灼热感等。检查见上睑和上穹隆部结膜血管模糊充血、乳头增生和滤泡形成。角膜缘上方有新生血管似垂帘状向下侵入角膜，称角膜血管翳。角膜缘滤泡发生瘢痕化改变后，形成的浅小点状凹陷，称为 Herbet 小凹。病变过程中乳头、滤泡逐渐为结缔组织所取代，形成灰白色线状、网状或片状瘢痕，表示沙眼进入退行性病变阶段。

（3）分期：我国在1979年制定了沙眼的分期方法。

Ⅰ期（进行期）：上睑和上穹隆结膜血管模糊充血，上睑结膜乳头与滤泡并存，有角膜血管翳。

Ⅱ期（退行期）：上睑结膜除有滤泡和乳头等活动性病变外，兼有瘢痕形成。

Ⅲ期（完全结瘢期）：上睑和穹隆部结膜活动性病变完全消失，代之以瘢痕，无传染性。

🌐 知识链接

沙眼诊断标准

WHO要求沙眼的诊断至少要符合下述标准中的2条：①上睑结膜5个以上滤泡；②典型的睑结膜瘢痕；③角膜缘滤泡或Herbet小凹；④广泛的角膜血管翳。

（4）并发症：重症沙眼可引起严重的并发症和后遗症而致盲，如睑内翻及倒睫、上睑下垂、睑球粘连、慢性泪囊炎、实质性角结膜干燥症、角膜混浊等。

3．心理－社会状况　轻度沙眼因不影响视力而不被患者重视，部分患者不能坚持治疗，导致病情反复，甚至引起严重的并发症，出现焦虑心理。

4．辅助检查　结膜刮片检查可找到包涵体；荧光抗体染色法或酶联免疫可测定沙眼衣原体抗原。

5．治疗要点　以局部长期使用抗生素滴眼液为主；急性或重症沙眼应联合应用全身抗生素；严重并发症和后遗症可选择手术治疗。

（三）主要护理问题/医护合作性问题

1．舒适改变：眼干涩、痒、畏光等　与炎症有关。

2．潜在并发症：睑内翻倒睫、上睑下垂、睑球粘连、慢性泪囊炎、实质性结膜干燥症、角膜混浊等。

3．知识缺乏：缺乏沙眼的相关防治知识。

（四）护理措施

1．用药护理　局部应用0.1%利福平或0.3%氧氟沙星滴眼液，每日4～6次，睡前涂红霉素或四环素眼膏，持续用药1～3个月。重症者遵医嘱延长用药时间。急性患者或严重沙眼患者应同时口服多西环素、阿奇霉素、红霉素等，疗程3～4周。应注意药物的不良反应。

2．手术护理　对沙眼导致的后遗症及并发症进行相应的手术治疗，如电解倒睫术、睑内翻矫正术、角膜移植术等。参照眼部手术护理常规护理。向患者解释手术过程、方法及注意事项，消除患者紧张心理，使其积极配合治疗。

3．健康指导

（1）加强卫生宣教，注意环境卫生及个人卫生，提倡一人一巾一盆，不用脏手或不洁物擦眼。

（2）患眼分泌物接触过的物品应煮沸或用75%乙醇消毒。加强对服务行业的卫生监督管理，严格毛巾、脸盆等的消毒制度，以防止交叉感染。

（3）嘱患者积极配合治疗，以控制传染源。

四、翼状胬肉患者的护理

（一）概述

翼状胬肉是一种睑裂部球结膜和其下纤维血管组织增生，呈三角形向角膜侵袭生长的结膜变性疾患，形似翼状。通常双眼患病，多见于鼻侧。以户外工作者如农民、渔民等多见。

病因尚不明确。可能与长期紫外线照射导致角膜缘干细胞损害有关，也可能与结膜慢性炎症、粉尘、风沙长期刺激使结膜组织变性及增生有关。同时，工作过度劳累、睡眠不足也是诱发因素；遗传、局部泪液异常、变态反应、人乳头瘤病毒感染等与胬肉的发生有着重要联系。

（二）护理评估

1. 健康史　评估患者有无慢性结膜炎病史；粉尘、风沙长期刺激；长期紫外线照射等。

2. 身体状况

（1）症状：早期一般无症状，偶有异物感；可单眼或双眼同时发病。当胬肉侵及角膜时，可引起散光及角膜刺激征；若侵及瞳孔区可造成视力障碍。

（2）体征：早期球结膜充血、增生肥厚，角膜缘出现灰色混浊，以后发展为三角形的血管纤维组织，尖端为头部，角膜缘处为颈部，球结膜部为体部。进行期翼状胬肉充血、肥厚，头部前端角膜灰色浸润；静止期翼状胬肉的头部前方角膜透明，颈部及体部较薄无充血。

3. 心理－社会状况　翼状胬肉因影响外观和视力，术后易复发，患者的工作、生活质量受累，应评估患者心理状态以及家属对其关心、支持程度。

4. 治疗要点　翼状胬肉小而静止，不需治疗；若充血进展，则需抗炎治疗。如翼状胬肉侵入瞳孔区而影响视力或影响美观者，可行手术治疗。

（三）主要护理问题/医护合作性问题

1. 自我形象紊乱　与翼状胬肉影响外观容貌有关。

2. 潜在并发症：术后复发。

（四）护理措施

1. 用药护理　胬肉充血者，遵医嘱选用抗生素滴眼液，如0.3%氧氟沙星等。

2. 手术护理　如胬肉侵袭瞳孔区，影响视力或影响美观有手术要求者，可选择手术治疗，按照外眼手术常规护理。术前向患者介绍手术过程和配合方法，消除其紧张心理。术中应彻底清除胬肉组织，在角结膜创面愈合后局部加用丝裂霉素、博来霉素等，术后辅以β射线照射治疗，以防术后复发。

3. 健康指导

（1）小而静止性的翼状胬肉不需治疗，向患者做好解释工作，并定期门诊复查。

（2）嘱患者尽量避免接触相关致病因素，户外活动时，可戴防护眼镜，减少风沙、紫外线等对眼部的刺激，积极治疗眼部慢性炎症。

（3）已行手术的患者应注意眼部卫生，定期复查，观察有无胬肉复发。

第四节　斜视患者的护理

在正常双眼注视状态下，被注视的物体会同时成像在双眼的视网膜黄斑中心凹上。在异常情况下，双眼不协同而出现的眼位偏斜，称为斜视。多为眼外肌或支配眼外肌的神经功能异常所致。根据病因分为共同性斜视和麻痹性斜视两大类。

一、共同性斜视患者的护理

（一）概述

共同性斜视是指眼外肌及其支配神经无器质性病变，由于某一对拮抗肌力量不平衡引起的眼位偏斜。患者双眼轴分离，向各方向注视时，偏斜度均相同。

本病病因及发病机制主要有：①屈光不正。远视眼过度使用调节与集合力，逐渐促使内直肌力量大于外直肌而产生内斜视；反之，近视眼多引起外斜视。②神经支配异常。中枢神经控制失调，眼外肌力量不平衡，导致共同性斜视。③眼外肌发育异常，致使拮抗肌之间失去平衡。④遗传因素等。

（二）护理评估

1．健康史　询问患者斜视发生的时间，有无复视和头位偏斜，有无外伤史及家族史；诊断及治疗经过等。

2．身体状况

（1）眼球运动及斜视角：眼球运动基本正常。眼球向各方向注视时，斜视角均相等，即第一斜视角（健眼固视时斜视眼偏斜角度）等于第二斜视角（斜视眼固视时健眼偏斜角度）。

（2）复视及代偿头位：无复视、头晕及代偿头位。

（3）其他表现：常有屈光不正、弱视和异常视网膜对应等。

3．心理-社会状况　由于多数患者为未成年儿童，心理社会评估应包括患儿及其家属，评估患儿年龄及家属受教育的水平、生活环境和生活方式，对共同性斜视的认识和心理障碍程度，压力应对的方式等。

4．辅助检查　常用的检查法有遮盖试验、角膜映光法、三棱镜法和同视机检查法等。

5．治疗要点　矫正屈光不正，积极治疗弱视，进行视功能矫正训练。对于非手术治疗法后仍有偏斜者，应尽早手术矫正眼位。

（三）主要护理问题／医护合作性问题

1．自我形象紊乱　与眼位偏斜、容貌受影响有关。

2．有受伤的危险　与患儿双眼视力差，双眼眼位不正有关。

3．知识缺乏：缺乏斜视康复、治疗知识。

（四）护理措施

1．对症护理　协助医生对12岁以下的儿童散瞳、检影验光、配镜等以矫正屈光不正。

2．手术护理　做好手术前、后护理。需要全麻的手术患儿，按全麻手术护理常规进行护理。

3．健康指导

（1）指导患儿及家属配合视功能训练，早期恢复双眼正常视力。

（2）对于戴镜治疗的患者，应强调坚持戴镜的重要性，遵医嘱定期复查，及时调整治疗方案，从而巩固疗效和预防并发症。

二、麻痹性斜视患者的护理

（一）概述

麻痹性斜视是指一条或一条以上的眼外肌发生麻痹，眼球向麻痹肌作用相反的方向偏斜。

本病主要是由支配眼外肌运动的神经核、神经或眼外肌本身器质性病变引起。

（二）护理评估

1．健康史　询问患者斜视发生的时间，有无复视和头位偏斜，有无外伤、感染、肿瘤等全身病史及家族史，诊断及治疗经过等。

2．身体状况

（1）眼球运动及斜视角：眼球运动受限。眼球向麻痹肌作用的相反侧偏斜，即第二斜视角大于第一斜视角。

（2）复视：常有复视、头晕、恶心等症状，但遮盖一眼后消失。

（3）代偿头位：头转向麻痹肌运动方向，以用头位转动弥补肌肉功能不足，消除复视。

3. 心理 - 社会状况　评估患儿及家属年龄、受教育的水平、生活环境和生活方式,对麻痹性斜视的认识和心理障碍程度,压力应对的方式等。

4. 辅助检查　包括视力检查、眼球运动检查、斜视的定量检查等。

5. 治疗要点　去除病因,经保守治疗无效者可考虑手术治疗。

(三) 主要护理问题 / 医护合作性问题

1. 自我形象紊乱　与眼位偏斜、容貌受影响有关。

2. 舒适改变: 复视、头晕等　与眼外肌麻痹有关。

3. 知识缺乏: 缺乏斜视康复、治疗知识。

(四) 护理措施

1. 用药护理　遵医嘱对后天性麻痹性斜视患者先进行药物治疗,根据病因选择用药。神经炎和肌炎可用类固醇激素和抗生素;肌注维生素 B_1、B_{12} 和 ATP,针灸和理疗,以促进麻痹肌的恢复。药物治疗无效者可考虑手术治疗。

2. 手术护理　做好手术前、后护理。全麻者按全麻术护理常规进行护理。术后用消毒眼垫包眼,防止感染和眼球运动。仍有复视者,可指导其暂时遮盖一眼,以消除因复视引起的不适。

3. 心理护理　进行耐心的心理疏导,消除患者的自卑心理。

4. 健康指导　对于有脑炎、颅内肿瘤、高血压等疾病者,应积极治疗,消除病因。

(王　震)

光明工程

　　复习思考题

扫一扫, 测一测

1. 麦粒肿与霰粒肿有何不同?

2. 细菌性结膜炎与病毒性结膜炎有何不同?

3. 共同性斜视与麻痹性斜视临床特点有何不同?

第三章　眼球壁疾病患者的护理

PPT 课件

ER-3-1

ER-3-2

知识导览

学习目标

掌握细菌性角膜炎、真菌性角膜炎、单纯疱疹病毒性角膜炎、急性虹膜睫状体炎、视网膜脱离、弱视等疾病的常见病因和概念，以及针对上述疾病的治疗要点和护理措施。熟悉细菌性角膜炎、真菌性角膜炎、单纯疱疹病毒性角膜炎、急性虹膜睫状体炎、视网膜脱离、弱视等疾病的身体状况以及针对患者的健康指导。了解细菌性角膜炎、真菌性角膜炎、单纯疱疹病毒性角膜炎、急性虹膜睫状体炎、视网膜脱离、弱视等疾病的健康史和辅助检查。

案例分析

患者刘某，男，28 岁。患者于 5 天前受凉后开始出现右眼疼痛、畏光、流泪，视物模糊不清。自行药店购买"氧氟沙星滴眼液"滴眼 3 天，近日患眼疼痛有所减轻，其余症状均无好转。患者自述两年前开始右眼已多次出现类似状况。眼科检查：右眼视力 0.2，睫状充血，角膜轻度水肿混浊，知觉减退，角膜染色后中央区可见浅表树枝状溃疡，余未见异常。

请思考：

1. 该患者的护理诊断是什么？
2. 针对该患者的护理措施有哪些？
3. 针对该患者需进行哪些健康指导。

第一节　角膜疾病患者的护理

角膜病是我国致盲原因高居第二位的眼病。各种致病因素作用于角膜均可引起角膜组织结构的改变，使角膜的透光性及屈光作用受到损害而导致视力障碍，严重者甚至失明。角膜疾病一般分为角膜炎、角膜外伤、角膜先天性与发育性异常、角膜变性和营养不良、角膜肿瘤五类，以角膜炎最为常见，其中又以感染性角膜炎为主。

一、细菌性角膜炎患者的护理

（一）概述

细菌性角膜炎是由细菌感染引起的一种急性化脓性角膜炎症，又称细菌性角膜溃疡。根据感染病原体不同，细菌性角膜炎又分为匐行性角膜溃疡和铜绿假单胞菌性角膜溃疡。该病常起病急、发展快、预后差，多遗留不同程度的角膜瘢痕而影响视力。如感染未及时控制，可发生角膜溃疡穿孔及化脓性眼内炎。

　　本病通常是在角膜上皮细胞损伤、脱落的同时合并细菌侵入所导致，常发生于角膜外伤或剔除角膜异物后。常见致病菌有链球菌、葡萄球菌、铜绿假单胞菌、莫拉菌等。其他如慢性泪囊炎、干眼症、佩戴角膜接触镜、长期使用糖皮质激素和免疫抑制剂、糖尿病、营养不良等均是导致角膜感染的危险因素。

　　（二）护理评估

　　1．健康史　了解有无角膜外伤史、角膜异物剔除史、慢性泪囊炎、眼睑位置异常、倒睫病史，或长期戴角膜接触镜等；有无营养不良、糖尿病病史；有无长期使用糖皮质激素或免疫抑制剂，以及发病以来的用药情况等。

　　2．身体状况

　　（1）匐行性角膜溃疡：由革兰氏阳性菌感染所致，典型病例见于肺炎链球菌感染。起病急，潜伏期24～48小时，病前多有角膜外伤史。患眼明显疼痛、畏光流泪及眼睑痉挛，视力不同程度下降。眼部检查：眼睑肿胀，球结膜水肿，睫状充血或混合充血；早期角膜伤处出现灰黄色微隆起浸润灶，1～2天后形成溃疡，继而呈潜行性向角膜中央扩大，形成较深的溃疡；溃疡灶呈圆形或椭圆形，表面有黄白色分泌物附着。患眼瞳孔缩小，可有不同程度的前房积脓；溃疡不断向深部发展，重者可导致角膜穿孔，并继发化脓性眼内炎。

　　（2）铜绿假单胞菌性角膜溃疡：由铜绿假单胞菌感染角膜所致，多发生于角膜异物剔除术后，为最剧烈的角膜炎，可在短时间内造成角膜毁灭性的破坏。起病急，潜伏期6～24小时，进展迅猛。患眼疼痛剧烈、畏光流泪、视力急剧下降。眼睑高度充血水肿，结膜混合充血。早期角膜伤处形成环形灰黄色浸润，称为环形脓疡，随之溃疡形成并迅速向周围扩大和加深，溃疡表面有大量伴有臭味的黄绿色黏稠分泌物，前房大量黄白色积脓。如救治不力，可在1天内波及全角膜，甚至全角膜坏死穿孔、眼内容物脱出或全眼球炎。

　　3．心理-社会状况　患者因视力障碍、剧烈眼痛，以及对疾病发展缺乏了解，容易产生烦躁、焦虑、紧张和恐惧心理。护理人员应评估患者的心理状况，了解患者的用眼习惯和个人卫生习惯，评估患者及家属对疾病的认知程度。

　　4．辅助检查　可行角膜溃疡刮片镜检和细菌培养以明确致病菌，行药敏试验以选择敏感抗生素。

　　5．治疗要点　积极控制感染，减轻炎症反应，促进溃疡愈合，减少瘢痕形成。必要时可行角膜移植术。

　　（三）主要护理问题/医护合作性问题

　　1．急性疼痛：眼痛　与角膜炎症刺激有关。

　　2．潜在并发症：角膜溃疡穿孔、化脓性眼内炎等。

　　3．感知改变：视力下降　与角膜溃疡有关。

　　4．焦虑　与症状突出、视力下降明显、担心预后有关。

　　5．有受伤的危险　与视力障碍有关。

　　6．睡眠型态紊乱　与剧烈眼痛有关。

　　7．知识缺乏：缺乏细菌性角膜炎防治的相关知识。

　　（四）护理措施

　　1．一般护理　为患者提供安静的环境。病房适当遮光，患者可戴有色眼镜或遮盖眼垫，以避免光线刺激，减轻症状。向患者解释疼痛原因，帮助患者转移注意力，指导患者促进睡眠的自我护理方法。

　　2．病情观察　严密观察患者自觉症状、角膜病灶、结膜充血及视力的变化，并注意角膜有无穿孔的预兆或表现，如出现异常，立即通知医生并协助处理。

　　3．用药护理　遵医嘱积极抗感染，减轻炎症，促进溃疡愈合，适时散瞳。

（1）抗感染：白天滴抗生素眼液，睡前涂抗生素眼膏。急性期选用高浓度敏感抗生素滴眼液频繁滴眼，15～30 分钟 1 次，重症患者可 5 分钟 1 次，随炎症减轻逐渐减少滴眼次数。药敏试验结果出来之前，革兰氏阳性球菌感染者常选用磺苄西林、头孢唑林钠、万古霉素等；革兰氏阴性球菌感染者多选用 1 万 U/ml 的多黏菌素 B、头孢他啶、妥布霉素等药物。严重者可球结膜下注射上述抗生素或全身应用抗生素。

（2）辅助治疗：局部应用半胱氨酸等胶原酶抑制剂，可延缓角膜溃疡进展；口服大量维生素 C、维生素 B 促进溃疡愈合；眼垫包盖患眼有助于保护溃疡面。

（3）散瞳：应予以阿托品散瞳。滴阿托品眼液后需压迫泪囊 3～5 分钟，以防止药物经泪道进入鼻腔后吸收引起中毒反应。

4．手术护理　药物治疗无效、接近或已经穿孔、眼内容物脱出者，可考虑施行角膜移植。注意做好手术前、后的护理。

5．心理护理　鼓励患者表达自己的心理感受，及时给予患者安慰和理解，消除患者的焦虑和紧张，指导患者通过听音乐、与他人交流等方式缓解心理问题。

6．消毒隔离　严格管理眼科诊断和治疗用药，如 1% 荧光素钠、0.5% 丁卡因滴眼液等，每周 1 次定期消毒，避免铜绿假单胞菌污染。必要时安排患者住隔离病房，所用滴眼剂、眼膏及器械固定专人专眼专用，用后的器械及时消毒、敷料焚毁。进行眼部检查、换药、滴眼液等操作时严格遵守隔离技术和无菌原则，避免交叉感染。

7．预防角膜穿孔的护理

（1）告知患者避免腹压升高的因素：如用力排便、咳嗽、打喷嚏等；饮食清淡易消化，避免便秘。

（2）告诫患者勿用力挤眼、揉按患眼或剧烈活动。

（3）进行滴眼液等眼部护理操作时动作要轻柔，勿压迫眼球。

（4）球结膜下注射时，避免在同一部位反复注射，并尽量避开溃疡面。

（5）深层角膜溃疡，后弹力层膨出者，采用绷带加压包扎，必要时遵医嘱应用降眼压药物。

（6）可用眼罩保护患眼，避免外物撞击。

（7）遵医嘱应用散瞳剂，防止发生虹膜后粘连而导致眼压升高。

8．健康指导

（1）指导患者及家属根据视力障碍的程度，采取相应的防护措施，避免因视力障碍发生意外：以方便患者使用为原则，将物品固定摆放，患者活动空间不留障碍物；厕所必须安置方便设施，如坐便器、扶手等，并教会患者使用；教会患者学会使用传呼系统和其他通信工具，必要时能及时寻求帮助。

（2）讲解本病的相关知识，帮助患者树立信心、保持乐观心态。

（3）教会患者及家属滴眼液和涂眼膏的正确操作方法。

（4）告诫患者养成良好的卫生习惯，不用手或不洁物揉眼。

（5）积极预防角膜外伤，及时治疗慢性泪囊炎、沙眼、倒睫等疾病。

（6）长期佩戴角膜接触镜者，应严格按照规范要求和方法进行佩戴，并使用合格的镜片护理液。

二、真菌性角膜炎患者的护理

（一）概述

真菌性角膜炎是由致病真菌引起的感染性角膜炎。本病致盲率极高。近年来，随着广谱抗生素和糖皮质激素的广泛应用，发病率有明显升高的趋势。

多见于农民,常发生于植物性角膜外伤后,如农作物、树叶等刺伤。也可见于长期应用广谱抗生素、糖皮质激素、免疫抑制剂及机体抵抗力下降者。主要致病菌为镰刀菌属、曲霉菌属、念珠菌属、头孢菌属及酵母菌等。

（二）护理评估

1. 健康史　询问患者有无植物外伤史,如角膜被谷粒弹伤、植物枝叶擦伤;了解患者有无长期应用广谱抗生素和糖皮质激素的药物史。

2. 身体状况　起病缓慢,病程长。自觉症状轻微,但视力下降明显。早期可仅有异物感,逐渐出现患眼疼痛、畏光流泪等刺激症状。体征突出,球结膜混合充血,角膜溃疡灶呈表面干燥易碎、粗糙不平微隆起、边界清楚的灰白色牙膏状或苔垢样斑块。溃疡周围有角膜基质溶解形成的浅沟或因抗原抗体反应形成的免疫环。有时可见伪足或卫星灶。常有黏稠的前房积脓。严重者可致角膜穿孔和眼内炎。

3. 心理-社会状况　因病程长,患者易产生焦虑、抑郁等心理反应。护理人员应了解患者的心理状况,了解患者及家属对疾病的认知程度。

4. 辅助检查　角膜溃疡刮片可发现真菌菌丝;共焦显微镜可直接发现病原微生物;PCR检测用于真菌诊断具有高敏感性。

5. 治疗要点　以抗真菌药物治疗为主,禁用糖皮质激素,如有角膜溃疡穿孔危险或已穿孔者,可行角膜移植术或结膜瓣遮盖术。

（三）主要护理问题/医护合作性问题

1. 急性疼痛:眼痛　与角膜炎症刺激有关。

2. 潜在并发症:角膜穿孔、眼内炎等。

3. 感知改变:视力下降　与角膜溃疡有关。

4. 焦虑　与病程长,担心预后有关。

5. 知识缺乏:缺乏真菌性角膜炎防治的相关知识。

（四）护理措施

1. 用药护理　遵医嘱局部应用抗真菌药物。白天滴眼液,常用0.25%两性霉素B、5%那他霉素、0.5%咪康唑、1%氟胞嘧啶等眼液,每0.5～1小时1次。睡前涂眼膏,如克霉唑眼膏。痊愈后继续用药1～2周,以减少复发。病情严重者可用咪康唑5～10mg球结膜下注射,每1～2天1次。

2. 一般护理、病情观察、预防角膜穿孔等护理措施参考细菌性角膜炎。

3. 健康指导

（1）防止角膜外伤,尤其是植物性外伤,亦应预防角膜接触镜的损伤。

（2）避免滥用抗生素和激素,以免造成眼表免疫环境的改变或菌群失调。

（3）其余参考细菌性角膜炎。

三、单纯疱疹病毒性角膜炎患者的护理

（一）概述

单纯疱疹病毒性角膜炎是由单纯疱疹病毒感染引起的角膜炎症,病变类型多样,易反复发作,其发病率和致盲率均居角膜病的首位。目前尚无能有效控制其复发的药物。

单纯疱疹病毒性角膜炎主要由I型疱疹病毒引起,偶尔由II型疱疹病毒引起。原发感染多为6个月至5岁的小儿,成人多为单纯疱疹病毒原发感染后的复发。小儿原发感染后,单纯疱疹病毒潜伏在三叉神经节内,当机体遭遇感冒、发热、使用糖皮质激素或免疫抑制剂、暴晒等诱因时,病毒被激活,沿三叉神经到达角膜而引起复发感染。

（二）护理评估

1. 健康史 询问患者有无感冒发热、全身或局部应用糖皮质激素、免疫抑制剂，或过度疲劳、饮酒、紫外线照射，或角膜外伤等诱因，有无疾病的反复发作史。询问患者发病以来的治疗过程及效果。

2. 身体状况

（1）原发感染：常发生于幼儿，有自限性。患者可有唇部或皮肤疱疹，伴有全身发热、耳前淋巴结肿大。眼部表现为急性滤泡性或假膜性结膜炎、眼睑皮肤疱疹、点状或树枝状角膜炎等。

（2）复发感染：多见于成年人，常因上呼吸道感染、劳累、酗酒、角膜外伤或免疫缺陷性疾病等引起角膜复发感染，多单侧发病，可表现为多种不同的病变类型。患眼可有轻微眼痛、畏光流泪，瞳孔区角膜受累时视力显著下降。

1）上皮型角膜炎：是最常见的类型，占 2/3 以上。角膜上皮病变可表现为点状、树枝状或地图状表浅角膜溃疡，并有角膜知觉减退。

2）神经营养性角膜病变：此型多发生于病毒感染的恢复期，病灶可局限于角膜上皮表面及基质浅层，也可向基质深层发展。溃疡一般呈圆形，并有光滑的卷边。

3）基质型角膜炎：又分为免疫性角膜基质炎和基质坏死性角膜炎。

4）角膜内皮炎：可分为盘状、弥散形和线形角膜炎 3 种类型。

3. 心理－社会状况 因单纯疱疹病毒性角膜炎常反复发作，病程较长，严重影响视功能，患者易出现焦虑、烦躁及悲伤等心理表现。护理人员应评估患者的心理状态，了解患者及家属对疾病的认知程度。

4. 辅助检查 角膜上皮刮片检查见多核巨细胞；角膜病灶分离培养可发现单纯疱疹病毒；酶联免疫法可发现病毒抗原；用 PCR 技术可检测角膜、房水、玻璃体及泪液中的病毒 DNA 等，有助于病原学诊断。

5. 治疗要点 积极抗病毒治疗，减轻炎症反应引起的角膜损害。上皮型角膜炎禁用糖皮质激素。必要时可行角膜移植手术。

（三）主要护理问题／医护合作性问题

1. 舒适改变 与眼痛、畏光、流泪有关。

2. 感知改变：视力下降 与角膜混浊程度有关。

3. 焦虑 与疾病反复发作、久治不愈、担心预后有关。

4. 潜在并发症：角膜穿孔、眼内炎等。

5. 知识缺乏：缺乏单纯疱疹病毒性角膜炎防治的相关知识。

（四）护理措施

1. 用药护理

（1）应用抗病毒药物：常用抗病毒药物有 0.1% 更昔洛韦、0.1% 阿昔洛韦、0.05% 环胞苷等滴眼液及同种眼膏。急性期每 1～2 小时滴眼 1 次，睡前涂眼膏。感染严重者，可口服阿昔洛韦及合并使用干扰素。

（2）应用糖皮质激素：基质型角膜炎在使用抗病毒药物的同时，可加用糖皮质激素。同时，严密观察病情，注意有无发生角膜细菌或真菌感染、角膜溶解、青光眼等严重并发症。

2. 一般护理、病情观察、预防角膜穿孔等护理措施参考细菌性角膜炎。

3. 健康指导

（1）注意休息，避免劳累和精神过度紧张，适当参加体育锻炼，增强体质，预防感冒，防止复发。

（2）合理饮食，避免刺激性食物和饮酒。

（3）应用散瞳剂者，外出时可佩戴有色眼镜，以减少光线刺激。

（4）单纯疱疹病毒性结膜炎有复发的可能，应指导患者坚持用药、定期复查。如感觉眼痛、畏光流泪等不适应及时到医院就诊。

（5）应用糖皮质激素的基质型角膜炎患者，应告知其务必按照医嘱规范用药，停药前需逐步减量，避免随意增加使用次数或突然停药，并告知患者不规范用药的危害。

第二节　葡萄膜疾病患者的护理

葡萄膜疾病是临床常见病，病变类型包括炎症、肿瘤、先天异常、退行性病变等，以炎症最为常见。

葡萄膜炎是虹膜、睫状体及脉络膜组织炎症的总称。患者以青壮年居多，容易复发，可引起严重的并发症和后遗症，是一类常见的致盲性眼病。葡萄膜炎的病因和发病机制复杂，且多数尚不能查明，通常有不同程度及类型的免疫反应参与。葡萄膜炎病变类型多，各型表现差异较大。临床上葡萄膜炎有多种分类方法，其中按病变的解剖部位进行分类最为常用，分为前葡萄膜炎（虹膜炎、虹膜睫状体炎、前部睫状体炎）、中间葡萄膜炎、后葡萄膜炎和全葡萄膜炎。病程小于3个月为急性，超过3个月为慢性。各类型葡萄膜炎中，以虹膜睫状体炎最为常见。

知识链接

葡萄膜炎新概念

葡萄膜炎过去是指葡萄膜本身结构的炎症，但目前在国际上通常将发生于葡萄膜、视网膜、视网膜血管以及玻璃体的炎症均称为葡萄膜炎，甚至将视乳头的炎症也归类于葡萄膜炎。

急性虹膜睫状体炎患者的护理

（一）概述

急性虹膜睫状体炎是指发生于虹膜和睫状体的急性炎症，是一种常见的致盲性眼病。病因以内源性非感染性免疫反应为主，可反复发作。

本病病因复杂，分为感染性和非感染性两大类。

1. 感染性　是由细菌、病毒、寄生虫等病原体感染葡萄膜所致。

2. 非感染性因素　又分为内源性和外源性两类。

（1）内源性：主要由于免疫反应以及对变性组织、坏死肿瘤组织的反应所致。免疫反应是葡萄膜炎最重要的病因，如交感性眼炎、风湿性关节炎、贝赫切特综合征、系统性红斑狼疮等均可引起葡萄膜炎。

（2）外源性：由外伤、手术等物理损伤或酸、碱及药物等化学损伤所致。

（二）护理评估

1. 健康史　询问患者发病时间，有无反复发作史，有无全身相关性疾病如风湿性疾病、结核病、炎症性肠病、梅毒等，有无眼外伤史或眼部感染病史。

2. 身体状况　主要症状为患眼疼痛、畏光、流泪和视力减退。眼部检查时，可有：①睫状充血或混合性充血。②角膜后沉着物：房水中进入大量炎性细胞和纤维素，沉积于角膜后表面（图3-1）。③房水混浊：裂隙灯下可见前房内白色的光束，称前房闪辉，是由于炎性细胞和蛋白进入房水造成，为炎症活动期的体征。④虹膜充血、水肿，纹理不清，可发生虹膜后粘连及玻璃体混浊等。发生虹膜后粘连者在散瞳后瞳孔不能规则散大而呈现不同形状的瞳孔外观。如果虹膜后粘连达 360°,称瞳孔闭锁。⑤瞳孔缩小,对光反射迟钝或消失。

3．心理-社会状况 患者因病变反复发作可能产生焦虑不安心理,应评估患者的心理状态,了解患者对虹膜睫状体炎的认知程度。

4．辅助检查 血常规、红细胞沉降率、HLA-B27 抗原分型等,疑为病原体感染所致者应进行相应的病原学检查以发现病原体。

5．治疗要点 尽早散瞳以防止和解除虹膜后粘连,迅速抗炎治疗防止眼组织破坏和并发症的发生。通常应用散瞳剂、糖皮质激素、非甾体抗炎药和抗感染药物。

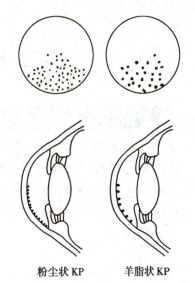

粉尘状 KP　　　　羊脂状 KP

图 3-1　葡萄膜炎时角膜后沉着物

（三）主要护理问题/医护合作性问题

1．急性疼痛:眼痛 与炎症刺激有关。

2．感知改变:视力下降 与角膜后沉着物、房水混浊、继发性青光眼、并发性白内障等有关。

3．焦虑 与视力下降、病程长且反复发作有关。

4．潜在并发症: 并发性白内障、继发性青光眼、低眼压及眼球萎缩等。

5．知识缺乏: 缺乏对葡萄膜疾病的防治知识。

（四）护理措施

1．用药护理 急性虹膜睫状体炎患者应给予积极控制炎症、改善症状、防止并发症护理。

（1）散瞳剂:可解除瞳孔括约肌和睫状肌痉挛,以防止和解除虹膜后粘连,并减轻疼痛。常用阿托品或后马托品眼液、眼膏,效果不理想者可球结膜下注射散瞳合剂。滴用散瞳剂后,需按压泪囊区 3～5 分钟,以防止经鼻黏膜吸收中毒。如出现心跳加快、面红、口干、烦躁不安、胡言乱语等药物反应需立即停药,及时告知医生。嘱患者卧床休息,多饮水,静脉补液。中老年人、前房浅的患者,为避免散瞳后房角关闭,诱发青光眼,可先用 1% 苯肾上腺素散瞳,观察无眼压升高时再用阿托品。小儿应选择低浓度散瞳剂。

（2）糖皮质激素:可抑制炎症反应。常用 0.5% 醋酸可的松、0.1% 地塞米松眼液滴眼,重者可全身应用糖皮质激素。如选择糖皮质激素球结膜下注射,则不宜多次重复进行。长期应用糖皮质激素可引起青光眼、白内障、黄斑水肿等并发症,全身不良反应包括向心性肥胖、胃出血、骨质疏松等。因此,要严密观察患者病情变化。

（3）非甾体抗炎药:非甾体抗炎药主要通过抑制前列腺素、花生四烯酸等炎性介质实现抗炎作用。可给予吲哚美辛滴眼剂点眼治疗。

（4）免疫抑制剂:可选用环磷酰胺或环孢素等。

（5）由感染引起者,应给予相应的抗感染治疗。

2．指导热敷 热敷可改善局部血液循环、促进炎性产物及毒素的消除,并可减轻疼痛。

3．心理护理 向患者介绍本病的特点,说明坚持用药的重要性,帮助患者掌握本病的保健知识,解除患者的焦虑心理,密切配合治疗。

4．健康指导

（1）指导患者正确的眼部护理,如热敷和滴眼液的方法等,嘱患者外出时佩戴有色眼镜,避免强光刺激。

（2）本病易反复发作,应嘱患者预防感冒、戒烟酒、加强锻炼、提高机体抵抗力。

（3）遵医嘱用药,定期复查,如有疑似药物不良反应需及时就诊。

（4）如有全身性自身免疫性疾病或眼部感染,及时就医,避免发生并发症。

第三节　视网膜疾病患者的护理

案例分析

　　赵某,25岁,左眼视力急剧下降3小时就诊。患者3小时前跑步时突发左眼视物不能,遂来医院就诊。眼部检查:左眼裸眼视力指数/20cm,不能矫正,右眼裸眼视力0.06,矫正视力0.4;双眼外观及眼前段无明显异常;散瞳后查眼底,双眼玻璃体均有混浊、液化,并查见豹纹状眼底及近视弧形斑,左眼颞侧视网膜呈青灰色隆起,血管爬行其上,有马蹄形裂孔。余无异常。

请思考:

1. 该患者的护理诊断是什么?

2. 为防止病变范围扩大,术前应采取哪些护理措施?

3. 如何对患者进行健康指导?

视网膜脱离患者的护理

(一)概述

　　视网膜脱离是指视网膜神经上皮层和色素上皮层之间发生分离。多见于近视尤其高度近视患者。眼外伤也是常见病因。根据发病机制的不同,可分为孔源性、牵拉性及渗出性三类。

　　1.孔源性视网膜脱离　最常见,发生在视网膜裂孔形成的基础上,液化的玻璃体经此裂孔进入视网膜的神经上皮层下,使视网膜神经上皮层和色素上皮层发生分离。多见于老人、高度近视、无晶状体眼、人工晶状体眼、眼外伤等。

　　2.牵拉性视网膜脱离　是玻璃体内及玻璃体视网膜交界面的纤维增生膜牵拉视网膜,机械性地将视网膜神经上皮层和色素上皮层分离所致。见于增殖性糖尿病性视网膜病变、早产儿视网膜病变、视网膜血管病变等。

　　3.渗出性视网膜脱离　分为浆液性视网膜脱离和出血性视网膜脱离,均无视网膜裂孔,脱离区域视网膜多呈球形隆起,脱离部位可随体位变动。见于原田病、葡萄膜炎、后巩膜炎、恶性高血压、脉络膜肿瘤、湿性年龄相关性黄斑变性、眼外伤等。

(二)护理评估

　　1.健康史　孔源性视网膜脱离应重点评估患者的发病年龄、有无高度近视、白内障摘除术后的无晶状体眼和眼外伤病史。渗出性视网膜脱离应评估患者有无中心性浆液性脉络膜视网病变、葡萄膜炎、后巩膜炎、妊娠高血压综合征、恶性高血压以及特发性葡萄膜渗漏综合征等疾病。牵引性视网膜脱离应评估患者有无玻璃体出血病史、高血压以及糖尿病性视网膜病变病史。

　　2.身体状况　患者早期有闪光感、"飞蚊症"或眼前黑影飘动,脱离视网膜的对应方位出现视野缺损,累及黄斑区则视力明显减退。检查可有眼压偏低;眼底可见脱离部位的视网膜呈青灰色隆起,呈波浪状起伏不平,多可找到鲜红色的裂孔;玻璃体液化、混浊,可有玻璃体积血或后脱离,陈旧性视网膜脱离可查见玻璃体内有粗大的烟尘样色素颗粒。

　　3.心理-社会状况　患者多有视力和视野的损害,以及对预后及手术的担心,常有紧张、焦虑、悲观等心理表现。

　　4.辅助检查　视野和眼部B超检查可协助诊断。

5．治疗要点　尽早手术封闭裂孔,促使脱离视网膜复位,积极治疗原发病。

（三）主要护理问题/医护合作性问题

1．感知改变:视力下降及视野缺损　与视网膜脱离有关。

2．焦虑　与视功能损害及担心预后有关。

3．潜在并发症:术后眼内出血、眼压升高、视网膜再脱离等。

4．知识缺乏:缺乏视网膜脱离的相关防治知识。

（四）护理措施

1．手术护理

（1）术前护理

1）按内眼手术术前常规护理准备。

2）术前充分散瞳,仔细查明视网膜脱离区和裂孔。若视网膜积液较多,裂孔不易查找时,应嘱患者卧床休息,并使眼球处于绝对安静状态,2~3天后再检查眼底。

3）卧床休息,减少活动,覆盖眼垫或双眼包扎以减少眼球运动,卧床姿势应使裂孔区处于最低位,以防脱离范围增大。

（2）术后护理

1）双眼包扎至少1天,卧床休息1周,避免活动,避免碰撞,以减少出血。玻璃体注气或注油的患者,为帮助视网膜复位和防止晶状体混浊应采取低头或俯卧位,使裂孔区处于最高位,待气体吸收后改为正常卧位。让患者和家属了解保持正确体位的重要性,以确保疗效。如患者有特殊体位引起的不适,应及时给予指导。

2）密切观察病情,如患者出现眼痛、恶心、呕吐等症状,可遵医嘱给予镇痛药或降眼压药,必要时可适当放气。

3）协助患者卧床期间的生活护理,满足患者各项生活所需。

4）眼部包扎绷带拆除后,遵医嘱每天给予患者散瞳、抗炎的眼液或眼膏。

2．健康指导

（1）向患者及家属介绍本病的特点和防治知识。对于高度近视、白内障摘除术后无晶状体眼、老年人等高危人群应嘱其避免剧烈运动和防止眼外伤。

（2）术后恢复期应继续坚持特殊体位,患眼需继续散瞳至少1个月。

（3）术后继续佩戴小孔眼镜3个月。

（4）术后半年内避免引起眼压升高的因素,如用力排便、咳嗽、弯腰低头、剧烈运动和重体力劳动等,防止头部碰撞。

（5）教会患者正确滴眼液的方法,嘱患者按时用药,定期复查,如有异常,及时就诊。

第四节　弱视患者的护理

（一）概述

弱视是指视觉发育期由于单眼斜视、未矫正的屈光参差、高度屈光不正及形觉剥夺引起的单眼或双眼最佳矫正视力低于相应年龄视力,或双眼视力相差两行以上,视力较低眼为弱视。儿童视觉发育的敏感期为0~12岁,敏感期是弱视发生的主要年龄,也是治疗弱视的适宜年龄。

1．斜视性弱视　单眼性斜视可发生弱视。因双眼不能同时注视同一物体,导致双眼视网膜对应位置的成像内容不一致,引起视觉混淆。视觉中枢主动抑制由斜视眼黄斑输入的视觉冲动,该眼黄斑部功能长期受抑制从而形成弱视。

2．屈光参差性弱视　双眼屈光不一致,球镜屈光度数相差1.5D以上或柱镜屈光度数相差

1.0D 以上，致使双眼视网膜成像大小不等，在视觉中枢进行视觉融合困难，视觉中枢抑制屈光不正较重眼的视觉冲动，引起形觉剥夺，日久便形成弱视。

3. 屈光不正性弱视　常为双侧性，多发生于未佩戴屈光矫正眼镜的高度屈光不正患者。主要见于远视或散光，且双眼视力相等或相近者更易发生。患者视远、视近均不能在视网膜上形成清晰物像，影响视觉中枢的视觉形成，导致视功能发育障碍，最终引起弱视。

4. 形觉剥夺性弱视　在视功能尚未发育成熟时，由于屈光间质混浊或上睑下垂等因素使黄斑部不能受到充分的光刺激，不能形成清晰的物像，使视觉系统的神经细胞和突触连接受到不利影响，导致视功能发育障碍而发生弱视。该型弱视预后最差。

（二）护理评估

1. 健康史　询问斜视发生的时间，有无复视和头位偏斜，有无外伤、感染、肿瘤等全身病史及家族史；询问诊断及治疗经过。

2. 身体状况

（1）视力下降：最佳矫正视力低于相应年龄的视力。

（2）拥挤现象：分辨排列成行视标的能力较分辨单个视标的能力差。

（3）旁中心注视：部分患者因视力显著下降导致黄斑中心凹失去注视功能，形成旁中心注视。

（4）视觉诱发电位（PVEP）：潜伏期延长，波幅下降。

　知识链接

儿童视力发育与弱视诊断

　　人类刚出生时，视觉功能尚未发育成熟，需后天持续接受外界视觉刺激才能促使视觉功能发育成熟。不同年龄儿童的正常视力值不一样。其视力值将随年龄增长而逐步提高。流行病学研究结果表明，我国不同年龄儿童视力的正常值下限为：3 岁为 0.5，4～5 岁为 0.6，6～7 岁为 0.7，7 岁以上为 0.8。如儿童双眼最佳矫正视力相差两行或更多，则较差的一眼为弱视。

3. 心理 - 社会状况　遮盖治疗影响患者美观，导致其出现自卑、焦虑等心理，不愿与他人交流。需评估患者及家长对弱视的认知情况。

4. 辅助检查　视力检查可发现患者视力低下，且矫正视力低于相应年龄正常值；视觉诱发电位检查表现为潜伏期延长，波幅降低。

5. 治疗要点　早期发现、早期矫正是治疗弱视的关键。应首先查找并消除病因，矫正屈光不正，干预对侧眼，促进运用弱视眼视物。目标：提高视力，使双眼视力基本相等。主要措施包括：消除抑制、提高视力、矫正眼位、训练黄斑固视和融合功能，并积极进行病因治疗。弱视的治疗效果与患者弱视程度、年龄、病因、持续时间、注视性质及对治疗的依从性等有关。一般而言，年龄越小治疗效果越好，但较大年龄的儿童因依从性较好，也能取得较好的治疗效果。

（三）主要护理问题 / 医护合作性问题

1. 感知改变: 视力低下　与弱视有关。

2. 自理能力缺陷　与视力低下有关。

3. 潜在并发症: 形觉剥夺性弱视。

4. 知识缺乏: 缺乏弱视的相关知识。

（四）护理措施

1. 消除病因　绝大多数弱视患者均合并有屈光不正，需散瞳验光配镜，准确矫正屈光不正。形觉剥夺性弱视患者应早期治疗先天性白内障或上睑下垂等原发病。

2.遮盖疗法 目前治疗弱视最主要和最有效的方法。通过遮盖健眼,强迫患者弱视眼注视,从而逐步消除视觉中枢对弱视眼的抑制。如患者有旁中心注视,可先遮盖弱视眼或运用后像疗法、红色滤光胶片法等,使之转变为中心注视,再改为遮盖健眼。应避免健眼长时间遮盖而导致形觉剥夺性弱视。临床常采用3∶1或4∶1规律进行双眼交替遮盖,即每遮盖健眼3~4天就改为遮盖弱视眼1天。遮盖期间应注意双眼视力的检查。

3.压抑疗法 通过对主眼使用过矫或欠矫镜片及每日滴用阿托品使其视物不清来压抑视觉功能,迫使患者使用弱视眼注视。

4.精细目力训练 如进行红色丝线穿针、穿珠子、刺绣、描图、绘画等,训练时患者必须仅使用弱视眼。该方法可解除视觉中枢的抑制,提高视力,促进视觉发育。

5.健康指导

(1)向患者及其家属解释弱视的相关防治知识。弱视治疗时间长,方法复杂,且影响疗效的因素较多,家长要有耐心和信心,督促孩子接受规范治疗。

(2)进行广泛的卫生宣教,如用眼卫生、眼位姿势的示教等。

(3)告知患者及家属应定期随访,以巩固疗效、防止弱视复发,一般随访时间为3年。

(王绍勇)

中医眼科学
发展述要

? 复习思考题

1.简述预防感染性角膜炎患者出现角膜穿孔的护理措施。
2.简述急性虹膜睫状体炎的用药护理。
3.简述对视网膜脱离患者的健康指导。
4.简述弱视遮盖疗法的注意事项。

扫一扫,测一测

第四章　眼球内容物疾病患者的护理

掌握青光眼、白内障、屈光不正、斜视、弱视等疾病的概念,针对青光眼、白内障、屈光不正患者采取恰当的治疗指导和护理措施。熟悉青光眼、白内障、屈光不正患者的健康指导。了解青光眼、白内障、屈光不正等疾病的病变部位、类型。

案例分析

李某,女性,58 岁,退休工人。患者晚上六点左右与邻居发生激烈冲突,半夜即左眼剧烈疼痛,伴头痛、呕吐两次,服镇痛药勉强入睡。次日晨起床后发现左眼视物不清,急来我院就诊。查体:左眼视力光感,角膜雾状水肿,前房变浅,瞳孔 7mm,眼压 Tn＋2,初步判断为:左眼急性闭角型青光眼急性发作期,右眼临床前期。

请思考:

1. 该患者的疾病诊断和护理诊断是什么?
2. 目前采取的药物治疗护理措施有哪些?

第一节　青光眼患者的护理

青光眼是一组以视神经萎缩和视野缺损为共同特征的疾病,病理性眼压增高是其主要的危险因素。青光眼是主要致盲眼病之一,有一定的遗传性和家族史。

眼压是眼球内容物作用于眼球内壁的压力。正常人眼压平均值为 16mmHg(1mmHg=0.133kPa),标准差 3mmHg。从统计学概念来看,将正常眼压定义在 10～21mmHg 范围,24h 眼压波动范围 ≤8mmHg(1.06kPa),双眼眼压差≤5mmHg(0.66kPa)。一般来说,眼压升高是引起视神经及视野损害的重要因素,但视神经对眼压的耐受程度有很大的个体差异。生理性眼压的稳定性有赖于房水生成量与排出量的动态平衡。眼压的高低主要取决于房水循环中的 3 个因素:房水的生成率、房水通过小梁网流出的阻力和上巩膜静脉压力。

知识链接

眼压与视神经损害及青光眼定义的关系和影响

关于视神经损害与眼压之间的关系,近年来出现了一种"多因素、多步骤"假说,即以眼压水平与视乳头筛板对眼压耐受能力之间的失衡作为启动因素,其他因素从不同环节影响着视神经对眼压作用的易感性。既往以高眼压来定义青光眼,现在已逐渐以视神经损害来定义青光眼,而高眼压被作为青光眼的一个主要危险因素。人们认识到,眼压正常与否不能再单纯依据一般群体统计学正常范围的含义，需要重视"个体耐受眼压"。正常眼压性青光眼中视神经损害也是眼压依赖性的。

正常眼压对维持眼球固有形态和正常生理功能起着重要作用。眼压的稳定主要通过房水产生与排出之间的动态平衡来维持，房水循环受阻是导致眼压升高的主要因素。当眼压超过了眼球内组织尤其是视网膜和视神经所能承受限度并将导致功能损害时，就称其为病理性高眼压。对青光眼的治疗和护理也要遵循这一规律，以达到降低眼压、保存视功能的目的。

根据前房角形态、病因机制及发病年龄 3 个主要因素，一般将青光眼分为原发性青光眼、继发性青光眼和先天性青光眼 3 大类。根据眼压升高时前房角的状态，原发性青光眼又分为闭角型青光眼和开角型青光眼。原发性闭角型青光眼又可分为急性和慢性。

一、急性闭角型青光眼患者的护理

（一）概述

急性闭角型青光眼是指由于周边部虹膜机械性堵塞前房角，使前房角突然关闭而引起以眼压急剧升高并伴有相应症状和眼前段组织改变为特征的一类青光眼。多见于 50 岁以上中老年妇女，双眼同时或先后发病，具有遗传性。

本病是在多因素共同作用下，虹膜周边部向前膨隆并与小梁网相贴，堵塞前房角（图 4-1），使房水潴留，眼压升高而发病，但具体机制尚不能充分阐明。具有遗传倾向的眼部解剖变异是发病的主要影响因素。患者眼球结构异常，其眼轴短、角膜小、晶状体较厚且位置靠前、虹膜根部在睫状体上的止端较为靠前，上述特征使前房变浅、房角狭窄。随年龄增长晶状体逐渐变厚，与虹膜相贴较紧，形成瞳孔阻滞，致后房压力升高，虹膜向前膨隆，加重房角狭窄。情绪激动、暗室停留过久、局部或全身应用抗胆碱类药物、长时间阅读、疲劳等作为诱因使虹膜周边部进一步向前突出，最终贴向小梁网，阻断房水循环而致眼压急剧升高。

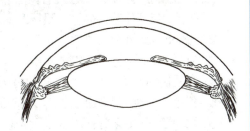

图 4-1　急性闭角型青光眼 - 房角关闭

（二）护理评估

1. 健康史　可有家族史；病前多有一定的诱因。

2. 身体状况

（1）临床前期：具有前房浅、前房角狭窄等解剖特征，无自觉症状，且无急性闭角型青光眼发作史，但在一定诱因下，如暗室试验后眼压升高 >8mmHg，即可诊断为临床前期。由于急性闭角型青光眼病变为双侧性，当一眼急性发作确诊后，另一眼即使没有任何症状也诊断为临床前期。

（2）先兆期：表现为一过性或反复多次的小发作。发作时，患者轻度眼痛，视力减退，眼压轻度升高，可出现雾视、虹视，伴有轻度患侧头痛，眼眶、同侧额部及鼻根部轻度酸痛和恶心。发作持续时间短，通常为 1~2 个小时，经休息或移到光亮处后症状可自行缓解，多次发作后症状逐渐加重而至急性发作期。

（3）急性发作期：起病急，前房极浅，前房角大部或全部关闭；眼压急剧升高，常高达 50mmHg（6.7kPa）以上，指测眼压坚硬如石；患眼剧烈胀痛，患侧头痛，视力急剧下降，常降至指数或手动，可伴有恶心、呕吐等症状。患侧眼睑肿胀，球结膜混合充血、水肿；角膜水肿，呈雾状或毛玻璃状混浊；瞳孔中等散大，呈竖椭圆形，对光反射消失；高眼压缓解后，症状减轻或消失，眼前段常留下永久性组织损伤，如虹膜节段性萎缩、角膜后色素沉着及青光眼斑（晶状体前囊下点状或片状灰白色混浊），称为青光眼三联征。急性发作后多数患者进入慢性期，少数进入间歇期，个别严重患者可在数天内失明。

（4）间歇期：急性发作或小发作缓解后，房角重新开放，症状和体征减轻或消失，视力部分恢复，不用药或仅用少量缩瞳剂就能将眼压维持在正常范围内。但眼部解剖结构异常和瞳孔阻滞的病理基础尚未解除，随时有再次发作的可能。

（5）慢性期：急性大发作或多次反复小发作后，房角广泛粘连（通常＞180°），小梁网功能严重损害，眼压持续中度升高，瞳孔中度散大。随病情发展，逐渐出现视乳头病理性凹陷和萎缩，并有相应的进行性视野缺损。

（6）绝对期：持续高眼压，造成眼组织视神经遭到严重破坏。视功能完全丧失，无光感，自觉症状不明显或顽固性眼痛、头痛。瞳孔极度散大强直，角膜上皮水肿，可反复出现角膜大泡或上皮剥脱，前房极浅，晶状体混浊。晚期由于整个眼球变性，睫状体功能减退，眼压可低于正常，最后眼球萎缩。

3. 心理－社会状况　急性闭角型青光眼发病急骤，患者视力下降明显，且反复发作后视力难以恢复，心理负担较重，情绪变化较大，多有紧张、焦虑、烦躁、恐惧、绝望等。注意患者的年龄、工作性质、文化层次等，以及对疾病的认知程度。

4. 辅助检查　需进行眼压检查、视野检查和前房角镜检查，可疑患者可进行暗室试验，如眼压升高＞8mmHg，则为阳性。还可进行眼底彩照、相干光断层成像检查等。

5. 治疗要点　基本治疗原则是手术。术前应积极采用综合治疗迅速降低眼压，以减少组织损害，积极挽救视力。应首先用药物降低眼压，待眼压恢复正常后，可考虑手术治疗。

（三）主要护理问题／医护合作性问题

1. 疼痛：眼痛伴偏头痛　与眼压升高有关。

2. 感知改变：视功能障碍　与眼压升高致角膜水肿、视网膜及视神经损害有关。

3. 自理能力缺陷　与视功能障碍有关。

4. 有受伤的危险　与视功能障碍有关。

5. 焦虑　与对青光眼的预后缺乏信心有关。

6. 知识缺乏：缺乏急性闭角型青光眼的防治及护理知识。

（四）护理措施

1. 用药护理　给予降眼压药物，注意观察药物的不良反应。

（1）缩瞳剂：通过兴奋瞳孔括约肌，缩小瞳孔，开放房角降低眼压，并可防止房角粘连，常用1%～2%毛果芸香碱滴眼液。在用药早期，可每10分钟滴1次0.5%～1%水杨酸毒扁豆碱滴眼液，总共滴3次，同时每5～10分钟滴1次毛果芸香碱滴眼液，瞳孔缩小、眼压降低后，改为1～2小时1次。每次滴眼后应压迫泪囊区3～5分钟，以免药液流入鼻腔吸收而引起中毒。

（2）碳酸酐酶抑制剂：通过抑制睫状体中的碳酸酐酶，使房水形成减少，从而降低眼压。常用醋甲唑胺口服，每日2次，早晚饭后服。成人开始用药时，每次25mg，如用药后降眼压效果不理想，每次剂量可加至50mg或遵医嘱。本品属于磺胺类药物，可能引起磺胺类药物的皮肤不良反应和严重皮疹。其他不良反应包括感觉异常，尤其是四肢末端的麻木感；听力障碍、耳鸣；疲劳；胃肠功能紊乱如恶心、呕吐和腹泻等。短暂性的近视也有报道，当减少或停止本品治疗后这种现象都会减退。

（3）β-肾上腺素能受体阻滞剂：能抑制房水生成从而降低眼压。常用0.25%～0.5%噻吗洛尔滴眼液，每日滴眼2次。注意患者心率，有房室传导阻滞、窦性心动过缓、支气管哮喘者禁用。

（4）高渗剂：可迅速提高血浆渗透压，使眼组织特别是玻璃体中水分进入血液，从而减少眼内容量，降低眼压。常用20%甘露醇注射液250ml快速静脉滴注。对年老体弱或有心血管疾病者,应注意其呼吸、脉搏及血压情况,以防意外发生。脱水可致颅内压降低,部分患者可出现头痛、恶心等症状,用药后宜平卧休息。甘油参与体内糖代谢,糖尿病患者慎用。

(5)对症用药:症状重者,可给予止吐、镇静、安眠药物。局部滴用糖皮质激素可减轻充血及虹膜炎症反应。钙通道阻滞剂、谷氨酸拮抗剂、神经营养因子、维生素C、维生素E可起到一定的视神经保护作用。

2.手术护理

(1)手术目的:①沟通前后房,平衡前后房压力,解除瞳孔阻滞;②建立房水向外引流的新通道。

(2)常用的手术方法:①激光手术,如激光周边虹膜切除术;②显微手术,如周边虹膜切除术(图4-2)、小梁切除术、房角切开术;对于难治性青光眼尚可采用房水引流装置植入术。

按内眼手术护理常规做好术前准备。术后第1天开始换药,注意询问患者有无眼痛,观察术眼切口、滤过泡形成、前房形成等情况,对于前房形成迟缓合并低眼压者应加压包扎。为预防炎症反应,应按医嘱使用散瞳剂。

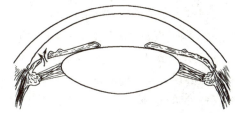

图4-2　周边虹膜切除术

3.健康指导

(1)讲解本病的相关知识,尤其是发病诱因,并告知患者及家属以下注意事项:①避免在光线暗淡的环境中停留时间过久。②保证充足的睡眠,避免情绪激动或过度劳累。③避免短时间内饮水量过多(1次饮水量<300ml为宜)。④不宜进食辛辣等刺激性食物,要选择清淡易消化的饮食,保持排便通畅。⑤40岁以上的中老年人,使用阿托品时,必须按医嘱使用,并注意用药反应;教会患者控制情绪,保持良好的心态;向患者说明坚持用药和定期复查的重要性。

(2)指导可疑人群(40岁以上有青光眼家族史者)进行定期检查,讲解眼压升高的表现,争取早发现、早诊断、早治疗,以减少失明的发生。

二、开角型青光眼患者的护理

(一)概述

开角型青光眼又名慢性单纯性青光眼,是指在前房角开放的情况下,眼压缓慢进行性升高,进而引起特征性视神经损害和视野缺损,最终可导致失明的慢性进行性眼病。其特点是发病隐匿,进展缓慢,发病后眼压升高,但前房角始终开放,并有特征性的视乳头萎缩凹陷和视野缺损。发病率随年龄增加而升高,多见于中老年人,双眼先后或同时发病。

本病病因尚未阐明,具有遗传倾向和家族分布特点,确切的遗传方式尚不清楚。其眼压升高是由于房水排出通道变性,使房水排出阻力增加所致,阻力部位主要在小梁网。病理检查可见小梁网胶原纤维和弹力纤维变性,内皮细胞脱落或增生,小梁网增厚并有玻璃样变性,网眼变窄或闭塞,阻滞房水外流,导致眼压升高。

本病常于中老年时发病,由于早期无明显症状,且进展极为缓慢,就诊时患者大多在60岁以上。

(二)护理评估

1.健康史　可有遗传史及家族史;或有高度近视、糖尿病、心血管疾病等病史。

2.身体状况

(1)症状:发病隐匿,进展缓慢,多无明显自觉症状,故早期不易发现,病变多发展到晚期视功能严重损害才被注意而就医。当病变进展到一定程度时,少数患者可出现轻度眼胀、视疲劳、虹视和头痛等症状,中心视力一般不受影响,但视野逐渐缩小,导致患者晚期行动不便,并伴有夜盲等症状。

（2）体征

1）眼前节：早期眼前节无任何改变,前房深度正常,前房角开放。晚期角膜可变暗,瞳孔稍开大,直接对光反射迟钝,虹膜萎缩。

2）眼压：早期眼压不稳定,波动幅度增大,24 小时眼压差 >8mmHg。眼压呈波动性逐渐升高,晚期处于高眼压状态。

3）眼底改变：视乳头凹陷进行性扩大和加深（图 4-3）,边缘陡峭,可出现切迹,C/D 值（杯盘比,即凹陷直径与视乳头直径比）>0.6,但双眼凹陷不对称,C/D 差值 >0.2。视乳头盘沿变窄,尤其是颞侧和下极最明显,使视乳头凹陷呈偏心性。视网膜中央血管从视乳头凹陷边缘屈膝状爬升。视乳头颜色浅淡,可有火焰状或片状出血,部分患者出血可扩展到视乳头周围的视网膜。在病变的早期用检眼镜或眼底照相机拍摄即可发现有视网膜神经纤维层缺损。

4）视野缺损：青光眼患者视野缺损有特征性改变,是诊断和病情评估的重要指标之一。早期在中心视野范围内出现 1 个或多个旁中心暗点,相邻旁中心暗点逐渐融合或与生理盲点相连,形成弓形暗点,鼻侧暗点较颞侧暗点宽,且视野缺损在鼻侧水平子午线处呈阶梯状,形成特征性的鼻侧阶梯。随病情发展,在上下方均出现弓形暗点,两个弓形暗点在颞侧于生理盲点处相连,在鼻侧则以水平线为界上下错开,形成两个阶梯。上下弓形暗点相连后形成环形暗点,视野缺损逐渐向周边及中心扩展,晚期仅存颞侧视岛和管状视野（图 4-4）。

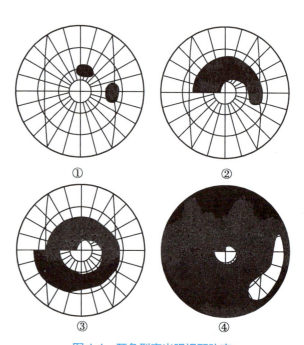

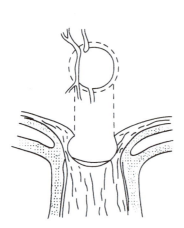

图 4-3 青光眼视乳头凹陷

图 4-4 开角型青光眼视野改变
①旁中心暗点；②弓形暗点；③环形暗点；④管状视野和颞侧视岛

5）其他：获得性色觉障碍、对比敏感度降低。

3. 心理-社会状况 由于开角型青光眼发病潜隐,早期不易被发现,通常患者就诊时已有明显的视功能障碍,影响患者的工作和生活,且丧失的视功能难以恢复,患者常表现出焦虑、悲伤等情绪。

4. 辅助检查 24 小时眼压测定、饮水试验、计算机自动视野计阈值定量检查、眼底照相、对比敏感度检查、视觉电生理检查等。

5. 治疗要点　控制眼压升高,防止或延缓视功能进一步损害。一般认为应以药物治疗为主,如眼压控制不满意时再行手术治疗,以免对视乳头及视野造成更多不可逆损害。由于药物治疗的不良反应及患者用药的依从性和长期效果等均存在问题,同时鉴于手术方案的不断改进、术后严重并发症发生率的不断降低,目前有学者主张为减少视功能损害,一旦诊断明确应尽早手术。

（三）主要护理问题 / 医护合作性问题

1. 感知紊乱: 视野缺损　与视神经纤维受损有关。

2. 自理缺陷　与视野缺损导致活动受限有关。

3. 焦虑　与担心疾病预后不良有关。

4. 知识缺乏: 缺乏开角型青光眼相关的防治知识。

（四）护理措施

1. 病情观察　监测患者眼压、视野和眼底改变,以便指导临床治疗。如眼压低于 4kPa 且无视乳头损害及视野缺损时,可密切随访观察而不予治疗,反之,则应给予积极治疗。

2. 用药护理　患者视乳头损害和视野缺损越严重,要求将其眼压降得越低。β- 肾上腺素能受体阻滞剂、缩瞳剂、碳酸酐酶抑制剂、肾上腺素能神经药物、前列腺素衍生物等是目前治疗开角型青光眼的重要药物。β- 肾上腺素能受体阻滞剂常被作为首选的起始用药。当一种药物不能控制眼压时,则需联合用药。如眼压仅需轻度下降,可在 β- 肾上腺素能受体阻滞剂基础上加用肾上腺素能神经药物;如需较大幅度地降眼压,则应加用缩瞳剂或碳酸酐酶抑制剂。

3. 手术护理　如药物治疗不理想,可选用氩激光小梁成形术、小梁切除术、睫状体冷凝术等。目前最常用的手术为小梁切除术。其手术前、后护理参考急性闭角型青光眼。

4. 健康指导

（1）对有开角型青光眼家族史者,嘱其定期检查,做到早发现、早诊断、早治疗。

（2）开角型青光眼经治疗后,即使眼压得以控制,仍应指导患者每 3~6 个月复查 1 次,包括眼压、眼底、视野和视力的检查。

（3）加强心理护理,保证睡眠,1 次饮水量不超过 300ml。

思政元素

陆月林——投身护理事业 80 余年,用真情挚爱呵护生命

陆月林,女,1920 年 10 月出生,浙江绍兴人,副主任护师。1938 年考入上海协和高级护士职业学校学习,毕业后一直从事护理事业,1975 年从金华卫校退休后,每年至少护理一位孤寡老人,每天到学校上班,每周给学生授课,始终关心青年教师成长进步。90 多岁时,陆老师还每周带学生去福利院、养老院奉献爱心,传授护理知识。陆月林老师还组织了一支社区康复志愿服务组,先后为 60 多名偏瘫患者实施康复治疗和训练,绝大多数患者的病情得到了明显好转。

"护理是一门爱的学问,要设身处地考虑病人的需要。年轻人不要怕苦,要充满爱心,多做一点,多奉献一点。"这是陆月林老师常常挂在嘴边的一句话。

2022 年 7 月 27 日 12 时 42 分,将一生奉献给护理事业的陆月林老师,因病逝世,享年 102 岁。一生将 80 余载光阴奉献给护理事业,帮助许多人恢复健康。这种持之以恒的奉献情怀,值得我们所有人学习。只有热爱、忘我、坚持不懈,才能在一个行业做出一番成绩。完成伟大的事业不在于体力,而在于坚韧不拔的毅力。陆月林老师正是用自己的坚持,在平凡中造就了伟大。

同学们要学习陆月林老师的护理精神,奉献、热爱,守初心,担使命,做新时代护理筑梦人。

三、先天性青光眼患者的护理

（一）概述

先天性青光眼是由于胎儿发育时期，前房角发育异常，小梁网及巩膜静脉窦系统不能发挥有效的房水引流功能，而使眼压升高的一类青光眼。根据发病年龄早晚，先天性青光眼可分为婴幼儿型青光眼和青少年型青光眼。

其确切发病机制仍未被证实。一般认为，先天性青光眼属常染色体显性、隐性或多基因遗传疾病，常伴有其他先天异常如虹膜缺损、白内障及心脏病等。病理组织学检查可见前房角发育不全、巩膜静脉窦及小梁网闭塞或缺如、虹膜附着于小梁网且周边虹膜遮盖部分小梁网等解剖异常。双眼发病多见。

（二）护理评估

1．健康史　可有家族史，婴幼儿型患者出生时即可有眼部异常。

2．身体状况

（1）婴幼儿型青光眼：发病在6岁以前，约50%的患儿出生就有临床表现，80%在1岁以内发病。畏光、流泪、眼睑痉挛，是本病三大特征性症状。检查发现：①角膜增大，横径常>12mm，前房加深；②角膜上皮水肿，外观呈雾状混浊或无光泽；③眼压升高；④前房角发育异常；⑤眼底可见青光眼性视盘凹陷，且出现早而进展快。

（2）青少年型青光眼：6～30岁发病，眼压增高而无畏光流泪、角膜增大等改变；其前房角多数是开放的；视野缺损同开角型青光眼；视盘病理性凹陷不典型，多表现为浅而大的凹陷；有轴性近视；眼压升高，且波动较大。

3．心理－社会状况　了解患者的家族史，父母对疾病的认知程度。年龄较大患儿常会出现恐惧、自卑的心理表现。

4．辅助检查　超声波测量和随访眼轴长度变化；全麻下行眼压测量、前房角镜检查等。

5．治疗要点　手术是治疗的主要措施，一旦确诊应及早手术治疗。

（三）主要护理问题/医护合作性问题

1．感知紊乱：视力障碍　与眼压升高、视神经受损等有关。

2．家庭应对无效　与患者或家属缺乏对该病的防治知识有关。

3．潜在并发症：前房出血、眼球破裂等。

4．知识缺乏：缺乏先天性青光眼的防治及护理知识。

（四）护理措施

1．婴幼儿型青光眼确诊后，因药物疗效多不理想，应及早进行手术治疗。青少年型青光眼可先行药物降眼压治疗，如出现视盘损害及视野改变，则应尽早手术。

2．对于年龄较大的患儿要正确引导，做好心理疏导，消除自卑情绪，恢复正常的社会交往。

3．手术护理参照内眼手术和全麻护理常规进行。注意保护术眼，加盖保护眼罩，防止碰撞，嘱患儿勿剧烈活动。

4．健康指导

（1）提倡优生优育，避免近亲结婚，减少遗传性疾病。

（2）婴幼儿出现畏光、流泪、不肯睁眼时，应尽早就诊，及时治疗。

（3）已行滤过性手术的患儿出院后，应定期检查眼压及视功能，防治弱视。

（4）嘱家长配合做好患儿心理护理，消除自卑心理。

第二节　白内障患者的护理

白内障是指各种原因导致晶状体混浊者。目前，白内障已成为首位致盲性眼病，全世界盲人中约半数是因为白内障而致盲，我国每年新增白内障盲人约为 40 万。白内障的发病机制比较复杂，与营养、代谢、环境、外伤和遗传等多种因素有关。晶状体混浊的部位、形态和发展变化也多种多样。根据发病原因，白内障可分为年龄相关性、先天性、外伤性、并发性、代谢性、辐射性及药物中毒性白内障等。临床以年龄相关性白内障最为常见。

> **案例分析**
>
> 张某，女性，75 岁。患者因不明原因左眼视力下降 5 年，右眼视力下降 4 年，视物不能 1 年就诊。眼科检查：视力：右眼眼前指数 /50cm，左眼眼前手动 /20cm。双眼晶状体呈均匀的灰白色混浊，虹膜投影消失，眼底窥不清。
>
> **请思考：**
> 1. 该患者的护理诊断是什么？
> 2. 接诊中应该向患者及家属介绍哪些白内障相关知识？

一、年龄相关性白内障患者的护理

（一）概述

年龄相关性白内障以往称之为老年性白内障，为最常见的白内障类型，多发生于 50 岁以上人群。年龄越大发病率越高。双眼同时或先后发病，其主要症状为渐进性、无痛性视力减退。根据混浊初发部位的不同，将年龄相关性白内障分为皮质性、核性和后囊下性白内障，以皮质性白内障最为常见。

病因较为复杂，具体发病机制尚不明确。多认为是晶状体老化后的退行性改变及多种因素综合作用的结果，可能与年龄、紫外线照射、全身性疾病（如糖尿病、高血压、动脉硬化等）、外伤、遗传及晶状体营养和代谢状况等多种因素有关。

（二）护理评估

1. 健康史　患者年龄通常 50 岁以上，其生活或工作环境可能有过多紫外线照射，或者患有糖尿病、高血压等全身性疾病。

2. 身体状况

（1）症状：主要症状为渐进性无痛性视力下降。视力下降的程度与晶状体混浊的部位及程度相关。早期患者可有眼前固定黑影，出现近视或近视加重、老视减轻现象，有些患者可出现视物变形、眩光、单眼复视或多视。

（2）体征

1）皮质性白内障：最常见，按病程发展分为 4 期。

初发期：晶状体周边部皮质出现灰白色楔形混浊，尖端指向中心，视力正常（图 4-5）。常在白内障普查或其他眼科疾病检查散瞳时才能发现。

膨胀期：又称未熟期。晶状体混浊逐渐向中央发展，并延伸入瞳孔区，呈不均匀的灰白色混浊，视力下降明显。晶状体

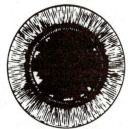

图 4-5　年龄相关性白内障初发期

皮质吸收水分,体积膨胀,推虹膜前移,使前房变浅,易诱发闭角型青光眼。用斜照法检查时,投照侧的虹膜在该侧瞳孔区出现新月形阴影,称虹膜投影(图4-6)。

成熟期:晶状体完全混浊,呈均匀乳白色,皮质肿胀消退,前房深度恢复正常,虹膜投影消失,眼底无法窥清,视力降至手动或光感。

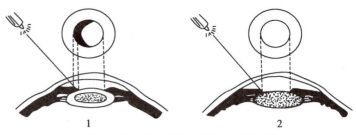

图 4-6　年龄相关性白内障(虹膜投影)
1.膨胀期(虹膜投影阳性);2.成熟期(虹膜投影阴性)。

过熟期:持续数年的成熟期晶状体可发生水分丢失,体积变小,上方前房变深,虹膜失去晶状体的支撑,出现虹膜震颤。晶状体皮质分解液化,呈乳状物,晶状体核可随体位变化而移位。当患者直立时核下沉,避开瞳孔区,视力有所提高;低头时核上浮遮挡瞳孔区,视力突然减退。囊膜皱缩、脆化,可发生破裂,液化的皮质渗漏到囊膜外时,可引起晶状体过敏性葡萄膜炎和晶状体溶解性青光眼。晶状体悬韧带出现退行性改变,可发生断裂而引起晶状体脱位。

2)核性白内障:发病年龄较早,一般40岁左右开始,进展缓慢。混浊始于胎儿核或成人核,直至成人核完全混浊。早期晶状体核呈黄色,周边部透明,视力无明显影响,但在强光下可因瞳孔缩小而使视力下降。随着病情发展,晶状体混浊逐渐加重,颜色逐渐加深变成黄褐色、棕黄或棕黑色,视力明显下降。

3)后囊下性白内障:是在晶状体后囊膜下浅层皮质出现的黄色混浊,其中有小空泡和金黄色结晶样颗粒。由于混浊位于视轴,患者早期即有视力下降。

3. 心理-社会状况　患者因视力障碍,行动不便,影响外出活动和社交,易产生孤独感,出现社交障碍。

4. 辅助检查　散瞳后进行检眼镜或裂隙灯显微镜检查,可确定晶状体混浊程度;眼电生理及光定位检查,了解视神经、视网膜功能,有利于选择治疗方案及判断术后效果;角膜曲率、前房深度及眼轴长度检查,以计算植入人工晶状体的度数;必要时行角膜内皮细胞计数检查。

5. 治疗要点　以手术治疗为主,目前尚无疗效肯定的药物。当视力下降至影响患者生活或工作时即可考虑进行手术。常用的手术方式是白内障囊外摘除联合人工晶状体植入术、白内障超声乳化吸出联合人工晶状体植入术。晶状体摘除后术眼呈高度远视状态,需植入人工晶状体或戴凸透镜以矫正视力。其中植入人工晶状体是目前最有效的矫正方法;如无条件者可行白内障囊内摘除术并于术后戴凸透镜。

(三)主要护理问题/医护合作性问题

1. 感知紊乱:视力下降　与晶状体混浊有关。

2. 潜在并发症:继发性闭角型青光眼、晶状体过敏性葡萄膜炎、晶状体溶解性青光眼、晶状体脱位、术后感染等。

3. 生活自理缺陷　与视力下降或手术有关。

4. 知识缺乏:缺乏白内障自我保健知识。

(四)护理措施

1. 一般护理　向患者及家属介绍病区相关护理常识,使患者适应病区生活环境,预防意外损伤;指导做好个人生活卫生,洗头洗澡时,勿让脏水入眼;给予清淡易消化食物,保持大便通畅。

2. 用药护理　对白内障早期患者,应告知目前尚无疗效确切的药物,可试用谷胱甘肽、卡他林等滴眼液,或口服维生素C、维生素E等药物,以延缓白内障的发展。老年人应慎用散瞳剂,尤其在白内障膨胀期,以免诱发闭角型青光眼。

3．手术护理

（1）心理护理：向患者讲明手术目的、方式、手术过程、术中术后可能出现的问题及应对措施和注意事项，减轻其思想顾虑，以便积极配合治疗。

（2）术前护理

1）眼部准备：术前 3 天滴抗生素滴眼液，术前 1 天冲洗结膜囊及泪道，剪眼睫毛，充分散大瞳孔。检查视功能、眼压、角膜曲率半径和眼轴长度等。

2）完善术前全身检查：包括血压、血糖、心电图、胸透、肝功能、血尿常规、凝血功能等。

3）教会患者术中及术后的配合，如学会转动眼球，用舌尖顶压上腭或用手指按压人中穴来抑制咳嗽和喷嚏，防止术后出血或伤口裂开。

（3）术后护理

1）注意观察有无眼痛、充血、视力下降、分泌物增多等，如有异常及时报告医生。

2）护理操作时要求严格执行无菌操作、动作轻巧，不要挤压眼球。

3）嘱患者避免用力排便、咳嗽、打喷嚏等，禁止挤压或揉按术眼，以免伤口裂开或出血。

4）加强生活护理，患者术后生活自理能力下降，应协助患者完成饮食，大、小便，洗漱等。

知识链接

人工晶状体与白内障超声乳化手术

　　人工晶状体是一种高分子聚合物制成的特殊凸透镜，用于白内障晶状体摘除术后的光学矫正。白内障超声乳化技术是在去除部分晶状体前囊膜后应用超声乳化仪将晶状体皮质与晶状体核粉碎成乳糜状后吸出，保留晶状体周边部囊膜及后囊膜的一种手术。其角巩膜缘的手术切口小，仅约 2～3mm，有很好的自闭性，炎症反应轻，术后散光小。患者术后即可适当活动，伤口愈合快，视力恢复迅速。术中可同时进行人工晶状体植入，是目前公认的最安全有效的白内障手术方法之一。

4．健康指导

（1）增强卫生宣教，普及白内障的防治知识，外出时戴防护眼镜，适量补充维生素 E、维生素 C。

（2）白内障初期患者应定期门诊随访，如出现眼胀痛、头痛、恶心、呕吐等症状，提示可能发生急性闭角型青光眼，应及时到医院就诊。

（3）指导患者掌握术后的护理要点，嘱其一周内避免低头、弯腰等动作，防止人工晶状体脱位；教会患者正确使用滴眼液和眼膏；术中未植入人工晶状体的患者，可在术后 3 个月戴普通框架眼镜或角膜接触镜矫正视力。

二、先天性白内障患者的护理

（一）概述

　　先天性白内障指出生时或出生后 1 年内发生的晶状体混浊。多为双眼发病，新生儿盲中约 30% 为先天性白内障所致。病因主要与遗传因素有关，为染色体显性、隐性遗传或染色体畸变，常与全身遗传代谢性疾病共存。此外，母体妊娠前 3 个月遭受病毒感染（风疹、水痘、疱疹及腮腺炎病毒等）、放射线照射、滥用药物、营养失调或代谢障碍（维生素 A 缺乏、甲状旁腺功能低下、钙盐代谢异常）等均可影响胎儿晶状体的发育而导致先天性白内障。表现为各种不同部位、形态及发展方式的晶状体混浊，种类繁多。

（二）护理评估

1. 健康史　多有遗传因素，或母体在妊娠早期有病毒感染、放射线照射、代谢障碍等病史。

2. 身体状况　双眼对称性发病为主，多为静止性，少数出生后继续发展。患儿可有不同程度的视力障碍，轻者视力不受影响，重者仅有光感。根据晶状体混浊的形态和部位等特点可分为前极性、后极性、绕核性、核性、点状、珊瑚状、花冠状白内障。常合并眼部和全身先天异常，可引起斜视、弱视、眼球震颤等眼部疾病。

3. 心理-社会状况　父母对患儿的视力障碍紧张、焦虑，但缺乏相关疾病的防治知识。有明显视力障碍的患儿如未得到及时有效治疗，年龄稍大后会有胆怯、自卑、孤独等表现。

4. 辅助检查　为了解病因，可进行染色体、酮体、血糖、尿糖等检查。

5. 治疗要点　治疗的目的是恢复视力，减少弱视和盲的发生。视力无明显影响且无进一步发展的患儿，一般不需治疗。有明显视力障碍者，应尽早手术，以出生后 3～6 个月手术为宜，最迟不超过 2 岁，以免形成弱视。如在眼球震颤出现后才给予手术，则术后视力很难恢复到正常。手术方式有白内障囊外摘除术和白内障吸除术。术后无晶状体眼的患儿应积极进行屈光矫正和视功能训练。

（三）主要护理问题 / 医护合作性问题

1. 感知紊乱：视力下降　与晶状体混浊有关。

2. 潜在并发症：弱视、斜视及眼球震颤等。

（四）护理措施

1. 一般护理　对患儿精心护理，动作轻柔、防止哭闹。

2. 手术护理　应按内眼手术和全麻手术护理常规进行，术后尽早摘除眼罩，以免引起弱视。

3. 对弱视患儿，应指导家长对其进行正确的弱视训练，如遮盖疗法、精细动作训练等。

4. 指导患儿术后戴框架眼镜或角膜接触镜来改善视力。

5. 健康指导

（1）加强卫生宣教，推广优生优育，做好孕早期尤其是妊娠 3 个月内的保健护理和检查，以防先天性白内障的发生。

（2）视力极差或手术效果不佳的患儿，应进行低视力的健康教育及治疗。

（3）帮助家属制订患儿生活自理计划，指导并协助有效实施。

第三节　玻璃体疾病患者的护理

（一）概述

玻璃体混浊不是一个独立的疾病，而是眼科的一种常见体征，可由多种疾病引起。玻璃体为透明的胶状体，如果玻璃体内出现了除正常结构以外的不透明体，则称为玻璃体混浊。

根据原发病的不同，玻璃体混浊的表现形式多样，可为尘状、丝状、絮状、条索状、云片状等。常见原因有：老年人玻璃体变性、视网膜或葡萄膜炎性病变、化脓性眼内炎、视网膜血管病变的出血侵入玻璃体、高度近视、先天残留在玻璃体内的胚胎细胞或组织、眼外伤、眼内异物存留、眼内寄生虫和肿瘤等。某些全身性疾病也可引起玻璃体混浊，如糖尿病、高血压等。

　知识链接

生理性飞蚊症

随年龄增长，一些中老年人玻璃体发生退行性改变，引起部分液化，可在玻璃体内出现少量混浊的悬浮物，可发现眼前有黑影飘动，好似蚊虫飞过，但无论如何都抓不住。这种现象称之为生理性飞蚊症。另外,正常人注视白色物体或蓝色的天空时,也可发现眼前有飘动的小点状或细丝浮游物,有时闭眼亦可看到,但客观检查却不能发现任何玻璃体的病变,此种现象也属于生理性飞蚊症,一般认为是由于玻璃体皮质的细胞或行走于视网膜血管内的血细胞在视网膜上投影所致。生理性飞蚊症不会影响视力,也不需治疗。

（二）护理评估

1．健康史 病前已有某些眼部或全身性疾病,如高度近视、化脓性眼内炎、视网膜静脉周围炎、交感性眼炎、原发家族性淀粉样变性、白塞综合征、眼外伤、眼内肿瘤、眼内寄生虫、糖尿病、高血压、高胆固醇血症等。

2．身体状况

（1）眼前黑影飘动,黑影随眼球运动而飘动。

（2）可伴有不同程度的视力下降。

（3）眼底检查可见玻璃体内有不同程度不同形式的混浊,混浊可呈尘状、丝状、絮状、条索状、云片状等。

（4）原发病变的表现。

3．心理-社会状况 患者因担心对视力的影响,可有不同程度的焦虑、紧张或抑郁等心理。

4．辅助检查 检眼镜、裂隙灯显微镜、眼部超声波检查、眼底荧光血管造影等。

5．治疗要点 首先针对原发病进行治疗,并积极应用药物促进混浊的吸收,对于眼底出血性病变导致者还应给予止血治疗,药物治疗无效者,可采用玻璃体切割术。

（三）主要护理问题/医护合作性问题

1．感知改变:视力障碍 与玻璃体混浊阻碍光线进入有关。

2．焦虑 与对玻璃体混浊的预后缺乏信心有关。

3．知识缺乏:缺乏玻璃体混浊的防治及护理知识。

（四）护理措施

1．协助医生积极治疗原发病。

2．遵医嘱应用碘制剂、透明质酸酶、尿激酶或钙剂等促进混浊吸收,也可采用超短波、超声波或碘化钠电离子透入等物理疗法。

3．对眼底出血性病变患者需全身应用止血药物。

4．**手术护理** 对于保守治疗无效的患者应协助医生进行手术护理。术前、术后护理见内眼手术护理常规。常用手术为玻璃体切割术。

5．健康指导

（1）嘱患者及家属重视玻璃体混浊,积极接受治疗,避免病情加重。

（2）向患者介绍本病的特点、目前的治疗方向及药物疗效的不确定性。

（3）嘱患者积极治疗原发病变。

第四节 屈光不正患者及老视患者的护理

当外界光线通过眼的屈光系统屈折后,在视网膜上形成清晰的倒像,这种生理功能称为眼的屈光。眼屈光作用的大小称为屈光力,单位是屈光度,简写为 D。

眼的屈光系统由角膜、房水、晶状体和玻璃体组成。其中晶状体富有弹性,其厚度和表面弯曲度可在睫状肌作用下发生改变。眼为看清近距离物体,通过收缩睫状肌,使晶状体厚度和表面弯曲度增加,从而增强眼的屈光力,使入射光线的焦距缩短、焦点位置前移,最终在视网膜上形成清晰的物像。眼的这种为看清近物而改变屈光力的生理活动称为调节。

眼所看越近,所需要的调节就越强。随年龄增长,眼的调节能力逐渐下降,可导致一定年龄之后出现近距离用眼困难现象,此即老视。

当眼调节静止时,平行光线(一般指来自 5m 及 5m 以外某点所发出的光线)经眼的屈光系统屈折后,刚好聚焦于视网膜黄斑中心凹的屈光状态称为正视。若不能在视网膜黄斑中心凹聚焦,称为非正视或屈光不正,包括近视、远视和散光。

一、近视患者的护理

(一)概述

1. 概念 近视是指眼在调节静止时,平行光线经眼的屈光系统屈折后聚焦在视网膜之前的一种屈光状态(图 4-7)。

2. 病因 近视的病因较为复杂,具体发病机制目前尚不完全清楚,其发生受遗传和环境等多种因素综合影响。

(1)遗传因素:近视有一定的遗传性,高度近视可能为常染色体隐性遗传。中低度近视可能为多因子遗传:既服从遗传规律又有环境因素参与,以环境因素为主。

(2)发育因素:婴幼儿常为生理远视,随着年龄增长,眼轴逐渐加长而趋向正视,如发育过度则形成近视。

(3)环境因素:近视的发生发展与近距离用眼有密切关系,尤其是照明不足、长时间近距离阅读、字迹模糊不清或字体过小及姿势不良等,均可导致近视的发生。

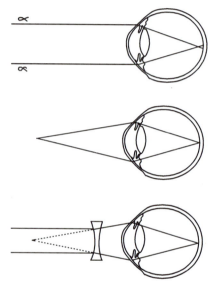

图 4-7　近视眼的屈光与矫正
(上)近视;(中)近视的远点;(下)近视用凹镜片矫正。

3. 分类

(1)根据近视程度分类:低于 -3.00D 为轻度近视; -3.00D～-6.00D 为中度近视;高于 -6.00D 为高度近视。

(2)按屈光成分分类:眼轴长度较正常人大,眼的屈光力正常者为轴性近视;眼的屈光力较强而眼轴长度正常者为屈光性近视。

(3)按是否参与调节作用分类

1)调节性近视:指长时间近距离用眼,导致睫状肌痉挛,调节过度而引起的近视,又称假性近视。使用散瞳剂后,近视消散呈现为正视或远视。

2)真性近视:占近视眼的大多数,使用散瞳剂后,近视程度无改善。

3)混合性近视:散瞳后,近视有所减轻,但不能完全消除。

(二)护理评估

1. 健康史 存在家族史或用眼习惯不良现象。

2. 身体状况

(1)视力:远视力下降,近视力正常,高度近视者可有远近视力均下降。

(2)视疲劳:表现为眼干、异物感、眼睑沉重、眼胀、头痛、头晕、恶心、呕吐等症状。常见于低度近视,为调节与集合失衡所致。

(3)外斜视:多发生于高度近视眼,是调节与集合平衡失调的结果。因为看近处时不用或少用调节,集合也相应减弱,所以易引起外隐斜或外斜视。

(4)眼球前后径增长:见于高度轴性近视,其增长主要限于后极部,眼前部可有轻度向前凸起。

（5）眼底改变：高度近视眼可出现眼底退行性病变，如玻璃体液化、混浊；豹纹状眼底、近视弧形斑、视网膜变性、黄斑部色素变性、萎缩、出血；后巩膜葡萄肿。

（6）并发症　弱视、白内障、视网膜脱离、开角型青光眼等。

3. 心理－社会状况　患儿及部分家长对近视认识不足，缺乏足够的重视；部分患者不愿意戴眼镜，认为影响美观；有些家长对近视缺乏正确的认识，以为戴眼镜将导致眼外观变形及加深近视；手术矫正的患者担心手术疗效和手术并发症等。

4. 辅助检查　主要是验光，包括客观验光法和主观验光法。

知识链接

医学验光

　　医学验光是指利用以检影技术为主的各种主、客观方法，寻找双眼的屈光焦点结果，再综合多项眼科检查的发现，正确给予处方，定配符合要求的眼镜，使戴镜者能正常发挥其双眼单视功能，从而达到既看得清楚，又看得舒服、看得持久的最佳视觉效果。

　　16 岁以下的青少年儿童需先给予散瞳再验光。验光方法包括主观验光法和客观验光法。一般都是将两种检查方法结合起来确定患者准确的屈光性质和度数。前者常用插片验光法和综合验光仪检查法；后者主要包括电脑验光和检影验光。

---

5. 治疗要点　首选光学矫正。准确验光后选择合适的凹透镜，可选用框架眼镜或角膜接触镜进行矫正，亦可选择屈光手术矫正。

（三）主要护理问题 / 医护合作性问题

1. 感知紊乱：远视力下降　与眼轴过长或屈光力过强有关。

2. 舒适改变：眼胀、头痛　与近视引起的视疲劳有关。

3. 潜在并发症：白内障、视网膜脱离、青光眼等。

4. 知识缺乏：缺乏近视预防和治疗的相关知识。

（四）护理措施

1. 验光　采用主、客观验光法准确验光，青少年儿童应在使用睫状肌麻痹剂松弛调节后验光。

2. 遵医嘱指导患者正确使用滴眼液　对假性近视者使用睫状肌麻痹剂松弛调节即可达到矫正目的，常用 1% 阿托品滴眼液和 0.5% 复方托品卡胺滴眼液，滴药后，需按压泪囊区 3～5 分钟，每晚睡前点眼 1 次。

3. 配镜指导　真性近视选择合适的凹透镜矫正，配镜原则是选取获得最佳视力的最低度数的凹透镜片。

（1）框架眼镜：是最常用和最安全的矫正方法。可选用多焦点眼镜，以便获得清晰的远近视觉。戴镜注意事项：①双手取戴眼镜，镜面朝上放置；②使用专用眼镜清洁布擦拭镜片；③镜框变形、扭曲时，应找专业人士调整。

（2）角膜接触镜：又称隐形眼镜，其优点是双眼像差小、视野大、眼底成像质量好，而且不影响眼的外观。但使用或护理不当时可以引起多种角膜、结膜损害，甚至导致失明。戴镜注意事项：①戴镜步骤：洗手→取镜片→护理液清洗镜片→戴镜。取镜步骤：洗手→摘下镜片→清洗镜片→存放。化妆戴镜，先戴镜再化妆，取时应先取镜片再卸妆。②勤剪指甲。③每天戴镜时间应尽量缩短，睡觉、洗头、洗澡、游泳时必须取下镜片。④护理液应使用专用产品，禁止使用他物替代。⑤如出现眼部不适，应立即停戴，并尽快到医院就诊。

4. 屈光手术患者的护理　屈光手术包括角膜屈光手术、晶状体屈光手术、巩膜屈光手术 3 种。角膜屈光力约为 43D，占眼球屈光力的 2/3，近视屈光手术主要针对角膜进行矫治。

（1）角膜屈光手术患者术前护理：①术前停戴软性角膜接触镜 1～2 周，停戴硬性透氧性角膜接触镜 4 周以上；②全面检查眼部，包括远近视力、屈光度、瞳孔直径、眼底、眼压、角膜地形图、角膜厚度和眼轴长度测量等；③冲洗结膜囊和泪道，术前 3 天眼部停用化妆品和香水，充分消除感染灶。

（2）角膜屈光手术患者术后护理：①指导患者正确使用滴眼液，定期复查，使用激素滴眼液的患者应定期测量眼压，如出现眼部充血、疼痛、畏光流泪、眼睑痉挛、视力下降时，立刻到医院诊治；②术后 3 天避免洗头，1 周禁止眼部化妆，1 个月严禁揉眼睛，避免剧烈活动及碰撞眼部，外出戴太阳镜，避免眼疲劳；③如眼前出现闪光或有黑影飘动等异常情况，立刻到医院就诊。

5. 健康指导

（1）指导患者养成良好的用眼卫生习惯：①读书写字姿势端正，眼与读物距离保持 30cm 左右，不在乘车、走路时看书；②保持视觉环境中光线充足，无眩光或闪烁，黑板无反光，桌椅高度要合适，不在阳光直射或暗光下看书；③避免长时间近距离阅读，阅读 1 小时后应休息 10 分钟，做眼保健操或向远处眺望，以松弛调节。

（2）定期检查视力。青少年应每半年检查 1 次，如有异常及时矫正。

（3）配镜前要充分散瞳，尤其是学龄期儿童，指导其正确应用散瞳剂。

（4）高度近视患者应定期检查视力和眼底，避免剧烈运动，防止视网膜脱离。

（5）保持身心健康，注意合理饮食，多食富含蛋白质、维生素的食物，保证充足的睡眠时间，锻炼身体，增强体质。

二、远视患者的护理

（一）概述

当眼调节静止时，平行光线经过眼的屈光系统后，聚焦于视网膜之后的屈光状态，称为远视。低于 +3.00D 为轻度远视；+3.00D～+5.00D 之间者为中度远视；+5.00D 以上者为高度远视（图 4-8）。

远视的形成主要因眼轴的长度与眼的屈光力不相适应，眼屈光系统对平行光线屈折后的焦距大于视轴的长度，从而导致焦点位于视网膜之后。根据其具体成因，可分为轴性远视和屈光性远视。

1. 轴性远视 指眼的屈光力正常，眼轴较正常人短，是形成远视最常见的原因。婴幼儿为生理性远视，随着年龄增长，眼轴逐渐延长，到学龄前基本达到正视。如因发育受到影响，眼轴不能达到正常长度，即成为轴性远视。

2. 屈光性远视 指眼球前后径正常，由于眼的屈光力较弱所致。如扁平角膜、晶状体全脱位或无晶状体眼等。

（二）护理评估

1. 健康史 可有家族史；低龄患者远视程度有随年龄增长逐渐减轻现象；无晶状体眼远视患者有先天性遗传性疾病或眼部晶状体有关的外伤、手术史。

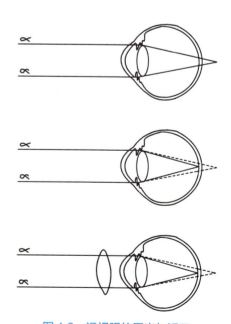

图 4-8 远视眼的屈光与矫正
（上）远视；（中）远视用调节矫正；（下）远视用凸镜片矫正。

2．身体状况

（1）视力下降：由于调节的作用，视力表现受远视程度和年龄双重影响，可有三种不同的视力表现，①远、近视力均正常；②远视力正常，近视力下降；③远、近视力均下降，以近视力下降为主。

（2）视疲劳：是远视患者的主要症状之一，由调节过度所致。表现为眼球、眼眶及眉弓部胀痛，甚至恶心、呕吐，休息后症状缓解或消失。

（3）眼位偏斜：幼儿高度远视者因使用过多的调节，伴随过度的集合，常易发生调节性内斜视。

（4）弱视：高度远视且未矫正的低龄儿童、因高度远视导致持续存在内斜视的患儿和双眼远视屈光程度相差过大的患儿均易引起弱视。

（5）眼底改变：高度远视患者眼球小，眼轴短，前房浅，眼底视乳头小、色红、边界较模糊、稍隆起，类似视乳头炎。矫正视力正常，视野无改变，长期观察眼底情况无明显变化，称为假性视乳头炎。

（6）并发症：弱视、闭角型青光眼等。

3．心理-社会状况　对远视认识不足，缺乏足够的重视；缺乏正确配戴眼镜的知识。

4．辅助检查　进行验光、眼底、角膜曲率计等检查以确定远视及度数。

5．治疗要点　散瞳验光，配戴合适的凸透镜进行矫正，亦可手术治疗。

（三）主要护理问题/医护合作性问题

1．舒适改变：眼酸胀、头痛等　与过度调节引起的视疲劳有关。

2．知识缺乏：缺乏远视的相关防治知识。

（四）护理措施

1．验光　应在散瞳麻痹睫状肌后进行验光，以消除调节影响，获得准确验光。眼部滴用睫状肌麻痹剂后嘱患者持续按压泪囊区3～5分钟。

2．配镜护理　轻度远视，若无症状则不需矫正，如有视疲劳和内斜视发生，即使轻度远视也应戴镜。中度远视或中年以上远视者应戴凸透镜矫正视力，消除视疲劳及防止内斜视的发生。初次配镜不适应者，儿童可适当降低度数，以后再分几次逐渐增加度数；成年人以清晰、舒适、持久为配镜原则。

3．远视患者若伴有弱视，治疗远视的同时应进行弱视治疗。

4．健康指导

（1）向患者及家属宣传远视的相关防治知识，使其能主动配合治疗，正确配戴适宜的凸透镜。

（2）嘱定期检查视力，青少年应每半年复查1次。注意观察有无眼位偏斜以及视力和屈光度的改变等。如有异常，应及时调整和治疗。

（3）儿童阶段眼睛处于发育期，远视程度和双眼瞳距随生长发育逐年改变，应定期复查并更换镜片。

三、散光患者的护理

（一）概述

由于眼球在不同子午线上的屈光力不同，平行光线经过眼屈光系统后不能形成统一焦点的屈光状态称为散光。

最常见的原因是由于角膜各径线的曲率半径大小不一致，通常以水平及垂直两个主径线的曲率半径差别最大。晶状体虽也可产生散光，但不是主要原因。临床上常将散光分为规则散光和不规则散光两类。

1．规则散光　系最大屈光力和最小屈光力主子午线相互垂直。又可分为单纯近视散光、单纯远视散光、复合近视散光、复合远视散光及混合散光。

2．不规则散光　指最大屈光力和最小屈光力主子午线不相互垂直。常由于圆锥角膜、角膜薄翳或晶状体疾病等导致角膜或晶状体屈光面不规则所致。

（二）护理评估

1．健康史　规则散光多为先天因素所致,不规则散光常有角膜病变史。

2．身体状况

（1）视力下降:低度数散光对视力影响不大;高度数散光,视近、视远均模糊不清。多由于伴弱视,视力差,且难以矫正获得良好视力。

（2）视疲劳:表现为眼球沉重、酸胀感,眉弓部胀痛,有重影,近距离工作不能持久等。高度散光眼因主观努力无法提高视力,无此症状或症状不明显。

（3）视物时常有眯眼甚至扭转头部的现象。

3．辅助检查　进行验光、角膜曲率计、角膜地形图等检查以确定散光类型、度数及轴向。

4．治疗要点　规则散光用柱镜矫正,不规则散光用硬性角膜接触镜矫正,亦可手术治疗。

（三）主要护理问题/医护合作性问题

1．舒适改变:眼酸胀、头痛等　与过度调节引起的视疲劳有关。

2．知识缺乏:缺乏散光的相关防治知识。

（四）护理措施

1．轻度散光,如果不出现视疲劳和视力下降,不需矫正,但出现相应症状应予以矫正;高度散光常伴弱视,在矫正散光时还应进行弱视治疗。

2．准分子激光屈光性角膜切削术可以矫正6.00D以内的规则散光。

3．不规则散光可试用硬性透氧性角膜接触镜矫正。

4．健康指导

（1）向患者及家属阐明散光相关知识,让其积极配合,进行矫治。

（2）教会患者配戴框架眼镜或角膜接触镜的方法及其养护知识。

（3）避免用眼过度,定期检查视力,青少年每半年复查1次,发现视力和屈光度有改变,应及时调整眼镜度数。

四、老视者的护理

（一）概述

老视是指年龄所致的生理性调节功能减弱,俗称老花眼,多从40～45岁开始。远视眼者老视出现较早,近视眼者出现较晚或不发生。

随着年龄增长,晶状体逐渐硬化,弹性降低,睫状肌的功能也逐渐减弱,因而调节力减弱,近点逐渐远移,近视力减退,近距离工作或阅读发生困难。

（二）护理评估

1．健康史　患者多为中老年人;在老视发生后老视程度会有逐年加重情况;患者可合并有近视或者远视。

2．身体状况

（1）近距离阅读或工作困难:老视初期,常将注视目标移远才能看清,光线不足时更明显。随年龄的增加,症状越重。

（2）视疲劳:近距离阅读或工作时为了看清楚,需要增加调节。因睫状肌过度收缩及过度集合,易出现头痛、眉弓部胀痛,甚至恶心、呕吐等视疲劳症状。

知识链接

老视与远视的区别

老视与远视易被混为一谈。虽然都是用凸透镜矫正，但远视是一种屈光不正，幼小即发生，看远不清，看近更不清（部分可被调节代偿），凸透镜为视远矫正；而老视是一种生理现象，40岁之后才出现，远视力正常，仅近视力下降，凸透镜为视近矫正。

3.辅助检查 验光可确定老视的度数。

4.治疗要点 验光，矫正屈光不正，选择合适的近用凸透镜进行矫正。

（三）主要护理问题/医护合作性问题

1.舒适改变：视疲劳 与老视有关。

2.知识缺乏：缺乏老视配镜知识。

（四）护理措施

1.解释老视相关知识，指导老视矫治。

2.指导患者随年龄改变调整老视眼镜，一般正视眼45岁左右约需+1.00D，50岁左右约需+2.00D，60岁以上约需+3.00D。原有屈光不正者，看远仍用原镜，看近则相应加减。若要求配戴方便，可配双焦镜或渐变多焦镜。

3.避免长时间近距离工作或阅读，以免发生视疲劳。

（施小花）

? 复习思考题

1. 患者，女，51岁，2018年5月5日16点，因家庭矛盾，自觉一过性头眼胀痛，稍后自行缓解。夜间辗转不眠，23点感右眼剧烈胀痛，伴同侧头痛，呕吐1次，次日起床后仍感右眼胀痛明显，并伴有视物模糊，遂入院急诊。查见：右眼视力光感，角膜水肿，前房变浅，瞳孔6mm，眼压T+2，初诊：右眼急性闭角型青光眼急性发作期。

请思考：

（1）诱发急性闭角型青光眼的原因有哪些？

（2）青光眼有哪几种类型？临床表现有哪些共同特点？

（3）急性闭角型青光眼的治疗原则和护理要点有哪些？

2. 患者，女性，75岁。因不明原因左眼视力下降5年，右眼视力下降4年，视物不能1年就诊。眼科检查：视力：右眼眼前指数/50cm，左眼眼前手动/20cm。双眼晶状体呈均匀的灰白色混浊，虹膜投影消失，眼底窥不清。

请思考：

（1）该患者的护理诊断是什么？

（2）该患者的护理措施有哪些？

（3）近视的病因及健康指导？

（4）远视的概念及分类？

（5）散光患者护理措施有哪些？

（6）老视的身体状况评估？

ER-4-3

扫一扫，测一测

PPT 课件

知识导览

第五章　眼外伤患者的护理

学习目标

掌握眼化学伤患者身体状况的评估、治疗要点、主要护理诊断／问题和护理措施。熟悉眼表异物伤、眼钝挫伤、眼球穿通伤、电光性眼炎患者身体状况的评估、治疗要点、主要护理诊断／问题和护理措施。了解各种类型眼外伤患者的病因和发病机制。

机械性、物理性或化学性因素直接作用于眼部，引起眼结构和功能发生的损害，统称为眼外伤。眼外伤是视力损害的主要原因之一，尤其是单眼失明的首要原因。由于眼的位置暴露，眼外伤很常见。眼的结构精细复杂，即使轻微外伤，也可引起严重后果。患者多为儿童或青壮年男性，预防和正确处理眼外伤对于挽救视功能有重要的临床意义。

眼外伤根据致伤因素可分为机械性和非机械性两大类。机械性眼外伤包括眼钝挫伤、穿通伤和异物伤等；非机械性眼外伤包括热烧伤、化学伤、辐射伤等。

第一节　眼表异物伤患者的护理

（一）概述

眼表异物伤是异物黏附于角膜、结膜的表层，以眼部充血、异物感、疼痛、畏光、流泪为主要特征的常见眼外伤，是严重危害视力的眼外伤。如果及时处理，预后良好；如异物嵌于角膜深层或处理不当，易引发角膜溃疡、虹膜睫状体炎或遗留角膜瘢痕等，可影响视力。

眼表异物伤的发生多因异物不慎飞溅入眼，附着于结膜或角膜上所致。多为细小异物如铁屑、沙石、玻璃、粉尘、煤屑、木刺、毛发等，多发性异物常见于爆炸伤等。

（二）护理评估

1. 健康史　询问患者是否有明确的异物溅入史，并详细了解患者致伤的过程，为何物损伤，了解致伤物性质等，询问受伤后诊治的过程。

2. 身体状况

（1）症状：患眼疼痛、畏光、流泪、异物感及视力下降等。

（2）体征：结膜异物多隐藏于睑板下沟、穹隆部及半月皱襞；角膜异物轻者黏附于角膜上皮表层，重者嵌入角膜深部，铁质或铜质异物周围可见锈环；植物性异物容易引起感染。

3. 心理－社会状况　病情轻者，因异物刺激而焦躁；病情重者，担心造成永久性瘢痕有碍美观而忧虑、悲观；更有甚者担心失明而恐惧、绝望等。

4. 辅助检查　进行裂隙灯显微镜检查，可直接发现细小异物。

5. 治疗要点　及早取出异物，预防或治疗感染。

（三）主要护理问题／医护合作性问题

1. 舒适改变：眼部疼痛、畏光、流泪　与异物引起的刺激有关。

2. 有感染的危险　与异物停留时间较长、处理不当及异物的性质有关。

3.**潜在并发症**：角膜溃疡、虹膜睫状体炎等。

4.**知识缺乏**：缺乏角结膜异物的防治知识。

（四）护理措施

1.结膜异物时，用无菌棉签蘸生理盐水拭出或结膜囊冲洗后，使用抗生素眼液滴眼。

2.剔除角膜异物时，应严格执行无菌操作，以防化脓性角膜溃疡的发生。先滴0.5%丁卡因眼液3次，表浅异物可用蘸有生理盐水的湿棉签轻轻拭去；嵌入性异物在表面麻醉后用消毒的角膜异物刀向角膜缘方向剔除。如有锈环，尽量一次性刮尽。异物取出后，涂抗生素眼膏，包盖伤眼。多发性异物可视情况分批剔除。嘱患者术后切忌揉眼，次日复查。如患眼疼痛剧烈，应及时就诊。

3.仔细检查角膜和结膜有无异物遗留、角膜伤口愈合情况及视力变化等，尤其对植物性异物患者，应密切注意有无角膜感染的发生。

4.健康指导

（1）加强社会安全教育，提高自我防范意识，注意劳动时配戴防护眼镜，防止眼外伤的发生。

（2）嘱患者若异物溅入眼内，切勿揉擦眼部或自行剔除异物，应及时到医院进行处理。

（3）0.5%丁卡因眼液易被铜绿假单胞菌污染，应新鲜配制，不可长期存用。

（4）嘱患者避免情绪激动，保持良好心态，积极配合治疗。

第二节　眼钝挫伤患者的护理

（一）概述

眼钝挫伤是由机械性钝力打击所致的眼外伤，可造成眼球、眼附属器以及视神经损伤，引起眼内多种组织和结构的病变。眼钝挫伤占眼外伤发病总数的1/3以上，严重危害视功能。

砖头、木棍、铁块、玩具、球类、拳头、交通事故及爆炸产生的冲击气浪是眼钝挫伤的常见原因。钝力除在打击部位造成直接损伤外，还可在眼球内和眼球壁传递，产生多处间接损伤。

（二）护理评估

1.**健康史**　询问患者是否有明确的眼部外伤史，并仔细询问患者致伤的过程。

2.**身体状况**　根据挫伤的部位不同，可有不同程度的视力障碍及相应的症状和体征。

（1）眼睑挫伤：可引起眼睑淤血肿胀、眼睑组织不同深度的裂伤、泪小管断裂以及眶壁骨折与鼻窦相通而致眼睑皮下气肿等。

（2）结膜挫伤：结膜充血、水肿、结膜下出血及结膜裂伤等。

（3）角膜挫伤：角膜上皮擦伤，角膜基质层水肿、增厚及混浊，角膜后弹力层皱褶，角膜裂伤，有严重的角膜刺激症状及视力下降。

（4）虹膜睫状体挫伤：可引起外伤性虹膜睫状体炎、外伤性瞳孔散大、虹膜根部断离（瞳孔呈D形）、前房积血、房角后退、外伤性低眼压等。

（5）晶状体挫伤：可引起晶状体脱位或半脱位、外伤性白内障。

（6）其他：视网膜震荡或脱离以及视神经损伤，眼钝挫伤损伤视网膜、脉络膜或睫状体血管时可发生玻璃体积血，严重钝挫伤发生于薄弱的角巩膜缘或眼球赤道部，可导致眼球破裂。

3.**心理-社会状况**　了解患者是否有焦虑、紧张及悲伤等心理表现。

4.**辅助检查**　裂隙灯显微镜、检眼镜、X线、CT及超声波检查等可确定眼球、眼附属器损伤的部位以及损伤的程度。

5.**治疗要点**　根据眼钝挫伤的部位、表现、程度等，进行对症治疗，包括药物和手术治疗。

（三）主要护理问题 / 医护合作性问题

1. 急性疼痛：眼痛　与眼组织损伤及眼压升高等因素有关。

2. 感知紊乱：视力障碍　与眼内积血和眼内组织损伤等因素有关。

3. 潜在并发症：虹膜睫状体炎、继发性青光眼、前房积血、玻璃体积血、视网膜裂孔与脱离等。

4. 焦虑　与担心视力不能恢复和眼部外形受影响有关。

（四）护理措施

1. 根据不同部位不同程度的挫伤予以相应的护理

（1）眼睑挫伤者，如眼睑淤血肿胀，24 小时内冷敷。眼睑有裂伤者，应给予分层缝合。

（2）角膜上皮擦伤者，涂抗生素眼膏后包扎，通常 24 小时可愈合，第 2 天复查；角膜基质层水肿者，可选用糖皮质激素滴眼液滴眼，必要时用散瞳剂。

（3）角巩膜裂伤者应在显微镜下进行手术缝合。

（4）外伤性虹膜睫状体炎者护理同虹膜睫状体炎，应用散瞳剂、糖皮质激素滴眼。

（5）前房积血者，取半卧位休息，双眼包扎，遵医嘱及时给予止血剂和糖皮质激素。眼压升高时应予降眼压药物，注意眼压变化和每日积血的吸收情况。

（6）晶状体挫伤者、晶状体不全脱位者应住院观察病情，如引起严重的视力下降及继发性青光眼等并发症时，应立即手术摘除。

2. 密切观察病情变化　遵医嘱调整护理措施。耐心向患者解释病情，给予心理疏导，以配合治疗与护理。如患者双眼视力受损，应协助生活护理。

3. 健康指导

（1）加强安全教育，严格执行安全生产制度，改善劳动设施和环境，提高自我防护意识，预防眼外伤的发生。

（2）发生眼钝挫伤应及时到医院就诊，以免延误治疗时间。

（3）嘱患者避免情绪激动，保持良好心态，积极配合治疗。

第三节　眼球穿通伤患者的护理

（一）概述

眼球穿通伤是指被锐器刺入、切割造成眼球壁全层裂开或高速飞行的细小碎片击穿眼球壁，常伴有眼内损伤或组织脱出。根据穿通位置的不同分为：角膜穿通伤、角巩膜穿通伤和巩膜穿通伤。预后与伤口的部位、范围、损伤程度、是否合并感染、有无并发症以及治疗措施是否及时关系密切。

多见于各种锐器如针、刀、剪等刺伤。眼球穿通伤的损害复杂而严重，是致盲的主要原因。

（二）护理评估

1. 健康史　询问患者是否有明确的外伤史，并详细了解患者致伤的过程、致伤物性质等，询问受伤后诊治的过程。

2. 身体状况

（1）症状：患眼疼痛、畏光、流泪及不同程度的视力下降等症状。

（2）体征

1）角膜穿通伤：最常见。单纯性角膜穿通伤，伤口小且规则，一般可自行闭合，无虹膜嵌顿；复杂性角膜穿通伤，伤口大而不规则，常伴虹膜脱出，前房变浅或消失。

2）角巩膜穿通伤：常引起虹膜睫状体、晶状体和玻璃体损伤、脱出及眼内出血。

3）巩膜穿通伤：较小的巩膜伤口不易被发现，伤口处有球结膜下出血。大的伤口常伴有脉络膜、玻璃体及视网膜的损伤和出血，可有葡萄膜组织嵌顿于创口，葡萄膜组织受损、伤口有组织嵌顿或有眼内异物存留者可发生交感性眼炎。

4）异物碎片击穿眼球壁者：眼内可有异物存留。

3. 心理-社会状况　眼球穿通伤多发生于青壮年男性，且发生突然，往往对患者造成巨大的身心创伤，有的甚至悲观、绝望。

4. 辅助检查　可行裂隙灯显微镜、X线、CT、超声波及MRI检查。

5. 治疗要点　为眼科急症。治疗原则是及时清创、缝合伤口，恢复眼球完整性，防止感染及并发症的发生；复杂外伤需行二期手术。

（三）主要护理问题/医护合作性问题

1. 急性疼痛：眼痛　与眼部受伤致眼球结构破坏有关。

2. 感知紊乱：视力障碍　与眼内、外组织损伤及眼内积血有关。

3. 组织完整性受损　由眼球穿通伤引起。

4. 潜在并发症：外伤性虹膜睫状体炎、外伤性白内障、外伤性感染性眼内炎、交感性眼炎、外伤性增生性玻璃体视网膜病变等。

5. 焦虑　与担心视力不能恢复有关。

（四）护理措施

1. 遵医嘱常规注射抗破伤风血清，全身应用抗生素，必要时使用糖皮质激素。用抗生素滴眼液频繁点眼。需手术的患者做好手术前、后护理工作。

2. 严格执行无菌操作，动作轻柔，避免施压，以免加重眼内组织脱出和出血。禁止结膜囊冲洗。

3. 密切观察病情　对行眼球摘除术者，应向患者及家属详细解释进行手术的理由及术后安装义眼等事宜，并做好患者的心理护理。

4. 健康指导

（1）加强安全教育，增强工作人员自我防护意识，戴好防护眼镜。儿童远离刀、剪等利器。

（2）向患者及家属讲解交感性眼炎的临床特征及预后，如健眼出现不明原因的眼部充血、疼痛、视力下降时，应及时就诊，及早发现可能出现的交感性眼炎，早期治疗。

（3）指导患者出院后用药的方法和注意事项，定期复查，眼内异物未取出者，需择期行异物取出术。

第四节　眼化学伤患者的护理

杨某,男,36岁。患者右眼不慎进石灰浆后疼痛伴视力下降1小时,自诉当时立即进行清水冲洗,并转入医院行结膜囊冲洗。查眼:右眼视力手动/眼前,右眼球结膜充血肿胀,角膜上皮呈片状缺损,灰白色混浊,眼内结构窥不清,指测眼压正常。

请思考:

1. 该患者的护理诊断是什么?

2. 请制订相应的护理措施。

3. 如何对患者进行正确的健康指导?

(一)概述

眼化学伤是化学物品的溶液、粉尘、气体接触或进入眼部,引起眼部损伤,也称眼化学性烧伤,其中最常见的是酸碱化学伤。

眼化学伤多发生在化工厂、实验室或施工场所。低浓度酸性烧伤时,对患眼仅有刺激作用;强酸能使组织蛋白凝固坏死,凝固的蛋白不溶于水,起到屏障作用,可阻止酸性物质向组织深层渗透,损伤相对较轻。碱性烧伤多见于氢氧化钠、生石灰等,碱能溶解脂肪和蛋白质,接触组织后迅速渗透到深层和眼内,细胞被分解坏死,严重者引起角膜穿孔及眼内炎症。

(二)护理评估

1. 健康史　询问患者是否有化学物质进入眼部,致伤物的性质、浓度、量,与眼部接触的时间。了解有无进行眼部冲洗或做其他处理。

2. 身体状况　可出现不同程度的患眼疼痛、畏光、流泪、视力下降等症状。根据伤后组织反应,可分为轻、中、重三种程度的烧伤。

(1)轻度:多由弱酸或稀释的弱碱引起。眼睑、结膜轻度充血水肿,角膜上皮可有点状脱落或水肿,数日后恢复,不留瘢痕,无并症发生,且不影响视力。

(2)中度:可由强酸或较稀的碱性物质引起。眼睑皮肤出现水疱或糜烂;结膜水肿,出现小片缺血坏死;角膜混浊、水肿,上皮层完全脱落或形成白色凝固层,愈后留下角膜云翳或斑翳,影响视力。

(3)重度:大多为强碱引起。结膜出现广泛的缺血性坏死,角膜全层灰白或呈瓷白色,出现角膜溃疡甚至穿孔。碱渗入前房,可引起葡萄膜炎、继发性青光眼及白内障等。愈合后有角膜白斑、睑球粘连或眼球萎缩等后遗症,甚至引起视功能完全丧失。

3. 心理－社会状况　眼化学伤为意外伤,患者出现视力障碍的同时伴有剧烈眼痛,常有焦虑及悲伤心理。

4. 辅助检查　裂隙灯显微镜检查,对不明致伤物,可做结膜囊pH值测定,确定其酸碱性。

5. 治疗要点　眼化学伤属眼科急症。治疗原则应争分夺秒现场彻底冲洗眼部。控制感染、散瞳及针对并发症治疗。

(三)主要护理问题/医护合作性问题

1. 急性疼痛:眼痛　与化学物质刺激眼角膜有关。

2. 感知紊乱:视力障碍　与化学物质烧伤眼组织有关。

3. 焦虑　与眼烧伤引起视力下降甚至丧失及担心预后有关。

4. 知识缺乏：缺乏眼化学伤的相关防治知识。

5. 潜在并发症：睑球粘连，角膜溃疡、穿孔，葡萄膜炎，继发性青光眼，并发性白内障及眼睑畸形，眼球萎缩等。

（四）护理措施

1. 现场急救　是处理眼化学伤最重要的一步。急救原则为分秒必争、就地取水、彻底冲洗。用大量清水或生理盐水反复、彻底冲洗结膜囊内的化学物，至少冲洗 30 分钟。

2. 进一步中和治疗　用中和液冲洗及球结膜下注射。酸性化学伤可用 2% 碳酸氢钠溶液冲洗，球结膜下注射 5% 磺胺嘧啶钠溶液 1~2ml；碱性化学伤用 3% 硼酸水冲洗，结膜下注射维生素 C 1~2ml。

3. 严重碱性化学伤可对患者进行前房穿刺放出碱性房水，切除坏死的球结膜或角膜上皮等，防止睑球粘连。

4. 其他辅助治疗　1% 阿托品眼液或眼膏散瞳，防止虹膜后粘连；局部滴胶原酶抑制剂如 0.2% 半胱氨酸滴眼液，以防角膜溃疡及穿孔；局部或全身用糖皮质激素，减轻炎症反应和抑制新生血管的形成；局部和全身应用抗生素控制感染。

5. 后期并发症手术治疗，按眼科手术患者的常规护理。

6. 心理护理　耐心向患者解释病情和治疗效果，舒缓患者紧张、悲观情绪，配合治疗和护理。如患者双眼视力受损，应协助做好生活护理。

7. 健康指导

（1）指导患者及家属坚持正确用药，定期门诊随访。如症状加重或出现并发症，及时到医院就诊，配合医护人员进行治疗和控制。

（2）加强安全防护教育，从事化工作业的工人，应戴防护眼镜，规范操作，防止化学物质溅入眼部，加强车间通风，定期维修防护设备，防止化学物质泄漏。

（3）大力宣传眼化学伤的防护及急救知识，说明现场急救的重要性。

第五节　电光性眼炎患者的护理

（一）概述

电光性眼炎是机械工业中最常见的一种职业病，凡接触紫外线辐射且无防护措施者均可发生。在高原、冰川雪地、海面或沙滩上作业或旅游而发病者称日光性眼炎或雪盲。

由紫外线灯、电焊、高原强光、雪地及水面反光等射出的紫外线被组织吸收，产生光化学反应，引起结、角膜上皮坏死脱落。紫外线照射引起组织损伤的程度取决于吸收的总能量，即辐射的强度和持续时间。

（二）护理评估

1. 健康史　询问患者是否有明确的接触强紫外线辐射史，并了解接触的时间。

2. 身体状况　潜伏期一般为 3~8 小时。常于夜晚发生，表现为双眼剧痛、畏光、流泪，眼睑痉挛，结膜水肿、充血，角膜上皮点状剥脱，瞳孔缩小。

3. 辅助检查　裂隙灯显微镜、检眼镜检查，角膜荧光素染色可协助诊断有无角膜上皮脱落。

4. 治疗要点　对症处理，减轻疼痛，预防感染。

（三）主要护理问题 / 医护合作性问题

1. 急性疼痛：眼痛　与角膜上皮受损有关。

2. 知识缺乏：缺乏电光性眼炎相关防治知识。

3. 潜在并发症：角膜炎症。

（四）护理措施

1．止痛　早期冷敷,剧痛者用 0.5% 丁卡因眼液滴眼 1～2 次,但不可频繁滴眼,以免影响角膜上皮再生。也可针刺合谷减轻疼痛。如无感染,6～8 小时可自行缓解,24～48 小时可痊愈。

2．预防感染　遵医嘱滴用抗生素眼液、涂眼膏,包扎患眼。

3．健康指导

（1）嘱患者勿用手揉眼,防止角膜上皮擦伤、感染。

（2）大力进行卫生宣教,注意劳动安全,电焊、紫外灯、野外强太阳光下作业时注意戴防护眼罩或眼镜。

（鲁成娇）

复习思考题

1．简述眼钝挫伤不同部位挫伤的护理措施。

2．简述眼球穿通伤的治疗原则及护理禁忌。

3．分别简述酸、碱性物质在眼化学伤中的发病机制有何不同?

ER-5-3

扫一扫,测一测

第二篇　耳鼻咽喉科护理

第六章　耳鼻咽喉科患者护理概述

学习目标

　　掌握耳、鼻、咽喉、气管、支气管、食管的解剖结构；耳鼻喉咽科患者常见症状及常用护理诊断。熟悉耳鼻咽喉科常用护理操作技术、常用的检查方法及护理管理。了解耳、鼻、咽喉、气管、支气管、食管的生理功能，耳鼻咽喉科疾病的基本特征及耳鼻咽喉卫生保健。

第一节　耳鼻咽喉气管食管应用解剖生理

一、耳的应用解剖生理

耳是位听感受器，分外耳、中耳和内耳3部分（图6-1）。

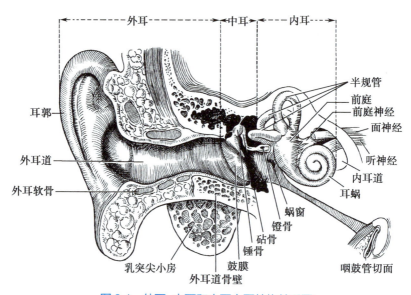

图6-1　外耳、中耳和内耳主要结构关系图

（一）外耳

由耳郭和外耳道组成。

1. 耳郭　大部分为软骨支架构成，仅耳垂由脂肪和结缔组织构成，外覆软骨膜和皮肤，通过韧带和肌肉附着于头的两侧。耳郭软骨膜与皮肤紧密结合，皮下组织很少，血液供应差，受冻后易发生冻疮；发炎时易致剧烈疼痛，牵拉耳郭疼痛加剧，可引起软骨膜炎，有时还可致软骨坏死。

2. 外耳道　起于外耳道口，止于鼓膜，略呈S形弯曲。成人长2.5～3.5cm，其中外1/3为软骨部，内2/3为骨部，软骨部与骨部交界处较狭窄，故检查外耳道及鼓膜时，应将耳郭向外后上方牵拉。小儿因其外耳道发育未成熟，故检查时应向后下方牵拉。整个外耳道皮下组织少，缺乏脂肪,皮肤直接与软骨膜和骨膜相连,故当感染肿胀时则末梢神经受压,引起剧烈疼痛。软骨部皮肤富含耵聍腺、皮脂腺及毛囊,是耳疖的好发部位。

(二)中耳

由鼓室、咽鼓管、乳突和鼓窦构成。

1.鼓室　又名中耳腔,位于鼓膜与内耳外侧壁之间,为不规则含气空腔,容积为1～2ml。以鼓膜紧张部的上、下缘为界,将其分为上、中、下鼓室3部分。鼓室包括鼓室壁和鼓室内容物。

(1)鼓室壁:有6个壁(图6-2)。

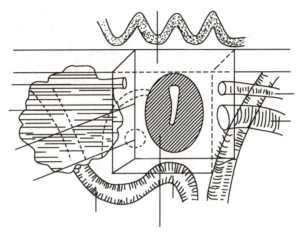

图6-2　鼓室六壁模式图

1)上壁:即鼓室盖,为一薄骨板,与颅中窝的大脑颞叶相隔。因婴幼儿岩鳞裂尚未闭合,婴幼儿中耳感染可经此向颅内扩散。

2)下壁:为一薄骨板,将鼓室与颈静脉球分隔。

3)前壁:上部有两个口,上为鼓膜张肌半管开口,下为咽鼓管的鼓室口。

4)后壁:是外耳道后壁的延续,为乳突壁。在此有面神经垂直段通过,上方有鼓窦入口,与鼓窦及乳突气房相通,是急性化脓性中耳炎向后扩散的通道。

5)内壁:即内耳的外壁,中央隆起部称为鼓岬。自上而下有外半规管凸、面神经管凸、前庭窗、鼓岬及蜗窗等重要解剖标志。

6)外壁:由骨部和膜部构成。膜部占大部分,主要为鼓膜。鼓膜为一半透明的椭圆形薄膜,介于鼓室和外耳道之间,与外耳道底成45°～50°角。正常鼓膜有鼓膜脐、光锥、锤骨柄、锤骨短突等解剖标志(图6-3)。

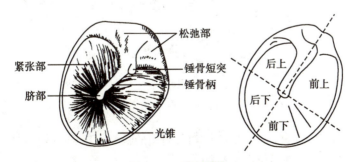

松弛部
锤骨短突
锤骨柄
紧张部
脐部
光锥
后上
前上
后下
前下

图6-3　正常鼓膜像

(2)鼓室内容物:有3块听小骨,即锤骨、砧骨和镫骨。通过韧带与关节相连,构成听骨链,内侧镫骨足板通过周围韧带连于前庭窗,外侧锤骨柄与鼓膜相接。有2条肌肉,即镫骨肌和鼓膜张肌。还有1根神经,即鼓索神经。

2. 咽鼓管 起自鼓室前壁，向内、前、下斜行，止于鼻咽侧壁。其外 1/3 为骨部，内 2/3 为软骨部。软骨部在静息状态时闭合，当张口、吞咽、打呵欠或唱歌时开放，空气进入鼓室，使中耳腔与外界气压相平衡，从而维持中耳正常生理功能。咽鼓管黏膜为假复层纤毛柱状上皮，纤毛运动方向朝向鼻咽部，以排出鼓室的分泌物。小儿咽鼓管接近水平位，且较成人短而宽（图 6-4）。因此，婴幼儿的鼻咽部感染容易经咽鼓管向中耳腔蔓延，引起化脓性中耳炎。

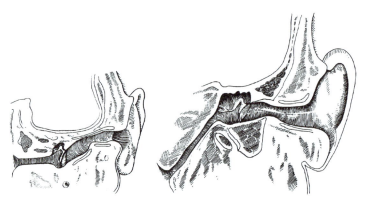

图 6-4 儿童（左）与成人（右）咽鼓管比较

3. 乳突 含许多大小不等、形态不一、相互连通的气房，似蜂窝状。根据乳突气房发育程度不同分为气化型、板障型、硬化型和混合型。

4. 鼓窦 是鼓室与乳突气房相通的枢纽，出生时就存在，为鼓室后上方的含气腔，上方以鼓窦盖与颅中窝相隔。

（三）内耳

内耳又称迷路，包括骨迷路和膜迷路，位于颞骨岩部。骨迷路和膜迷路形态相似，膜迷路位于骨迷路内。骨迷路与膜迷路之间充满外淋巴液，而膜迷路内充满内淋巴液，内外淋巴互不相通。

1. 骨迷路 由致密的骨质构成，可分耳蜗、前庭和骨半规管 3 部分（图 6-5）。

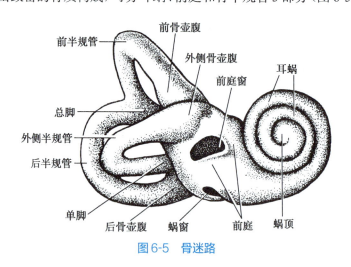

图 6-5 骨迷路

（1）耳蜗：位于前庭的前部，由中央的蜗轴和周围的骨蜗管组成，形似蜗牛壳，故称耳蜗。骨蜗管旋转蜗轴 2.5～2.75 周，底周相当于鼓岬。

（2）前庭：呈椭圆形，位于耳蜗和骨半规管之间。外壁为鼓室内壁的一部分，上有前庭窗和蜗窗，前庭窗被镫骨足板封闭。内壁即内耳道底。

（3）骨半规管：位于前庭后上方，为 3 个呈弓状弯曲的骨管，在不同平面上互相垂直，按其位置分别称为前、后（垂直）、外（水平）骨半规管。每个半规管有两个脚，其中前、后半规管的两个单脚合成一个总脚，因此，3个半规管共有5个孔与前庭相通。

2. 膜迷路　为膜性管腔，位于骨迷路内，分为膜蜗管、椭圆囊、球囊和膜半规管，各部相互通连形成一密闭的管道，内含内淋巴液，并悬浮于外淋巴液中。膜半规管的膨大部分是壶腹嵴，椭圆囊和球囊的囊壁上有囊斑，均为前庭神经末梢感受器，也称位觉斑。膜蜗管的切面呈三角形，蜗管底壁的基底膜上有螺旋器，是听觉感受器。

（四）耳的生理

耳的主要生理功能是听觉和平衡功能。

声音传入内耳主要通过空气传导和骨传导两种途径完成。正常情况下，以空气传导为主。空气传导主要是耳郭收集声波，经过外耳道振动鼓膜，引起听骨链运动，引发外、内淋巴液波动，刺激基底膜上的毛细胞，产生神经冲动，传入大脑中枢，产生听觉。该途径可简单概括为：外耳集音，中耳传音，内耳感音。骨传导主要是通过颅骨途径，传至内耳骨迷路，使外、内淋巴液波动，同样刺激基底膜上的毛细胞，产生神经冲动，传入大脑中枢，产生听觉。任何一个部分出现障碍，都可能导致听力下降。

人体平衡的维持，主要是前庭（内耳）、视器（眼球）和本体感觉（骨骼肌）3个系统的相互协调共同完成，其中前庭系统最为重要。前庭的椭圆囊和球囊主要感受直线加速度的刺激；半规管主要感受角加速度或减速度的刺激，产生神经冲动，传入大脑，引起眼球、颈肌及肢体骨骼肌反射运动，维持身体平衡。若发生病变，则引起眼震、眩晕及肢体肌张力的改变。

二、鼻的应用解剖生理

鼻由外鼻、鼻腔和鼻窦三部分组成。鼻腔有呼吸、嗅觉、共鸣、反射等生理功能。鼻窦主要是辅助鼻腔呼吸和共鸣，另外还有减轻头颅重量，缓冲外力，保护重要器官避免受损的作用。

（一）外鼻

外鼻呈三棱锥体状，上窄下宽，突出于面部中央，易受外伤。外鼻由骨和软骨共同构成支架，外覆皮肤。鼻骨上端窄厚，下端宽薄，故外伤时下端易骨折。鼻尖、鼻翼及鼻前庭皮肤较厚，富有皮脂腺和汗腺，是鼻疖、痤疮和酒渣鼻的好发部位。

外鼻的静脉经内眦静脉及面静脉回流至颈内静脉，而内眦静脉可经眼上、下静脉与海绵窦相通（图6-6），且面部静脉无瓣膜，易反流，故若挤压鼻部或上唇疖肿，有引起致命的海绵窦血栓性静脉炎的危险。临床上将此区称为"危险三角区"。

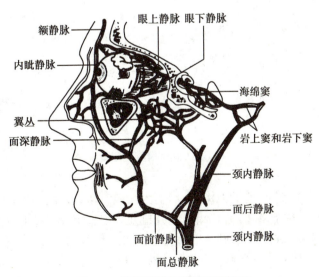

图6-6　外鼻静脉与海绵窦的关系

（二）鼻腔

鼻腔前起于前鼻孔，后止于后鼻孔，与鼻咽部相通。鼻中隔将其分为左右两腔，每侧鼻腔包括鼻前庭和固有鼻腔。通常所指鼻腔为固有鼻腔。

1. 鼻前庭　前界为前鼻孔，后界为鼻内孔（即鼻阈）。该处为皮肤覆盖，长有鼻毛，富有皮脂腺和汗腺，故易发生疖肿。鼻前庭皮肤与固有鼻腔黏膜移行处称鼻阈。

2. 固有鼻腔　前界为鼻阈，后界为后鼻孔，黏膜覆盖，可分为内、外和顶、底4壁。

（1）内侧壁：即鼻中隔，主要由鼻中隔软骨、筛骨正中板和犁骨构成。其前下部的黏膜下动脉血管丰富，汇聚成丛，称利特尔区，是鼻出血的好发部位，又称"易出血区"（图6-7）。

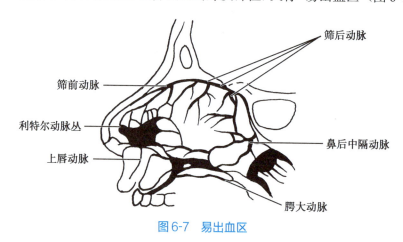

图6-7　易出血区

（2）外侧壁：由筛骨及上颌骨内侧壁构成，有3个呈阶梯形排列的长条骨片，外覆黏膜，称为鼻甲，自上而下依次为上、中、下鼻甲（图6-8）。各鼻甲下方空隙为相应的鼻道，即上、中、下鼻道。各鼻甲内侧面与鼻中隔之间的空隙称总鼻道。上鼻甲最小，位于后上方，故通常前鼻镜检查难以窥见。其后上方有蝶筛隐窝，为蝶窦的开口。上鼻道有后组筛窦的开口。中鼻甲为筛窦内侧壁的标志。

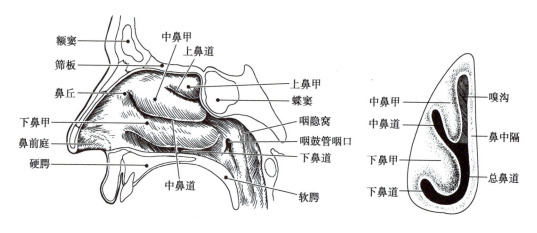

图6-8　右侧鼻腔处侧壁

中鼻道外侧壁有两个隆起，前下为钩突，后上为筛泡。两者之间为半月裂孔。半月裂孔向前下和外上扩大呈漏斗状，称筛漏斗，是前组鼻窦开口处。中鼻甲及中鼻道附近的区域统称为窦口鼻道复合体，为鼻内镜手术的理论基础。以中鼻甲游离缘为界，其上鼻甲与鼻中隔之间的间隙称嗅沟或嗅裂。嗅沟区的黏膜分布为嗅区黏膜，有嗅觉神经末梢；其下与鼻中隔之间的黏膜为呼吸区黏膜，富有腺体及杯状细胞，还有海绵状血窦，具有重要意义。下鼻甲最大，最靠前，后端与咽鼓管咽口距离仅有 1.0～1.5cm。病理状态下（下鼻甲充血肿胀或肥大时）除出现鼻塞外，还可压迫咽鼓管咽口而出现耳鸣和耳聋等耳部症状。下鼻道前上方有鼻泪管开口。此外，下鼻道外侧壁前段近下鼻甲附着处骨质较薄，为上颌窦穿刺最佳进针部位，后段外壁黏膜下有浅表扩张的静脉丛，称"鼻-鼻咽静脉丛"，是中老年人鼻出血的好发部位。

（3）顶壁：呈穹窿状，分 3 段，前段倾斜上升、中段水平及后段倾斜向下，水平段为分隔颅前窝的筛骨水平板，又名筛板，有嗅神经穿过。筛板骨质薄而脆，外伤或手术时易受损伤导致脑脊液鼻漏。

（4）底壁：为硬腭的鼻腔面，与口腔相隔。

（三）鼻窦

鼻窦为位于额骨、筛骨、蝶骨及上颌骨体内的含气空腔，左右成对，共 4 对，即额窦、筛窦、蝶窦和上颌窦，借自然开口与鼻腔相通。依据窦口所在位置分为前、后两组。开口于中鼻道的称前组鼻窦，包括额窦、前组筛窦和上颌窦；而后组鼻窦包括开口于上鼻道的后组筛窦和开口于蝶筛隐窝的蝶窦。

1. 上颌窦 是鼻窦中体积最大者，位于上颌骨体内。有 5 个壁：①前壁，中央部为尖牙窝，壁薄，故常为上颌窦手术进路。②后外壁，与翼腭窝和颞下窝相邻。上颌窦病变破坏此壁累及翼内肌导致张口受限。③上壁，即眶底内侧部，外伤与肿瘤等病变时可相互影响。④底壁，即牙槽突。牙根感染可引起齿源性上颌窦炎。⑤内侧壁，即鼻腔外侧壁下部，有上颌窦窦口通中鼻道。上颌窦窦口位置较高且小，不易引流，故易出现上颌窦炎。

2. 筛窦 呈蜂房状，位于筛骨体内，由中鼻甲基板分为前、后两组，分别开口于中鼻道和上鼻道。筛窦有 5 个壁。外侧壁即眼眶内侧壁，薄如纸，故称纸样板。筛窦病变或手术伤及此壁可造成眶内并发症。内侧壁为鼻腔的外侧壁。顶壁与颅前窝相隔，颅脑外伤可致脑脊液鼻漏。前壁由额骨筛切迹、鼻骨和上颌骨额突组成。后壁与蝶窦相邻。

3. 额窦 位于额骨下部内、外板之间，经鼻额管引流至额隐窝，开口于中鼻道。

4. 蝶窦 位于蝶骨体内。外侧壁与颅中窝、海绵窦、颈内动脉和视神经毗邻，手术不慎可出现失明及大出血；顶壁为颅中窝底，称蝶鞍；前壁有蝶窦自然开口；下壁为鼻咽顶。

三、咽的应用解剖生理

咽是呼吸和消化的共同通道，为上宽下窄、前后扁平的漏斗形肌膜性管道。上起颅底，下至第 6 颈椎，成人全长约 12cm。前面与鼻腔、口腔、喉腔相通。咽包括鼻咽、口咽及喉咽 3 部分（图 6-9）。咽的主要生理功能为呼吸、吞咽、防御保护、言语形成、免疫、调节中耳气压等。

（一）鼻咽

鼻咽位于颅底至软腭平面之间，又称上咽，前经后鼻孔与鼻腔相通。鼻咽黏膜富含淋巴组织。顶部的淋巴组织称腺样体，又称咽扁桃体。婴幼儿腺样体为增生状态，10 岁后开始萎缩。当腺样体肥大时，可影响鼻通气及咽鼓管功能。鼻咽侧壁有咽鼓管咽口。咽鼓管周围的淋巴组织，称咽鼓管扁桃体。咽鼓管咽口上方的隆起称咽鼓管圆枕。圆枕后上方与咽后壁间有一凹陷区，称为咽隐窝，为鼻咽癌的好发部位。

（二）口咽

口咽位于软腭与会厌上缘平面之间，又称中咽（图 6-10），前经咽峡与口腔相通。咽峡是指由上方的腭垂和软腭游离缘、两侧腭舌弓和腭咽弓及下方的舌背共同构成的环形狭窄部分。软腭两侧向下分出两对腭弓，舌侧的为腭舌弓，咽侧的为腭咽弓，两弓间为扁桃体窝，腭扁桃体居于其中。腭扁桃体习称扁桃体，为咽部最大的淋巴组织（图 6-11）。腭扁桃体外侧面（深面）有结缔组织被膜包绕，利于手术切除，但与咽上缩肌之间有间隙。此间隙可引起蜂窝织炎或脓肿。腭扁桃体内侧面（游离面）由鳞状上皮黏膜被覆。黏膜上皮向扁桃体实质陷入，形成 6～20 个深浅不一的盲管，称扁桃体隐窝。细菌、病毒易在此存留繁殖，引起感染。在两侧腭咽弓后方有纵行条索状淋巴组织，称咽侧索。

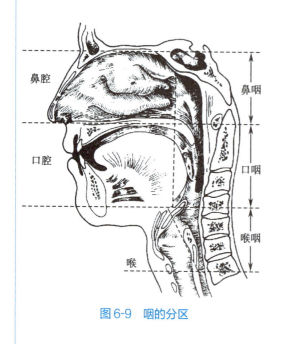

图 6-9　咽的分区

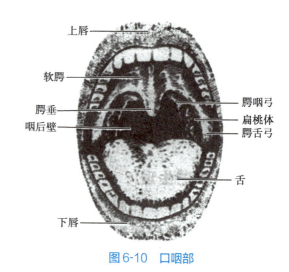

图 6-10　口咽部

（三）喉咽

喉咽又称下咽，会厌上缘平面以下，环状软骨下缘平面以上，上接口咽，下接食管，前通喉腔。在喉入口两侧有两个较深的隐窝称为梨状窝，为异物易滞留的部位。

（四）咽淋巴组织与淋巴环

咽部有丰富的淋巴组织，如腺样体、咽鼓管扁桃体、腭扁桃体、咽侧索、舌扁桃体及咽后壁淋巴滤泡，通过淋巴管相连通构成咽淋巴内环。内环淋巴流入颈淋巴结，后者又相互连通，自成一环，称外环，主要包括咽后淋巴结、下颌角淋巴结、颌下淋巴结、颏下淋巴结。咽淋巴环（图 6-12）具有重要的免疫功能和防御作用，当咽部感染或恶性肿瘤时可扩散或转移至相应的淋巴结。

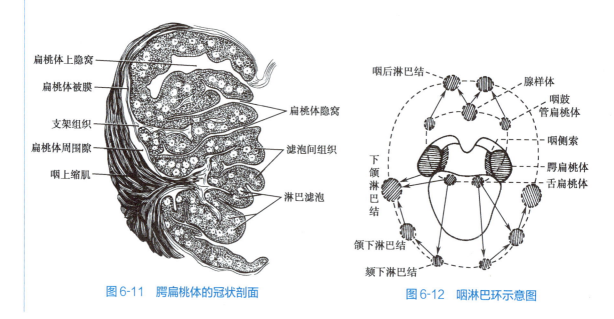

图 6-11　腭扁桃体的冠状剖面

图 6-12　咽淋巴环示意图

四、喉的应用解剖生理

喉位于舌骨下、颈前正中部，上通喉咽，下接气管。喉是由软骨、肌肉、韧带、纤维组织及黏膜等构成的形似锥形的管腔状器官（图6-13）。喉有呼吸、发音、保护、屏气等生理功能。

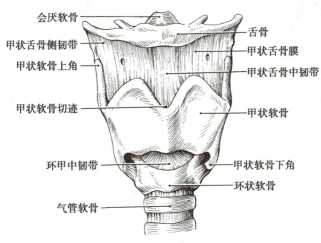

图6-13　喉的前面观

（一）喉软骨

软骨构成喉的支架，较大的有甲状软骨、环状软骨、会厌软骨和成对的杓状软骨。

1. 甲状软骨　是喉部最大的软骨，由左右对称的四边形甲状软骨板在正前中线融合而成。甲状软骨上缘正中为 V 形凹陷，称甲状软骨切迹，常作为识别颈正中线的标志。成年男性甲状软骨前缘上端向前突出，称为喉结。成年女性喉结不明显。

2. 环状软骨　是喉部唯一完整的环形软骨，对保持喉气管的通畅有重要意义。当病变或外伤致其缺损，可引起喉狭窄。

3. 会厌软骨　扁平呈叶状，上宽下窄。位于喉的上部，表面被覆黏膜，构成会厌。会厌分舌面和喉面，舌面黏膜下组织疏松，炎症时肿胀明显，严重时其大小可达正常的6～10倍，易导致呼吸困难甚至窒息。

4. 杓状软骨　位于环状软骨上外缘，左右各一，形似三角形锥体。其上有声带突和肌突，司声带运动。

（二）喉肌

喉肌按位置分为内、外两组。喉外肌位于喉的外部，能将喉与周围结构相连接，并可升降和固定喉体。喉内肌的作用是使声门和喉入口开闭、声带弛张，从功能上可分以下 5 组：①声带内收肌，使声门关闭，包括环杓侧肌和杓肌；②声带外展肌，主要是环杓后肌，使声门张开；③声带紧张肌，为环甲肌；④声带松弛肌，为甲杓肌；⑤会厌活动肌，杓会厌肌使喉入口关闭，甲状会厌肌使喉入口开放。

（三）喉腔

喉腔被声带间隔，分为声门上区、声门区、声门下区（图6-14）。

1. 声门上区　指喉入口至声带以上区域，由会厌、杓会厌皱襞、室带及喉室组成。喉入口与室带之间，称喉前庭。室带也称假声带，在声带上方与之平行。室带与声带之间的腔隙称喉室。

2. 声门区　指两侧声带之间区域。声带左右各一，由声韧带、甲杓肌及黏膜组成。声带游离缘黏膜下有疏松的间隙，当炎症或外伤时易水肿，引起声嘶，且易形成声带息肉。声门区在两侧声带外展时呈一等腰三角形的空隙，称为声门裂，是喉腔最狭窄处。

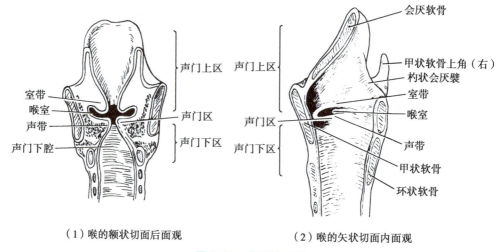

（1）喉的额状切面后面观　　　（2）喉的矢状切面内面观

图6-14　喉腔的分区

3．声门下区　指声带游离缘以下喉腔部分，下界为环状软骨下缘。幼儿期此区黏膜下组织疏松，炎症时易水肿，导致喉阻塞。

（四）神经

神经包括喉上神经和喉返神经，两者均是迷走神经分支。

1．喉上神经　分为内、外两支。外支为运动支，支配环甲肌。内支为感觉支，分布于声带以上区域黏膜。

2．喉返神经　是迷走神经入胸后的分支，左右路径不同。左侧喉返神经路径较右侧长，损伤机会较多，故临床上左侧声带瘫痪多见。喉返神经主要为运动神经，支配除环甲肌以外的喉内各肌运动，故若两侧同时受损，可引起失音或呼吸困难。但亦有部分感觉支分布于声门下区黏膜。

五、气管、支气管的应用解剖生理

（一）气管、支气管的应用解剖

气管由软骨环、平滑肌、黏膜及结缔组织构成，始于喉的环状软骨下缘，通过胸腔入口进入上纵隔，下达平第5胸椎上缘水平，分为左、右主支气管。成人男性气管平均长度12cm，女性10cm左右。气管由10～20个马蹄形透明软骨环构成支架。软骨环位于前壁和侧壁，缺口向后，由平滑肌及横行和纵行纤维组织封闭形成膜性后壁，并与食管前壁紧密附着。左、右主支气管的分界处有一纵行尖锐的嵴，称为管隆嵴，又名隆突，是支气管镜检查时的重要标志。以此嵴为标志区分左、右侧主支气管。

左、右侧主支气管分别进入两侧肺门后，继续分支如树枝状，最终以呼吸性细支气管通入肺泡管和肺泡。右侧主支气管较粗短，约2.5cm，与气管纵轴的延长线约成25°角。左主支气管较细长，约5cm，与气管纵轴的延长线约成45°角。因此，气管异物易进入右侧支气管。

（二）气管、支气管的生理功能

气管、支气管具有呼吸调节、清洁、免疫、防御性咳嗽反射的生理功能。

六、食管的应用解剖生理

（一）食管的应用解剖

食管为一肌性管道，在环状软骨下缘，相当于第6颈椎水平，起于喉咽下端。食管分为颈段食管和胸段食管,走行随着颈、胸椎的曲度前后弯曲,因此食管镜检查时需要调整头位。食管有4个生理性狭窄:第一个狭窄即食管入口,在距上切牙约16cm处,是食管最狭窄处,是食管异物的好发部位,且入口后壁为薄弱区,食管镜检查时极易损伤此处。第二个狭窄由主动脉压迫食管左侧壁而成,位于距上切牙约23cm处。第三个狭窄为左侧主支气管压迫食管前壁所形成,位于第二狭窄下约4cm处。第四个狭窄是由食管通过横膈裂孔而成,位于距上切牙约40cm处。

(二) 食管的生理功能

食管的主要生理功能是作为摄入物质的通道,能将咽下的食团和液体运送到胃,并能阻止反流(有必要呕吐时除外)。食管具有分泌功能,但无吸收功能。食管壁黏膜下层有黏液腺分泌黏液,起润滑保护作用。食管下段黏液腺、混合腺更丰富,分泌更多黏液以保护食管黏膜免受反流胃液的刺激和损害。

第二节　耳鼻咽喉科疾病患者的护理评估

耳鼻咽喉科各器官之间,在解剖上相互沟通、生理上相互关联、病理上相互影响。耳鼻咽喉具有听觉、平衡觉、呼吸、嗅觉、吞咽、言语、发声等重要功能,且与免疫防御系统及味觉也关系密切。一个器官患病,可以累及多个器官,一旦患病,可影响患者的工作、生活和社交。因此,耳鼻咽喉科护士应树立整体观念,仔细观察分析患者的健康状况和疾病状态,密切配合医生,解决耳鼻咽喉科患者的健康问题,促使其康复。

一、耳鼻咽喉科疾病基本特征

耳鼻咽喉诸器官所处的位置特殊,具有孔小洞深的特点。相关疾病具有以下4个特征。

(一) 多伴有其他相邻疾病

耳鼻咽喉诸器官在解剖上相互沟通、生理上相互关联,因而疾病上也会相互影响。一个器官病变往往可累及多个器官,或多个器官同时患病。例如:急性鼻炎可并发中耳炎、咽炎、气管炎等。

(二) 与全身疾病相关

耳鼻咽喉诸器官与全身有着密切的联系。全身疾病可表现在耳、鼻、咽喉局部,耳鼻咽喉的疾病也常为全身性疾病的病灶。例如:急性扁桃体炎可并发急性肾炎、心肌炎、急性关节炎、风湿热等;高血压可引起鼻出血等。

(三) 易发生急重症且后果严重

由于耳鼻咽喉所处位置特殊,解剖结构"孔小洞深",在临床上易发生急症,有时甚至威胁生命,如鼻出血、呼吸道异物、喉阻塞等。若抢救不及时,则后果严重。因此,对这类患者要严密观察、积极治疗,同时做好健康宣教,使患者熟悉疾病的预防知识。

(四) 心理症状明显

耳鼻咽喉诸器官具有呼吸、发声、听觉、平衡等重要功能。一旦患病,容易影响患者的生活、工作、学习和人际交往等,容易导致患者烦躁、焦虑等不良情绪。因此,耳鼻咽喉科护士在接诊患者时要有很强的耐心和同理心。

二、耳鼻咽喉科患者的护理评估

(一) 健康史

1. 重点了解患者本次患病的原因、诱因、发病的起始情况和时间、主要症状和体征,包括疾病的发生发展、诊治经过和疗效。

2. 了解患者既往身体状况，有无全身性疾病如高血压、血液病、营养不良等，有无耳鼻咽喉口腔等邻近器官疾病，有无过敏史、外伤史、手术史等。

3. 了解患者有无家族类似病例，患者生活习惯、生活工作环境和职业情况，女性还应了解月经史和生育史。

（二）身体状况

1. 耳部常见症状

（1）耳痛：多为耳周和耳内疼痛，约占95%，多为炎症所致，如外耳道炎、急性中耳炎、外耳道疖、乳突炎等。约5%为牵涉性痛，如下颌智齿阻生、扁桃体炎等。婴幼儿耳痛时表现为哭闹、摇头、用手抓耳等。

（2）耳漏：指外耳道流出或积聚异常的分泌物，也称耳溢液。脓性或黏液性耳漏多见于急、慢性化脓性中耳炎；若脓液奇臭且呈豆渣样应考虑胆脂瘤型中耳炎；血性耳漏多见于外伤、中耳癌、外耳道乳头状瘤；外伤后见水样分泌物者应警惕脑脊液耳漏。

（3）耳鸣：指患者主观感觉耳内或头内有声音，但体外环境中并无相应声源，是听觉功能紊乱所致。耳聋患者常伴有耳鸣。传导性聋的耳鸣常为机器轰鸣的低音调，感音神经性聋的耳鸣常为蝉鸣的高音调。

（4）耳聋：指听觉系统的传音、感音功能异常所致听觉障碍或听力减退的现象。按病变部位分为传导性耳聋、感音神经性耳聋与混合性耳聋。外耳和中耳病变可表现为传导性聋；耳蜗、听神经及听觉中枢病变多为感音神经性聋。听觉是人们语言正常发展和人际交往的前提。学习语言前耳聋可导致聋哑。

（5）眩晕：是一种位置性或运动性错觉，主观感觉自身或周围物体发生运动，大多由外周前庭病变引起，表现为睁眼时周围物体旋转，闭眼时自身旋转，可因头位改变而加重，还常伴有耳鸣、听力下降、眼震以及恶心、呕吐、出冷汗等自主神经症状。

2. 耳部常见体征

（1）鼓膜充血：见于急性化脓性中耳炎早期、急性乳突炎等。

（2）鼓膜穿孔：见于鼓膜外伤，急、慢性化脓性中耳炎。

（3）鼓室积液：见于分泌性中耳炎。

3. 鼻部常见症状

（1）鼻塞：即鼻腔通气不畅，可表现为单侧或双侧鼻塞，间歇性、持续性、交替性或进行性加重，严重者会引起张口呼吸、鼾症、精神不振、记忆力下降等，影响工作和生活。

（2）鼻漏：指鼻内分泌物外溢，也称鼻溢液。病因不同，分泌物性状不同。水样鼻漏多见于急性鼻炎早期、变应性鼻炎、血管运动性鼻炎和脑脊液鼻漏；黏液性鼻漏见于慢性单纯性鼻炎；黏脓性鼻漏见于急性鼻炎的恢复期、慢性鼻炎和鼻窦炎等；血性鼻漏即鼻分泌物中带有血液，见于鼻及鼻窦炎症、外伤、溃疡、异物、肿瘤等。

（3）鼻出血：详见第八章第三节。

（4）嗅觉障碍：临床上嗅觉减退或丧失最为常见，还包括嗅觉过敏、嗅觉倒错及幻嗅。

（5）鼻源性头痛：是指因鼻部病变引起的头痛。其特点是：一般都有鼻部症状，如鼻塞、流脓涕等，且症状缓解后头痛也可缓解。这类头痛还有一定的时间规律。

4. 鼻部常见体征

（1）鼻黏膜充血、鼻甲肥大：见于急、慢性鼻炎，鼻窦炎。

（2）鼻黏膜干燥、鼻甲缩小：见于萎缩性鼻炎。

（3）鼻窦区压痛：见于炎症较重的急性鼻窦炎。

5. 咽部常见症状

(1) 咽痛：是咽部疾病最常见的症状。患者常因咽痛而不愿进食。可由急性咽炎、急性扁桃体炎、咽异物、咽外伤、咽肿瘤等因素引起，也可以是某些全身疾病(白血病)的伴随症状。

(2) 咽部感觉异常：咽部除疼痛之外的所有不适感觉，如咽干、咽痒、异物感、堵塞感、贴附及紧迫等异常感觉，常因此发"吭""喀"声或频频吞咽以消除症状。可由器质性或功能性因素引起。见于慢性咽炎、扁桃体肥大、咽角化症、肿瘤等。

(3) 吞咽困难：指难以吞咽或不能吞咽。可分为功能性、梗阻性和神经性 3 种。功能性吞咽困难多由咽痛引起，常见于急性咽炎、急性扁桃体炎；梗阻性吞咽困难常见于咽部或食管的异物或肿瘤；神经性吞咽困难常见于咽肌麻痹。

(4) 打鼾：指睡眠时因软腭、腭垂、舌根等软组织随呼吸气流颤动而产生的节律性声音。各种造成上呼吸道狭窄的疾病均可引起打鼾。某些全身性疾病如肥胖、内分泌紊乱等也可引起。

6. 咽部常见体征

(1) 咽部黏膜充血肿胀，咽后壁淋巴滤泡增生：见于急、慢性咽炎，急、慢性扁桃体炎等。

(2) 腭扁桃体肿大：见于急、慢性扁桃体炎，扁桃体生理性肥大等。

(3) 腺样体肥大：腺样体即咽扁桃体。腺样体肥大易影响呼吸道通气。

7. 喉部常见症状

(1) 声嘶：即声音嘶哑，是喉部疾病最常见症状。病因主要有炎症、息肉、小结、肿瘤、创伤、癔症等，其中炎症最为常见。

(2) 喉鸣：指由于喉或气管阻塞，患者用力呼吸，气流通过狭窄处产生振动而发出的特殊声音。常见原因有炎症、先天性喉部畸形、外伤、异物、双侧喉返神经麻痹、肿瘤、喉肌痉挛等。

(3) 吸气性呼吸困难：常见于喉部阻塞性疾病者。吸气时空气不易进入肺内，胸腔内负压增加，吸气时间延长，呼吸费力。

8. 喉部常见体征

(1) 四凹征：胸骨上窝、锁骨上窝、剑突下以及肋间隙软组织凹陷，临床上称为"四凹征"。常见于急性喉炎、急性会厌炎、喉异物、喉外伤、声带麻痹及喉癌等。

(2) 喉部黏膜充血肿胀：常见于急、慢性喉炎，喉外伤，喉异物等。

(3) 喉部新生物：常见于声带息肉、声带小结、喉囊肿、喉癌等。

(三) 心理 - 社会状况

1. 耳鼻咽喉疾病的发生与生活习惯、职业、环境因素相关，如长期吸烟、喝酒、吸入有毒粉尘或气体会引起慢性鼻炎、咽炎；职业用嗓者，如教师及演员易患喉炎、声带息肉或小结；长期生活或工作在噪声环境下易引起噪声性耳聋等。

2. 耳鼻咽喉关系到听力和发声功能，发病时易导致耳聋、声嘶等功能障碍，影响患者学习、工作、生活和社交，易使患者出现孤僻、多疑、烦躁等性格异常。

3. 耳鼻咽喉科很多疾病早期症状不明显，患者又缺少疾病相关知识，易忽视该病而延误诊治，导致疾病加重，治疗难度增加，治疗效果不理想。

(四) 耳鼻咽喉科常用检查

耳、鼻、咽、喉在解剖上具有孔小洞深、不能直视的特点，临床上需要有良好的照明条件和专门的检查器械才能进行检查。目前，各种内镜如鼻内镜、纤维喉镜、耳内镜等的广泛应用，扩大了直视范围，检查的清晰度也大大提高。

1. 耳鼻咽喉科检查设备

(1) 检查室的配置：检查室应配备检查桌、检查椅、转凳、额镜等；还需备有常用器械(图 6-15)；若条件允许，还需配备特殊器械，如纯音测听仪、声阻抗测听仪、耳鼻咽喉内镜系统、图像显示及处理系统等。额镜光源最好为 100W 白炽电灯泡。使用额镜，对光是最基本操作。检查者和受检者相对而坐,光源置于额镜同侧,调整镜面使之贴近眼部,保持瞳孔、额镜中央孔和受检部位处于同一条直线上,以便投射于额镜上的光线经反射后聚集于受检部位(图6-16),双眼同时睁开进行检查。

(2)敷料及药品:敷料有无菌纱布、棉片、棉球、凡士林纱条等。常用药品如3%过氧化氢溶液、75%乙醇、1%～3%麻黄碱生理盐水、1%～2%丁卡因、30%～50%三氯醋酸等。

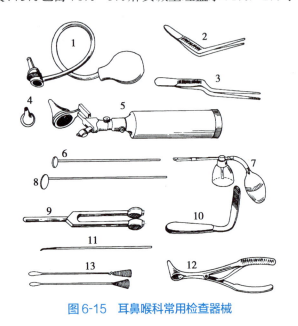

图6-15 耳鼻喉科常用检查器械　　　图6-16 额镜的使用与对光

2.耳鼻咽喉科检查法

(1)耳郭及耳周检查:注意耳郭的大小、形态、有无畸形,皮肤有无红肿、触痛,有无瘘管及赘生物等。耳郭有无牵拉痛,耳屏、乳突区有无压痛等。

(2)外耳道及鼓膜检查:戴额镜采用单手或双手检耳法。注意外耳道有无分泌物、耵聍、异物等。观察鼓膜正常解剖标志,有无充血,有无穿孔及穿孔部位、大小。

(3)咽鼓管功能检查:咽鼓管是调节中耳鼓室气压的重要结构,与许多中耳疾病的发生、发展和预后密切相关,常用的检查方法如下。

1)吞咽法:将两端带橄榄头的听诊管分别置入受检者和检查者外耳道口,嘱受检者做吞咽动作,咽鼓管功能正常时,检查者可听到轻柔的"咯哒"声。也可借助耳镜直接观察吞咽时鼓膜是否振动。

2)捏鼻鼓气法:基本原理同吞咽法。受检者捏鼻、闭口、用力呼气,咽鼓管通畅者,气体冲入鼓室,检查者可以从听诊器听到鼓膜的振动声,或经电耳镜观察到鼓膜的振动。该法通过咽鼓管的气流多于吞咽法。

波利策法和咽鼓管导管吹张法见第七章第二节"一、分泌性中耳炎患者的护理"。

(4)听力检查法:常用的有音叉试验、纯音测听和声导抗。

1)音叉试验:可初步判断耳聋的性质,是最常用的主观测听法之一。每套音叉由5个不同频率的音叉组成,即C_{128}、C_{256}、C_{512}、C_{1024}、C_{2048},常选用C_{256}及C_{512}的音叉进行检查。方法有:①林纳试验,即气骨导比较试验。将振动的音叉柄端置于受检耳鼓窦区测试骨导听力,待受检耳听不到音叉声时,立即将音叉臂置于距受检耳外耳道口1.0cm处测试气导听力。若又能听及,说明气导>骨导,记作(+)。若不能听及,则再敲击音叉,先测气导,不能听及后,再测骨导,若又能听及,表示骨导>气导,记作(-)。若气导与骨导相等记作(±)。②韦伯试验,即骨导偏向试验,用于比较受检者两耳骨导听力。将振动的C_{256}音叉柄端紧压颅面中线任何一点,请受检者仔细辨别音叉声偏向何侧，并以手指示之。记录时以"→"示所偏向的侧别，"="示两侧相等。③施瓦巴赫试验，即骨导比较试验，用于比较受检者与正常人的骨导听力。先测正常人骨导听力，当听不到声音时，迅速测受检者骨导听力；然后按同法先测受检者，后移到正常人。如受检耳骨导延长，以（+）表示，缩短则记为（−），（±）为两者相似，为正常。音叉试验结果分析见表6-1。

表6-1　音叉试验结果分析

试验方法	正常	传导性聋	感音神经聋
林纳试验	（+）	（−）（±）	（+）
韦伯试验	=	→患耳	→健耳
施瓦巴赫试验	（±）	（+）	（−）

2）纯音听力测试：是临床最为常用的客观听力检测法，可判断耳聋的程度、类型和病变部位。通过测不同频率听觉的最小声强值，并绘制纯音听力曲线来了解听力损失情况。

3）声导抗：可用来测试中耳传音系统，内耳、听神经以及脑干听觉通路的功能，也可识别耳聋的性质、病变的部位，还可对面神经瘫痪作定位判断。是临床常用的客观听力检查方法之一。

（5）前庭功能检查法：包括平衡功能检查及眼震检查两方面。

1）平衡功能检查：包括闭目直立检查法、指鼻试验、过指试验、行走试验、跟 - 膝 - 胫试验、姿势描记法及轮替运动等。

2）眼震检查：包括变位性眼震检查法、自发性眼震检查法和位置性眼震检查法等。

（6）耳部影像学检查法：包括颞骨岩部及乳突部 X 线摄片，颞骨 CT 及 MRI，是耳部疾病重要的辅助检查方法。

（7）外鼻检查法：注意观察外鼻有无畸形，皮肤有无红肿及色泽是否正常，触诊有无压痛、增厚、变硬，鼻骨有无骨折、移位或骨摩擦音等。

（8）鼻腔检查法

1）鼻前庭检查：受检者头稍后仰，检查者用拇指将其鼻尖抬起，左右推动，观察鼻前庭皮肤有无充血、红肿、溃疡、皲裂、疖肿、隆起及结痂，有无鼻毛脱落等。

2）前鼻镜检查：额镜对好光后，检查者左手持前鼻镜，先将前鼻镜两叶合拢，与鼻底平行缓缓伸入鼻前庭，但不可越过鼻阈。然后缓缓张开镜叶，依次检查鼻腔各部。右手变动受检者头位。按照下面 3 个检查头位顺序检查：先使受检者头位稍低（第一位置），由下至上观察鼻底、下鼻道、下鼻甲、鼻中隔前下部；再使受检者头后仰 30°（第二位置），检查中鼻甲、中鼻道、嗅裂和鼻中隔中部；最后使受检者头再后仰至60°（第三位置），观察鼻中隔上部、鼻堤、中鼻甲前端等。前鼻镜检查主要观察鼻甲的形态和鼻黏膜的色泽，鼻黏膜有无充血水肿、苍白、干燥及萎缩，鼻甲有无肥大，鼻腔有无息肉样变。注意鼻道有无分泌物及性质；鼻中隔有无偏曲、穿孔、出血、溃疡糜烂；鼻腔内有无新生物、异物等。必要时可用 1% 麻黄碱生理盐水收缩后再进行检查（图6-17）。检查完毕，取出前

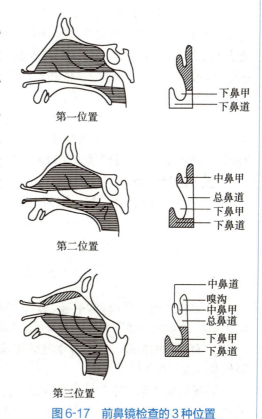

第一位置
下鼻甲
下鼻道

第二位置
中鼻甲
总鼻道
下鼻甲
下鼻道

第三位置
中鼻道
嗅沟
中鼻甲
总鼻道
下鼻甲
下鼻道

图6-17　前鼻镜检查的 3 种位置

鼻镜时，镜叶闭拢，以免钳住鼻毛。

（9）嗅觉检查法：嗅瓶试验，是最常用的方法。将樟脑油、煤油、香精、醋、水等分装于5个形状相同的褐色小瓶。嘱受检者用一侧鼻辨别，全部能辨别者为正常；部分能辨别者为嗅觉减退；全部不能辨别者为嗅觉丧失。

（10）鼻部影像学检查法：常用方法有鼻窦X线片、鼻窦CT、鼻窦MRI。CT和MRI检查能明确病变的范围、性质和程度，MRI更能提示颅内受侵的情况。

（11）口咽部检查法：用压舌板轻压患者舌前2/3处，嘱患者发"啊"音，依次检查双侧腭舌弓、腭咽弓、腭扁桃体、咽侧索及咽后壁等，观察软腭运动情况。部分患者咽反射较敏感，可用1%丁卡因溶液喷雾行咽喉表面麻醉后再检查。

（12）鼻咽部检查法：检查后鼻孔。受检者端坐张口，检查者左手持压舌板轻压舌部，右手持加温而不烫的间接鼻咽镜，从口角处插入并置于软腭与咽后壁之间，转动镜面，观察软腭背面、后鼻孔、咽鼓管咽口及圆枕、咽隐窝、鼻咽顶部及腺样体等（图6-18）。对咽反射较敏感者，可用1%丁卡因溶液喷雾行咽喉黏膜麻醉3～5分钟后再检查。

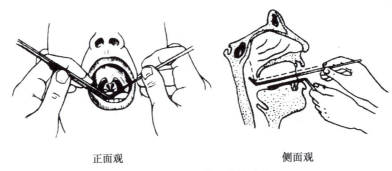

正面观　　　　　　　　侧面观

图6-18　间接鼻咽镜检查法

（13）喉部及喉咽检查法：首先观察喉体大小、位置以及是否对称，然后触诊有无触痛、肿胀、畸形，颈部有无淋巴结肿大等。喉咽部常用间接喉镜检查，方法简便，被检者端坐张口、伸舌，检查者左手用消毒的纱布将其舌前1/3轻轻向外下方牵拉，右手将加温后的间接喉镜放入咽腔，镜面朝下，嘱被检者间断发"依—依"音，注意观察喉咽及喉腔黏膜有无充血、溃疡、增厚、结节或异物等，同时应观察声带活动情况。

（14）纤维鼻咽镜、纤维喉镜检查法：适用于间接鼻咽镜、间接喉镜检查困难者，可在1%麻黄碱收缩鼻黏膜和1%丁卡因溶液喷雾表面麻醉下进行纤维鼻咽镜或纤维喉镜检查。该检查具有视野清晰、更直观、可拍摄图片、便于存档等优点，同时还可取活检或切除细小病变处。

（五）治疗要点

对症治疗，病因治疗，局部用药，保持鼻腔通畅，咽鼓管通畅。部分疾病药物治疗无效可选择手术治疗。

三、耳鼻咽喉科常用护理诊断

1.急性疼痛　耳痛、咽喉痛、鼻源性头痛等，与耳鼻咽喉诸器官的急性炎症、外伤、手术创伤、异物、肿瘤和神经反射等因素有关。

2.有感染的危险　与耳鼻咽喉的特殊解剖位置、各种慢性感染、异物、鼻腔通气引流障碍、外伤及手术创伤等因素有关。

3.感知觉紊乱　主要是嗅觉障碍、听觉障碍。嗅觉障碍与鼻部疾病如鼻甲肥大、鼻息肉、萎缩性鼻炎、鼻肿瘤等有关。听觉障碍与鼓膜穿孔、中耳炎、梅尼埃病、听神经瘤等有关。

4.舒适改变　耳鸣、眩晕、鼻塞、喷嚏、咽部不适等,与炎症、分泌物潴留、组织肿胀、鼻腔填塞等有关。

5.语言沟通障碍　与各种因素引起的听力下降有关,与闭塞或开放性鼻音、喉部病变、气管切开、全喉切除术后发音障碍等因素有关。

6.清理呼吸道无效　与鼻、咽、喉、气管炎症或异物,或手术后引起分泌物增多,且咳嗽咳痰困难等因素有关。

7.体温过高　与耳鼻咽喉的急性感染性炎症有关,如急性化脓性扁桃体炎、急性鼻窦炎、急性会厌炎、急性中耳炎及耳源性并发症等。

8.吞咽障碍　与炎症或异物引起的疼痛,以及异物、肿瘤引起的机械梗阻及气管插管等因素有关。

9.有窒息的危险　与喉部炎症、异物、肿瘤、外伤或气管异物,气管切开后痰液阻塞呼吸道等因素有关。

10.有受伤的危险　与听力下降、平衡功能失调、嗅觉障碍等不易察觉环境危险有关。

11.自我形象紊乱　与耳鼻咽喉各器官的畸形如鞍鼻、耳郭畸形有关,与耳鼻咽喉炎症引起的分泌物增多有关,与耳鼻咽喉手术后遗留的缺陷等有关。

12.焦虑　与担心耳鼻咽喉疾病的严重程度、预后、手术并发症,担心疾病影响学习、工作,担心医疗费用增加家庭经济负担等因素有关。

13.知识缺乏　缺乏耳鼻咽喉疾病的预防、治疗、保健以及自我急救和护理的知识与技能等。

第三节　耳鼻咽喉科常用护理操作技术与护理管理

一、耳鼻咽喉科常用护理操作技术

(一)外耳道清洁法

1.**目的**　耳部检查及治疗,尤其是鼓膜检查。

2.**用物准备**　耳镜、卷棉子、耳镊或盯聍钩、耳用小棉签及3%过氧化氢溶液等。

3.**操作方法**　患者取端坐位,将受检耳朝向操作者。盯聍碎屑用卷棉子清除,整块盯聍用耳镊或盯聍钩轻轻取出。外耳道内的分泌物用蘸有3%过氧化氢溶液的耳用小棉签清洗,然后用干棉签拭净。

4.**注意事项**　治疗操作时动作应轻柔,不可损伤外耳道皮肤和鼓膜。

(二)外耳道滴药法

1.**目的**　治疗外耳道、中耳疾病、软化盯聍。

2.**用物准备**　棉签、3%过氧化氢溶液、滴耳药及滴管。

3.**操作步骤**　患者取端坐位,用3%过氧化氢溶液清洁外耳道。嘱患者将患耳朝上,检查者向后上方牵拉耳郭,向外耳道内滴入药液3～5滴。鼓膜穿孔者可用手指按压耳屏数次,促使药液进入中耳腔。保持该体位5～10分钟。最后用棉签擦净溢出药液。

4.**注意事项**　药液温度应与体温相近,以免滴药后引起眩晕;药瓶及滴管口不能触及耳部,以免污染;应教会患者或家属滴药方法,使其能自行滴药。

(三)咽鼓管吹张法

详见第七章第二节中耳炎症患者的护理。

(四)鼓膜穿刺法

1.**目的**　治疗分泌性中耳炎,清除中耳积液或向鼓室内注药。

2. 用物准备　额镜、耳镜、斜面较短的 7 号针头、1ml 或 2ml 注射器、2% 丁卡因溶液、苯扎溴铵酊溶液、75% 乙醇棉球及消毒干棉球。

3. 操作步骤　用温水将丁卡因溶液、苯扎溴铵酊溶液适当加温。患者取侧坐位，患耳朝向操作者。操作者用苯扎溴铵酊溶液清洁、消毒耳周及外耳道皮肤、鼓膜。再向患耳滴入 2% 丁卡因溶液行鼓膜表面麻醉 10～15 分钟。左手固定耳镜，右手持注射器沿耳镜底壁缓缓进入外耳道，于鼓膜前下部刺入鼓室，"落空感" 明显。抽出中耳积液和 / 或注入治疗药物（图 6-19）。完毕后拔出针头，用消毒干棉球塞于外耳道口。

4. 注意事项　注意严格无菌操作，防止继发感染；穿刺不能过深，以免损伤听小骨或刺入蜗窗、前庭窗；刺入鼓室后，一定要固定好针头，以防抽液时针头顺势脱出。

（五）鼻腔滴药法

1. 目的　检查鼻腔，治疗鼻腔、鼻窦和中耳的疾病。

2. 用物准备　滴鼻药物、滴管或喷雾器、消毒棉球。

3. 操作步骤　嘱患者轻轻擤净鼻涕。患者取仰卧垂头位，肩下垫枕头或头悬于床头，头尽量后仰，使前鼻孔朝天。药瓶口或滴管口头距前鼻孔约 2cm，向每侧鼻腔滴入药液 3～5 滴，交替轻压鼻翼，使药液与鼻腔黏膜广泛接触。保持体位 5 分钟。坐起后用棉球擦拭流出的药液（图 6-20）。

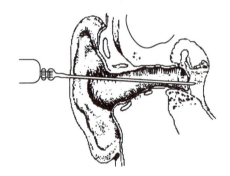
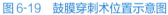
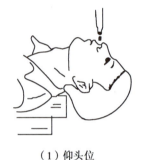
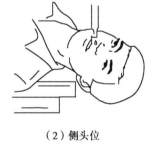

（1）仰头位　　　　（2）侧头位

图 6-19　鼓膜穿刺术位置示意图　　　　图 6-20　滴鼻法

4. 注意事项　药瓶口、滴管口或喷雾器不得触及鼻翼和鼻毛，以防污染；体位要正确，滴药后勿吞咽，以免药物进入咽部引起不适；教会患者或家属，以便其在家中自行滴药。

（六）鼻腔冲洗法

1. 目的　治疗萎缩性鼻炎干痂较多者或功能性鼻窦内镜手术后。

2. 用物准备　吊架、灌洗桶、接水器、橡皮管、毛巾、橄榄头及 500～1 000ml 温生理盐水。

3. 操作步骤　将灌洗桶、橡皮管和橄榄头连接好后，将桶内盛好温生理盐水，悬挂于距患者头顶约 1m 高度的吊架上；患者坐位或站立位，头向前倾，颌下放接水器；嘱患者张口自然呼吸，将橄榄头塞入一侧前鼻孔，打开夹子，使生理盐水注入鼻腔而由对侧前鼻孔流出，可将鼻腔内的分泌物或痂皮冲出；两侧交替进行，先冲洗堵塞较重的一侧；冲洗后，轻擤鼻排净残水，再用毛巾擦干面部。

4. 注意事项　鼻腔急性炎症者忌用鼻腔冲洗法；冲洗时不要讲话，以免发生呛咳；灌洗桶悬挂不宜过高，以免压力过大，将分泌物冲入咽鼓管及咽喉部。

（七）窦负压置换疗法

1. 目的　慢性化脓性全鼻窦炎的治疗。

2. 用物准备　吸引器、带橡皮管的橄榄头，换药碗，1% 麻黄碱滴鼻液、生理盐水及备用抗生素溶液等。

3. 操作步骤　嘱患者擤净鼻涕，取仰卧头低位，肩下垫枕头，头后仰与身体成直角，或头悬于床头；用1%麻黄碱收缩鼻腔黏膜；向治疗侧鼻腔滴入生理盐水并适当配入抗生素等治疗药物的混合液2～3ml；将与吸引器相连的橄榄头塞入治疗侧前鼻孔，用手指压紧另一侧鼻孔，并令患者连续发"开"音，同步开动吸引器。每次持续1～2秒，重复6～8次（图6-21）。同法治疗对侧。

4.注意事项　急性炎症期、鼻出血或有局部和全身出血倾向、鼻部肿瘤、鼻手术伤口未愈、高血压等忌用鼻窦负压置换疗法；负压吸引时间不宜过长，压力不宜超过180mmHg（24kPa），以免出现真空性头痛或出血。

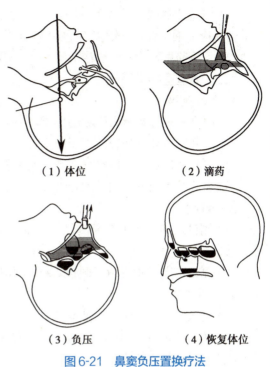

（1）体位　　　　　（2）滴药

（3）负压　　　　（4）恢复体位

图6-21　鼻窦负压置换疗法

（八）咽部涂药法及吹药法

1.目的　各种类型咽炎的治疗。

2.用物准备　压舌板、咽喉卷棉子或长棉签，喷粉器及各种治疗用药，如20%硝酸银、2%碘甘油、吹喉散或冰硼散等。

3.操作步骤　嘱患者取坐位，张口平静呼吸，使口咽部完全放松；操作者左手用压舌板轻轻将舌背压低，充分暴露咽部；右手用长棉签或卷棉子将药液直接涂抹于咽黏膜病变处，或嘱患者用纱布将舌外拉，操作者用喷粉器直接喷于咽部。

4.注意事项　棉签上的棉花应缠紧，以免脱落；所蘸取药液（尤其是腐蚀性药液）不可过多，以免流入喉部造成黏膜损伤；嘱患者涂药后尽量不要吞咽，也不要咳出。

二、耳鼻咽喉科护理管理

（一）门诊护理管理

1.诊室准备

（1）诊室清洁并开窗通风。

（2）检查并添补各种药品、敷料及器械，备好办公用品，按固定位置摆放好，并做好门诊各项登记工作。

（3）准备好洗手液、消毒液和污物桶，各种消毒液配制应符合规定，定点放置，标记清楚，做好酒精灯的安全管理。

2.分诊患者，协助医生检查

（1）安排好就诊顺序，填好病历首页各项内容，做好分诊工作。对急重患者如呼吸困难、外伤、鼻出血、耳源性颅内并发症等应立即就诊，并迅速准备好急救药品和器材，配合医生救治患者。

（2）与耳聋患者沟通，采用笔谈，避免喧哗。

（3）对婴幼患儿，检查时协助医生固定其头部。

（4）遵医嘱进行各项门诊治疗操作或协助医生进行门诊手术。

3.开展卫生宣传及健康指导

（1）利用壁报、电视等形式，宣传耳鼻咽喉科常见病的预防、预后及保健等知识。

（2）指导患者或家属药物的使用方法及自我护理，监测药物的不良反应及疾病的并发症。

（3）预约患者复诊的时间。

4.诊治结束后诊室管理

（1）用过的器械应及时消毒、保养。一般检查器械洗净擦干，消毒灭菌；对不常用或精细贵重的器械应搽油保存；一次性物品则按要求分类，集中处理。

（2）下班前做好诊室的清洁消毒工作，关好门窗，切断电源。

（二）隔音室护理管理

1.管理制度

（1）隔音室是进行听力检测的场所，应有专职护士与技术人员共同管理。

（2）隔音室内环境噪音的声压级应符合国家标准（GB7583—87）的要求。

（3）隔音室应保持室内空气清新，物品整洁，注意防潮。

（4）备好检查及办公用品如音叉、纯音听力计、声导抗仪和结果记录单等。

2.操作要求

（1）测试前向受检者解释测试的目的、过程及配合方法。婴幼儿应根据年龄及检测目的选择合适的测试方法。

（2）测试前嘱受检者取下眼镜、头饰、耳环及助听器等物品，并清洁外耳道，调整耳机位置，保持外耳道通畅。

（3）测试中尽量使受检者坐得舒适，避免说话、吞咽及清鼻等动作，保持安静。

（4）测试结束后，详细记录、整理检查结果并及时送交医生。

（三）手术前后护理

1.术前护理

（1）心理护理：针对患者担心疾病预后而出现焦虑、紧张、恐惧，应耐心解释手术治疗的必要性及重要性，给予正确疏导，直观介绍手术方式、术中配合及注意事项等。

（2）排除禁忌证：若发现患者感冒、发热、腹泻、全身感染或月经来潮等情况要及时通知医生治疗或延期手术。

（3）做好手术区皮肤准备，剃须、剪鼻毛或耳毛、上颌窦穿刺冲洗、漱口等。患者做好个人卫生，如术前一天淋浴、洗头及更换清洁衣裤。按要求术前禁食，全麻者术前至少禁食 6 小时。过度紧张者可遵医嘱给予镇静剂。

（4）手术日晨起测生命体征并记录。进入手术室前，遵医嘱给予术前用药；嘱患者排空大、小便，摘下发夹、义齿、眼镜、首饰、手表等；准备好手术需要的物品，如病历、X 线片、CT 片、MRI 片、药品等。

2.术后护理

（1）体位护理：根据不同手术和不同麻醉方式采取不同的体位，如全麻者采取去枕平卧位，头偏向一侧，并按全麻术后护理；乳突手术一般采取侧卧位，术耳朝上；鼻部手术一般采取半卧位；扁桃体手术取平卧或半卧位等。

（2）饮食护理：经口或鼻腔进路手术者局麻后 2 小时、全麻术后 6 小时可进凉的流质饮食，逐渐过渡到半流质和普食；非口鼻进路者局麻术后 2～3 小时、全麻术后 6 小时可进食半流质，3～5 天酌情改为普食。

（3）病情观察：定时监测生命体征，了解手术情况，如有呼吸困难、出血、呕吐、渗液、敷料脱落及局部红肿热痛等情况应及时通知医生并给予适当处理。

（4）教会患者或家属使用滴鼻剂、滴耳剂、含漱液。做好患者伤口护理，气管切开者应保持气管套管通畅。

（5）及时执行术后各项医嘱，对出院患者应做好该病的预防、保健康复知识宣传，并嘱出院后定期随访。

第四节　耳鼻咽喉卫生保健

耳鼻咽喉卫生保健是指根据耳鼻咽喉疾病发生、发展和预后的规律,采取措施来预防和控制耳鼻咽喉疾病。耳鼻咽喉科护士应以"预防为主,防治结合"的工作方针,认真做好耳鼻咽喉卫生保健工作,加强宣传及健康教育,逐步提高人们的耳鼻咽喉卫生保健素养。

一、上呼吸道保健

上呼吸道是气体进出的门户,极易遭受病毒、细菌、各种理化因素等有害物质的侵害而引起各种急、慢性炎症甚至全身病变。加强上呼吸道的保健必须做到以下几点:

1. 锻炼身体　有条件者提倡冷水洗脸或冷水浴,加强锻炼,增强体质,从而提高身体抵抗力。注意劳逸适度。

2. 合理饮食　改善饮食结构,少吃辛辣刺激食物,戒烟酒。

3. 改善生活工作环境　注意房间通风,保持室内空气新鲜;加强厂矿管理,控制有害物质的排放,减轻环境污染。

4. 加强职业防护　空气污染车间应做好防尘处理,工人工作时应戴防护口罩或防护面具,做好自身防护;对从事粉尘或有害化学气体工作人员,进行卫生宣传教育,提高自身防护能力;定期体检,一旦发现职业性疾病应及时治疗或更换工作。

5. 感冒流行期间,应注意消毒隔离,避免与患者密切接触,外出戴口罩或尽量不出入公共场所;多喝温开水,加强营养,注意休息;寒冷季节或气温骤变时,注意衣着适宜。

二、嗓 音 保 健

嗓音是进行语言沟通的前提,保护嗓音,使发声器官功能良好,具有重要意义。嗓音保健可采取以下措施:

1. 正确发声,避免大声叫喊、哭闹,特别是职业用声者、青少年变声期,更要注意合理正确用嗓。

2. 养成良好生活习惯,如多饮温开水,保持喉部湿润,特别是长时间用嗓时可以降低声带的摩擦力;保持充足的睡眠,适当的运动,以确保良好的声带弹性。

3. 改善不良生活习惯,避免吃辛辣刺激性食物如辣椒、浓茶、咖啡等,忌烟酒。

4. 积极预防和治疗呼吸道疾病,避免粉尘和有害气体的刺激,以保护发声器官。

三、听 力 保 健

听觉是人们接受信息的主要途径。听力常因耳部疾病、噪声、药物等受到损害,听力下降会影响人们的生活、学习、工作和社交。学语前听力下降可引起语言障碍。为提高人们听力保健水平,预防耳聋的发生,应该做到:

1. 优生优育,杜绝近亲结婚,加强孕产妇的保健,积极防治妊娠期疾病,避免或减少新生儿耳聋的发生;推广新生儿听力筛查,尽早发现婴幼儿耳聋、尽早治疗、尽早做听觉言语训练。

2. 避免头部外伤,更不可掌击耳部,戒除挖耳的不良习惯,洗头、洗澡、游泳时防止呛水或水流入耳内。

3. 加强环境保护,降低环境噪声,规范防护措施,避免长时间使用耳机。

4. 有耳毒性药物致聋家族史者，应当主动告知医生。

5. 严格掌握耳毒性药物的适应证，避免使用可能损害听力的药物，必须使用时，用药期间应加强听力检查，一旦出现听力受损征兆，立即停药。

四、耳聋的防治与康复

耳聋是听力不同程度下降的总称。按病变的性质，耳聋可分为器质性聋和功能性聋。前者按病变位置又可分传导性聋、感音神经性聋和混合性聋；后者又称精神性聋或癔症性聋。若 2 岁前双耳重度听力下降，会影响到语言学习，成为聋哑人。因此，耳聋的防治与康复十分重要。

（一）耳聋分级

我国根据国际通用的耳聋分级标准，以 500Hz、1 000Hz、2 000Hz 的平均听阈为准，将耳聋分为 5 级（表 6-2）：

表 6-2　耳聋分级与临床表现表

耳聋分级	听力损失（单耳）	听力下降表现
轻度聋	26～40dB	听低声说话有困难
中度聋	41～55dB	听正常说话有困难
中重度聋	56～70dB	需大声说话才能听清
重度聋	71～90dB	耳旁高声呼喊才能听清
全聋	90dB 以上	耳旁大声呼喊都听不清

（二）耳聋的防治

1. 预防　耳聋的预防即听力保健，比治疗更有效、更重要。

2. 治疗　耳聋的治疗重在积极治疗各种耳部疾病，早发现、早诊断、早治疗听力下降，尽量保存并利用残余听力；必要时采取手术治疗，以恢复或重建听力。

（三）耳聋的康复

1. 选配助听器　助听器是一种帮助聋者利用残余听力听取声音的扩音装置，是一种提高听力最简单实用的方法，已成为耳聋康复的重要手段。适用于有残余听力、治疗无效、病情已稳定的耳聋患者。

2. 植入电子耳蜗　电子耳蜗即人工耳蜗，是目前帮助极重度耳聋者获得听力的良好工具。2 岁前植入电子耳蜗，可避免形成聋哑人。电子耳蜗可提高患者生活质量。

3. 听觉言语训练　言语康复训练是利用残余听力，借助助听器，培养耳聋者的聆听习惯和声音辨别能力，是恢复耳聋者听力和语言的重要环节。听觉和语言训练应相互补充，尽早开始，持之以恒，从而逐渐形成正常语音，达到聋而不哑的目的。

（杨明福）

？　复习思考题

1. 试述窦口鼻道复合体的解剖概念及临床意义。

2. 小儿咽鼓管的解剖有何特点？

3. 耳鼻咽喉科患者手术前后有哪些护理常规？

4. 试述耳聋的防治和康复？

ER-6-3

扫一扫，测一测

第七章　耳科患者的护理

ER-7-1
PPT课件

学习目标

　　掌握分泌性中耳炎,急、慢性中耳炎,梅尼埃病等疾病的概念、常见护理问题、临床特点和护理措施。熟悉耳科常见病患者的护理评估、治疗原则。了解耳科常见病的病因病机及专科新进展。

ER-7-2
知识导览

　　耳科常见病症主要是炎症。外耳道炎分为弥漫性和局限性两种,而局限性炎症是通常所指的外耳道疖肿。中耳疾病主要有分泌性中耳炎、急性化脓性中耳炎、慢性化脓性中耳炎。其中耳源性并发症是耳科常见的危急症。

第一节　外耳道炎及鼓膜外伤患者的护理

案例分析

　　患者,女,32岁。在家自行掏耳后出现耳痛、耳胀,遂急诊入院,查见:外耳道少许血痂,鼓膜充血,鼓膜边缘有一小孔。初诊:鼓膜外伤。

请思考:

1. 鼓膜外伤的治疗原则有哪些?
2. 对该患者采取的具体护理措施有哪些?
3. 如何预防鼓膜外伤?

一、外耳道炎患者的护理

(一)概述

　　外耳道炎是指由细菌感染引起的外耳道皮肤或皮下组织的弥漫性炎症,因此又称弥漫性外耳道炎。本病常见于成年人。临床上分急、慢性两类,多发于夏、秋两季。若为局限性外耳道炎,即外耳道疖肿,为外耳道软骨部毛囊或皮脂腺急性化脓性感染。常见病原菌为金黄色葡萄球菌,其次为链球菌、铜绿假单胞菌和变形杆菌等。

(二)护理评估

　　1.健康史　询问患者有无游泳时耳内进水,有无挖耳等不良习惯,有无糖尿病或是否是过敏性体质。

　　2.身体状况

　　(1)弥漫性外耳道炎:常由挖耳损伤皮肤、游泳时外耳道进水、化脓性中耳炎脓液刺激等引起。急性期外耳道疼痛、灼热,可流出少量分泌物。检查有耳屏压痛及耳郭牵拉痛,耳周淋巴结肿痛,外耳道皮肤弥漫性红肿,严重者分泌物较多,可使外耳道变狭窄。慢性期主要为外耳道发痒,检查见外耳道分泌物积存,皮肤增厚、脱屑、结痂,甚至外耳道狭窄。

(2)外耳道疖:是外耳道皮脂腺和皮肤毛囊的局限性化脓性炎症,早期表现为耳痛剧烈,张口时加重,并放射至同侧头部。常伴全身不适,体温升高。疖肿较大时,可伴耳鸣耳闷。检查有耳屏压痛及耳郭牵拉痛,外耳道软骨部局限性红肿,触痛明显。疖肿成熟则局部皮肤变软,溃破后流出少量脓血。

3.心理-社会状况   患者因耳痛、发热等影响睡眠及食欲,容易导致烦躁不安或焦虑、恐惧心理,影响工作、学习,导致效率下降等。

4.辅助检查   血常规检查以白细胞计数、中性粒细胞升高为主;必要时可行脓液细菌培养和药敏试验。

5.治疗要点   局部控制感染,止痛、止痒,积极治疗原发病,必要时全身使用抗生素,疖成熟后可切开排脓。

(三)主要护理问题/医护合作性问题

1.疼痛:耳痛   与炎症感染刺激及皮肤张力增大有关。

2.体温过高:发热   与炎症引起全身反应有关。

3.焦虑   与耳痛、发热有关。

4.知识缺乏:缺乏外耳道炎防治知识。

(四)护理措施

1.一般护理

(1)戒烟酒,忌食辛辣刺激性食物,保持大便通畅。

(2)外耳道有分泌物时用3%过氧化氢溶液清洗,并放置无菌纱条,污染后随时更换,保持外耳道清洁干燥。

2.用药护理

(1)急性者遵医嘱应用抗生素控制感染,早期可局部热敷或做超短波透热等理疗。疼痛剧烈时可服用镇痛药缓解疼痛。

(2)局部未化脓时用1%~3%酚甘油或10%鱼石脂甘油滴耳,用以消炎止痛。

(3)慢性者可用抗生素与糖皮质激素类合剂、霜剂或糊剂局部涂敷,不宜涂太厚。慢性重症者,必要时可口服小剂量糖皮质激素。耳痒严重者,影响到睡眠,可遵医嘱应用镇静剂,如地西泮睡前服,每次2.5mg。

3.手术护理   疖肿成熟后应及时挑破脓头或切开引流,用3%过氧化氢溶液清洁。

4.心理护理   向患者解释病情,消除其紧张心理。

5.健康指导

(1)加强健康知识宣传教育,纠正不良挖耳习惯。

(2)洗头、游泳时,对入耳的污水应及时拭净。

(3)保持外耳道清洁、干燥,及时清除或取出耵聍或外耳道异物,操作时注意勿损伤外耳道。

二、鼓膜外伤患者的护理

(一)概述

鼓膜外伤是指鼓膜因受到直接或间接的外力冲击而破裂。临床上以伤后剧烈耳痛、耳鸣、外耳道有少量出血为特点,常伴听力下降。

直接外力损伤:如发夹、火柴杆等挖耳刺伤鼓膜;间接外力损伤:如爆破,鞭炮,掌击耳部,高台跳水、潜水等;另外还可见于医源性损伤:如耵聍取出,外耳道异物取出等。

（二）护理评估

1．健康史　询问患者有无相关致病因素。

（1）有无用硬物挖耳，有无取耵聍或外耳道异物时不慎损伤鼓膜。

（2）有无昆虫进入外耳道导致鼓膜穿孔。

（3）有无掌击耳部、高台跳水、放鞭炮、爆破、潜水等造成外耳道空气压力急剧升高。

（4）有无颞骨纵向性骨折。

2．身体状况

（1）症状：受伤时鼓膜破裂后，突感剧烈耳痛，随后可伴有耳鸣、耳闭塞感和听力下降，可伴有耳道少量出血。气压损伤还可伤及内耳而出现恶心、眩晕或混合性耳聋，严重外伤者可伴有昏迷、脑脊液耳漏等症状。

（2）体征：外耳道内有少许鲜血，鼓膜呈不规则形状或小孔状新鲜穿孔。穿孔边缘有少量血迹。听力检查患耳出现轻、中度传导性耳聋。颅脑损伤患者若出现外耳道流血水样液体应高度警惕脑脊液耳漏。

3．心理－社会状况　患者受伤时突感剧烈耳痛，随后可伴有听力下降，耳鸣、外耳道少量出血。间接外力可通过听骨链传至内耳，出现恶心、眩晕。患者常感焦虑不安，甚至恐惧。

4．辅助检查　遇疑似病例可借助耳内镜检查明确诊断。纯音听力计检查听力曲线呈传音性耳聋，内耳损伤时听力呈混合性耳聋。怀疑颞骨骨折者应行颅底X线、CT等影像学检查。

5．治疗要点　禁止洗耳、滴耳，保持外耳道干燥，预防感染，促进愈合，防止并发症。

（三）主要护理问题/医护合作性问题

1．疼痛：耳痛　与鼓膜损伤有关。

2．感知紊乱：耳鸣、听力减退、眩晕　与鼓膜穿孔或内耳损伤有关。

3．组织完整性受损　与耳外伤或鼓膜穿孔有关。

4．有感染的危险　与鼓膜破裂处理不当有关。

5．知识缺乏：缺乏耳部保健方面的知识。

（四）护理措施

1．一般护理

（1）禁止洗耳、滴耳。勿用力擤鼻，避免感冒。外耳道的异物或血迹可用小棉签小心清除，外耳道口可放一个乙醇或消毒棉球，以防止外界污物进入中耳。

（2）有眩晕者，应卧床休息，给予半流质清淡饮食，注意行动安全，以防摔伤。

2．对症护理　耳痛特别明显时，遵医嘱口服镇痛药。

3．用药护理　遵医嘱给予敏感抗生素3～7天，防止继发感染。

4．病情观察

（1）单纯鼓膜穿孔，伤后3～4周多自然愈合，此时重点观察伤耳是否耳痛加重或伴有脓性分泌物，有无发热等。若鼓膜感染，外耳道可见积脓，则按急性化脓性中耳炎处理。

（2）注意观察耳鸣、听力下降等症状是否改善，如有异常，则向医生报告并协助处理。

5．手术护理　较大而不能自愈的穿孔可行鼓膜修补术。

6．心理护理　向患者耐心解释病情，减轻焦虑情绪，鼓励患者积极配合治疗和护理。

7．健康指导

（1）加强卫生宣传，介绍鼓膜外伤的预防知识。禁用火柴梗、发卡等锐器挖耳，戒除挖耳不良习惯。如有耵聍栓塞影响听力，可到医院处理。如遇打雷或其他巨大响声，应立即张口，以保证鼓膜两侧压力平衡。可用棉花、手指堵塞耳道口，有保护作用。跳水或潜水时要注意保护双耳。

（2）鼓膜穿孔患者应注意预防感冒、防止外耳道进水，以免继发感染。

（3）嘱患者1个月内定期复查，便于了解伤口愈合情况。

第二节　中耳炎症患者的护理

一、分泌性中耳炎患者的护理

案例分析

　　患儿，女，8岁。自述右耳耳鸣、耳闷胀不适伴听力下降3天。患儿1周前患感冒，出现鼻塞、流鼻涕症状，自行服用感冒药物后仍鼻塞，3天前出现耳鸣、耳鼻塞感，为求诊治遂入院。专科检查见：右外耳道无明显充血，鼓膜周边部及锤骨柄充血明显，光锥弥散，鼓膜中央见一液平面。左耳无异常。初诊：分泌性中耳炎（右耳）。

请思考：

1. 致该患者分泌性中耳炎的病因是什么？

2. 分泌性中耳炎的治疗原则是什么？

3. 分泌性中耳炎的护理要点有哪些？

（一）概述

　　分泌性中耳炎是一类以中耳鼓室积液和传导性耳聋为主要特征的中耳黏膜非化脓性炎症。本病青少年发病率相对较高，是青少年耳聋的最常见原因，冬、春季节多发。临床上按病程长短可分为急性和慢性。

　　本病病因及发病机制复杂，目前看来与多种因素有关：一般认为本病的基本病因为咽鼓管功能障碍，包括机械性阻塞，如急性鼻炎、腺样体肥大、鼻咽部填塞、肿瘤等；功能障碍，如腭裂、软腭麻痹、气压改变等，使咽鼓管咽口不能正常开放，外界气体不能进入中耳，鼓室内原有气体逐渐被黏膜吸收而形成负压，引起鼓膜内陷，以及黏膜血管扩张、通透性增强，出现鼓室积液。急性上呼吸道炎症时，一些低毒性的细菌进入中耳腔，引起中耳黏膜炎症，继而导致中耳积液。另外，变态反应可刺激中耳腔黏膜下腺体的分泌，使咽鼓管黏膜肿胀，导致鼓室积液。

（二）护理评估

1. 健康史　询问患者发病前是否感冒，是否有鼻炎、鼻窦炎、腺样体肥大、中耳感染等。

2. 身体状况

（1）症状

1）耳闷与听力下降：多有耳内闭塞或堵塞感，按压耳屏后暂时减轻。急性期多为感冒后出现听力减退，变动头位时，因积液离开蜗窗，听力可暂时好转，但有自听增强感。慢性者以渐进性耳聋为主，因积液黏稠，变动头位，听力无改善。若为单耳发病，小儿患者可长期不被察觉，体检时才被发现。小儿患者就诊多因家长发现小儿对声音反应迟钝，注意力不集中，学习成绩下降等。

2）耳痛：急性者可有轻微耳痛，慢性者耳痛不明显。

3）耳鸣：多为低音调，呈间歇性，如"噼啪"声、"嗡嗡"声及流水声等。当捏鼻鼓气或打哈欠时耳内可出现气过水声。

（2）体征：急性期鼓膜松弛部或紧张部充血，慢性者鼓膜增厚、混浊、钙化、萎缩，呈灰白色；鼓膜内陷，表现为光锥缩短、变形或消失，锤骨柄向后上移位，锤骨短突明显外突；鼓室积液时，鼓膜失去正常光泽，可以透过鼓膜见到液平面。

3. 心理 - 社会状况　小儿若单耳患病，可长期不被察觉，体检时才被发现。或小儿常因对声音反应迟钝,注意力不集中而由家长领来就医。可因耳鸣、耳闷胀感及听力下降而产生焦虑心理。慢性中耳炎患者因病程长,病情易反复而出现焦躁和失望,甚至对治疗失去信心。

4. 辅助检查

(1)听力检查:音叉试验和纯音听阈测试示传导性耳聋;声导抗测试对诊断有重要价值,平坦型(B 型)是分泌性中耳炎的典型曲线,负压型(C 型)提示鼓室负压、咽鼓管功能不良,其中部分鼓室有积液。

(2)鼓膜穿刺:可抽出积液。

(3)影像学检查:小儿可行 X 线头部侧位片检查,了解腺样体是否肥大。

(4)鼻咽部检查:成年人单侧鼓室积液,应详细检查鼻咽部,以排除鼻咽癌。

5. 治疗要点　　根除病因,清除中耳积液,改善咽鼓管通气功能。

(三)主要护理问题/医护合作性问题

1. 感知紊乱:听力下降　　与中耳负压及积液有关。

2. 舒适改变:耳鸣、耳痛、耳堵塞感　　与咽鼓管阻塞、中耳积液有关。

3. 知识缺乏:缺乏与本病有关的治疗和护理方面的知识。

(四)护理措施

1. 一般护理　　指导患者清淡饮食,进食易消化食物,忌辛辣食物及忌酒。

2. 病情观察　　密切观察患者的耳痛、耳鸣等有无加重;观察鼓膜穿刺或鼓膜切开术患者,术中、术后有无眩晕或继发感染,如果发现异常,应及时报告医生并协助处理。

3. 用药护理

(1)遵医嘱全身应用适当的抗生素及糖皮质激素,以控制感染,并注意药物疗效及不良反应。

(2)可选择 1% 麻黄碱可的松溶液及抗生素滴鼻液交替滴鼻,收缩鼻腔黏膜,促进炎症吸收,以保持鼻腔及咽鼓管通畅,改善中耳通气。

4. 对症护理　　改善咽鼓管通气功能。急性炎症期过后,采用捏鼻鼓气法、波氏球法(图 7-1)或咽鼓管导管吹张法(图 7-2)行咽鼓管吹张,保持咽鼓管通畅,也可经导管向咽鼓管咽口吹入泼尼松龙等药物。

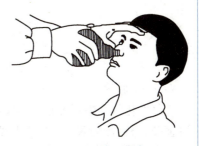

图 7-1　波氏球法

5. 手术护理　　经治疗鼓室积液未消退者,可行鼓膜穿刺抽液。多次穿刺无效,病情反复发作者,应行鼓膜切开术或鼓膜置管术,以清除中耳积液,改善通气引流。

(1)鼓膜穿刺:通过鼓膜穿刺抽出积液,选用针尖斜面短的长针头,经鼓膜前下或后下方穿刺,抽出积液后,可注入糖皮质激素或 α- 糜蛋白酶。

(2)鼓膜切开:积液黏稠者,鼓膜穿刺不能将积液吸净者,或经反复穿刺,积液又迅速生成、聚积时,可行鼓膜切开术,清除中耳积液。

(3)鼓膜置管:凡病情迁延不愈,或反复发作者,可行鼓膜切开,清除积液后置一通气管,以改善中耳的通气。

6. 健康指导

(1)及时治疗上呼吸道感染,加强身体锻炼,预防感冒。

(2)积极治疗鼻、鼻咽及邻近器官等的原发疾病。

(3)指导患者正确的擤鼻、滴鼻方法。嘱鼓膜置管带管者禁止游泳。

(4)加强宣传,提高家长和教师对本病的认识,对 10 岁以下儿童定期进行声导抗筛选试验,争取早发现、早治疗该病。

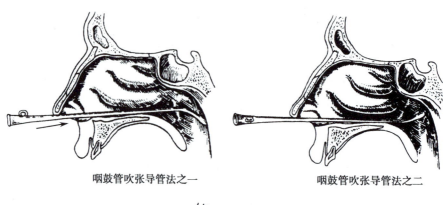

咽鼓管吹张导管法之一　　　　　咽鼓管吹张导管法之二

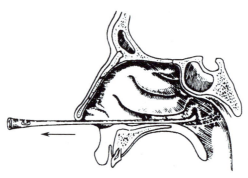

咽鼓管吹张导管法之三

图7-2　咽鼓管导管吹张法

二、急性化脓性中耳炎患者的护理

（一）概述

急性化脓性中耳炎是由细菌感染引起的中耳黏膜的急性化脓性炎症。诱因常为急性上呼吸道感染、急性传染病。好发于儿童，常继发于上呼吸道感染，冬、春季多见。

常见致病菌为肺炎球菌、流感嗜血杆菌、溶血性链球菌、葡萄球菌等。

常见的感染途径有：咽鼓管途径（最常见），如上呼吸道感染时用力擤鼻，游泳时呛水，给婴幼儿哺乳时呛奶，可致呼吸道黏膜表面的致病菌沿咽鼓管进入鼓室；外耳道途径，如鼓膜外伤处理不当，当鼓膜穿孔时，皮肤黏膜表面的细菌可沿外耳道经穿孔的鼓膜进入鼓室；偶尔可见血行感染，即身体某处的化脓性病灶的细菌经血液循环进入鼓室。

（二）护理评估

1．健康史　询问患者是否有上呼吸道感染、鼓膜外伤、传染病史。是否近期进行过咽鼓管吹张、鼓膜穿刺或置管等治疗。了解哺乳姿势、擤鼻习惯是否正确。

2．身体状况

（1）症状

1）全身症状：可有发热、畏寒、食欲减退等，儿童尤为显著，哭闹不安，常伴呕吐、腹泻等消化道症状。小儿鼓室顶壁的岩鳞裂尚未闭合，感染后可以向颅内扩散并引起高热、惊厥、嗜睡等表现。鼓膜穿孔后，体温逐渐下降，全身症状亦明显减轻。

2）耳痛：耳深部痛，呈搏动性跳痛或刺痛，可向同侧头部或牙齿放射；儿童常哭闹不安、用手抓耳。鼓膜穿孔后，耳痛顿减。

3）听力减退及耳鸣：初期有明显耳闷、耳鸣及听力减退，穿孔后听力减退可部分恢复。

4）流脓：鼓膜穿孔后中耳腔内有液体流出，初为脓血样，后变为黏脓性。

（2）体征：早期鼓膜呈弥漫性充血、肿胀，向外膨出，正常解剖标志不清。鼓膜穿孔后有脓性分泌物从中耳腔溢出，小穿孔时，可见脓液从穿孔处搏动性流出，形成闪烁亮点，类似闪烁的灯塔，故称"灯塔征"。乳突部可有轻微压痛。

3．心理－社会状况　患者常因剧烈耳痛、发热等症状及担心鼓膜穿孔不能治愈、听力减退不能恢复而表现出焦虑心理、烦躁不安，小儿则哭闹不止。

4．辅助检查

（1）听力检查：多为传导性耳聋。

（2）血常规检查：白细胞总数及多形核白细胞均增加。

5．治疗要点　以控制感染、通畅引流、去除病因为主要治疗原则。

（三）主要护理问题/医护合作性问题

1．急性疼痛：耳痛　与中耳急性化脓性炎症刺激有关。

2．体温过高　与中耳急性化脓性炎症有关。

3．感知紊乱：听力下降　与中耳负压及积液有关。

4．舒适改变：耳痛、耳鸣、耳堵塞感　与中耳急性化脓性炎症和积液有关。

5．知识缺乏：缺乏急性化脓性中耳炎的防治知识。

6．潜在并发症：急性乳突炎、耳源性脑膜炎。

（四）护理措施

1．一般护理　注意休息，进食易消化食物，多吃水果蔬菜，忌食辛辣刺激性食物，戒烟酒，保持大便通畅。

2．对症护理　高热者，多饮水，采用物理降温或遵医嘱给予药物降温，严重者给予补液支持疗法，使体温下降至正常范围。

3．病情观察　注意观察体温变化，脓液量和性质，如出现持续高热不退、剧烈头痛、乳突区红肿、眩晕及呕吐等，应高度警惕耳源性并发症的发生，并及时向医生汇报和协助处理。

4．用药护理

（1）遵医嘱全身使用足量而有效的抗生素，一般可用青霉素类、头孢菌素类等药物，注意观察药物疗效及不良反应。疗程一般10天左右，或耳流脓停止后继续用药5～7天。

（2）鼓膜穿孔前，用2%酚甘油滴耳，以消炎止痛，鼓膜穿孔后禁用。

（3）鼓膜穿孔后，先用3%过氧化氢清洗外耳道脓液，再用抗生素滴耳液，如0.3%氧氟沙星滴耳。禁止使用粉剂，因为粉剂容易结块而影响脓液引流。

（4）指导患者正确使用1%麻黄碱滴鼻液和含有激素的抗生素滴鼻液交替滴鼻，可减轻咽鼓管咽口肿胀，有利于引流和改善耳鸣症状。

5．手术护理　经局部及全身治疗，症状仍较重，耳痛明显，鼓膜膨出明显者，可行鼓膜切开术。炎症消退后，小的鼓膜穿孔大多能在1个月内自行愈合。如果鼓膜长期未愈合，则需行鼓膜修补术。

（1）向患者做好术前解释工作，消除其恐惧、紧张心理，配合医生做好手术器械的准备。

（2）鼓膜修补术患者应避免咳嗽、用力擤鼻等，以防鼓膜上贴片脱落而致手术失败。

6．健康指导

（1）健康宣传，普及有关正确擤鼻及哺乳的卫生知识，积极参加体育锻炼，增强抵抗力，避免过度疲劳，忌烟酒及辛辣刺激性食物。

（2）做好传染病的预防接种工作并积极防治上呼吸道感染和呼吸道传染病。

（3）鼓膜穿孔及置管未取管者禁止游泳。

（4）彻底治疗急性化脓性中耳炎，以防转为慢性。

三、慢性化脓性中耳炎患者的护理

（一）概述

慢性化脓性中耳炎是中耳黏膜、黏膜下组织、骨膜甚至深达骨质的慢性化脓性炎症。临床上以鼓膜穿孔、反复外耳道流脓及听力下降为特点，严重者可引起颅内、外并发症并危及生命。急、慢性中耳炎，乳突炎向邻近或远处扩散引起的各种并发症，称为耳源性并发症，是耳鼻咽喉科急重症之一。

本病多为急性化脓性中耳炎治疗不彻底或鼻、咽部存在慢性炎症所致，病程超过6～8周。当机体抵抗力下降，如疲劳过度、营养不良、寒冷受凉时易导致慢性化脓性中耳炎反复急性发作。致病菌种类较多，常为变形杆菌、铜绿假单胞菌、大肠杆菌、金黄色葡萄球菌等，可有混合感染。一般根据病变性质、病理改变和临床表现，将其分为3型：单纯型、骨疡型和胆脂瘤型。

（二）护理评估

1. 健康史 询问患者是否有鼻炎、鼻窦炎、腺样体肥大、急性化脓性中耳炎等病史；发病前是否进行过咽鼓管吹张、鼓膜穿刺或置管等治疗；是否有不正确的擤鼻习惯；是否有污水入耳等。

2. 身体状况

（1）症状：反复耳道流脓是慢性化脓性中耳炎的主要症状，还伴有轻重不一的耳鸣和听力下降。耳聋的程度多与病变的进展成正比。

（2）体征：根据病理变化及临床表现，本病分为3型：单纯型、骨疡型和胆脂瘤型。

1）单纯型：最多见。病变主要局限于中耳鼓室的黏膜，因此又称为黏膜型。常与上呼吸道感染有关。患耳间歇性流脓，量多少不等，呈黏液性或黏脓性，一般不臭，鼓膜常呈中央性穿孔（图7-3）。听觉损伤为轻度传导性耳聋。

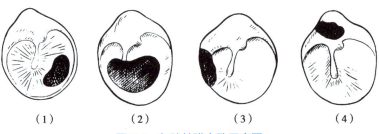

（1）　　　　（2）　　　　（3）　　　　（4）

图7-3　各种鼓膜穿孔示意图

2）骨疡型：病变除鼓室黏膜外，常深达骨质，以听小骨破坏常见。鼓室黏膜增厚，甚至肉芽组织生长、息肉形成，因此又称肉芽型。患耳持续性流黏稠脓液，常有臭味，可伴有血丝或耳内出血。鼓膜边缘性穿孔、紧张部大穿孔或完全缺失（图7-3），鼓室内有肉芽或息肉，可从穿孔脱出，堵塞外耳道。患者多有较重的传导性耳聋。

3）胆脂瘤型：是由于鼓膜、外耳道上皮从穿孔处向中耳腔生长堆积而成胆脂瘤。胆脂瘤为一囊性结构而非真正肿瘤，其内壁为复层鳞状上皮，外壁为一层薄的纤维组织，囊内积满坏死组织、脱落上皮、角化物质和胆固醇结晶，所以称为胆脂瘤。表现为耳长期流脓，量多少不等，有特殊恶臭。鼓膜松弛部穿孔或紧张部后上方有边缘性穿孔（图7-3）。有时鼓室内有豆渣样物质或灰白色鳞屑。胆脂瘤的机械压迫和化学作用如果导致周围骨质破坏，炎症扩散，常引起颅内外并发症。检查一般有不同程度的传导性耳聋，晚期可见混合性聋或感音神经性聋。

（3）耳源性并发症：是指由于中耳炎所致的颅内、外并发症。胆脂瘤型慢性化脓性中耳炎最容易引起耳源性并发症，骨疡型次之。感染途径以经破坏、缺损的骨壁扩散为主，也可经正常解剖通道、血行和尚未闭合的骨缝扩散。常于慢性化脓性中耳炎急性发作引流不畅时发生，可单一并发症发生,也可数种并发症同时或先后发生。常见的颅内并发症有:耳源性脑膜炎、脑脓肿、乙状窦血栓性静脉炎、硬脑膜外脓肿等。颅外并发症有:周围性面瘫、迷路炎、颈部贝佐尔德脓肿、耳下颈深部脓肿、耳后骨膜下脓肿等。

耳源性并发症常有硬膜外脓肿、耳源性脑膜炎、脑脓肿、乙状窦血栓性静脉炎等,其症状复杂,病情多变,除有中耳炎急性发作的一般症状外,还伴有持续性头痛、耳痛及全身不适。颅内并发症可出现剧烈头痛、高热、喷射性呕吐、锥体束征、脑膜刺激征、精神萎靡、嗜睡或昏睡。脑脓肿形成则可出现局灶性定位体征,晚期脑疝形成可压迫生命中枢,出现昏迷、瞳孔散大、呼吸循环衰竭而危及生命。颅外并发症有耳后骨膜下脓肿、耳下颈深部脓肿、耳源性面瘫、迷路炎等。

3.心理-社会状况 有的患者不知其危险性,常不予重视;有的患者因长期流脓或担心手术效果而焦躁不安。

4.辅助检查

(1)听力检查:纯音听力试验显示传导性或混合性耳聋。

(2)影像学检查:乳突 X 线摄片、颞骨高分辨率 CT 有助于诊断。慢性单纯型中耳炎无骨质破坏征;骨疡型骨质有破坏;胆脂瘤型可见圆形或椭圆形透亮区。MRI 增强扫描,对并发症血栓性静脉炎和脑脓肿诊断率高。

5.治疗要点 以消除病因,清除病灶,控制感染,通畅引流,尽可能恢复听力为原则。慢性单纯型中耳炎治疗以药物为主,骨疡型和胆脂瘤型以手术为主。

(三)主要护理问题/医护合作性问题

1.急性疼痛:剧烈头痛 与耳源性并发症有关。

2.舒适改变:耳流脓 与慢性化脓性中耳炎有关。

3.感知紊乱:听力下降 与鼓膜穿孔、中耳腔骨质破坏有关。

4.知识缺乏:缺乏慢性中耳炎的防治知识。

5.潜在并发症:耳源性颅内、外并发症。

(四)护理措施

1.一般护理 注意提高身体抵抗力,适度参加体育锻炼,保持良好的生活习惯,避免过度劳累,保持良好心态,避免上呼吸道感染。眩晕患者,应该卧床休息。进食易消化食物,高热量、高蛋白、高维生素食物,忌食辛辣刺激性食物,戒烟酒,多吃水果蔬菜。

2.病情观察 密切观察患者生命体征,特别是体温、意识状况、瞳孔大小及肢体运动的变化,观察有无头痛、呕吐,警惕耳源性并发症的发生。

3.局部护理 对于慢性单纯型中耳炎应指导患者局部用药,治疗同急性化脓性中耳炎。骨疡型患者,对于中耳的肉芽,小的可用硝酸银烧灼,大的以刮匙、圈套器去除。耳道流脓期间,一般不使用粉剂和油剂,以免堵塞外耳道,造成引流不畅。

4.用药护理

(1)局部用药:耳道引流通畅者,遵医嘱指导患者先用 3% 过氧化氢清洁耳道,再用抗生素滴耳液如 0.3% 氧氟沙星、2.5% 氯霉素等,促进炎症吸收,有利于鼓膜愈合或为鼓室成形术或鼓膜修补术做准备。清洁耳后用棉签拭干外耳道,注意观察药物疗效。

(2)全身用药:遵医嘱使用广谱抗生素,药敏试验后,选用敏感抗生素。对于眩晕症状较重者,遵医嘱给予镇静、止吐药物。怀疑有颅内并发症时,则禁用镇静、止吐药,以免掩盖病情。

5.手术护理 慢性单纯型中耳炎反复发作、骨疡型保守治疗效果不佳、胆脂瘤型中耳炎或耳源性并发症者应行手术治疗。常用手术方式有乳突切开术、乳突根治术、鼓室成形术。按术前常规准备,并使患者和家属了解术前准备的目的以及手术方法,减轻或消除其思想顾虑,配合治疗与护理。术后,观察有无面神经麻痹、眩晕、恶心、呕吐及剧烈头痛和平衡障碍,一旦出现应该及时报告医师。术后 7 天拆线,7~14 天抽出外耳道内填塞纱条,及时换药,观察术腔引流情况及上皮生长情况。

6. 并发症护理　疑有耳源性颅内并发症时,忌用镇静剂、镇痛剂等药物,以免掩盖症状,延误诊断。对有颅内高压的患者应使用降颅内压的药物,控制入水量,并积极手术治疗。

7. 健康指导

(1)健康宣传,指导患者正确用药,耳内忌用耳毒性的药物如庆大霉素等;耳道有分泌物忌用粉剂以免影响引流;滴耳液的温度应接近体温,以免发生眩晕。指导患者掌握正确的洗耳、滴耳方法,向患者解释清楚先清除干净耳道内脓液再滴入药物是提高疗效的关键。

(2)积极治疗上呼吸道疾病,以减少中耳炎的发病,对于鼓膜穿孔患者,禁止污水入耳,洗头、洗澡、游泳时注意保护耳道,促使鼓膜愈合,避免中耳炎反复发作。

(3)积极治疗中耳炎,保持外耳道清洁干净,引流通畅,降低中耳乳突部感染概率;胆脂瘤型中耳炎应尽早行乳突根治术,预防并发症的发生。

第三节　内耳疾病患者的护理

梅尼埃病患者的护理

(一)概述

梅尼埃病是以膜迷路积水引起的内耳疾病,临床主要症状是反复发作性眩晕、波动性听力下降、耳鸣和耳内胀满感。一般为青壮年发病,单耳多见。也有累及双耳者,常在3年内先后患病。本病易反复发作,有发作期和缓解期。当劳累或感冒时,容易急性发作。

梅尼埃病的病因尚未完全明确,可能与内耳微循环功能障碍、内淋巴生成与吸收平衡失调、膜迷路破裂、病毒感染、变态反应、免疫反应等有关。主要病理改变为膜迷路积水,前庭膜可破裂,小裂孔可自愈,若反复发作,可形成永久性的瘘道。病程长者神经感受器功能可能永久性减退。

(二)护理评估

1. 健康史　询问患者是否患过各种耳科疾病,直系亲属中有无类似疾病,有无反复发作的眩晕、耳鸣和听力下降情况。

2. 身体状况

(1)眩晕:多为无任何征兆而突然发生的剧烈眩晕,呈旋转性。患者自诉睁眼时周围物体绕自身在旋转,闭眼时感觉自身在旋转。伴恶心呕吐、面色苍白、出冷汗、血压下降等自主神经症状,不伴头痛,无意识障碍。持续数十分钟或数小时后症状可缓解,转入间歇期。眩晕发作次数越多,持续时间越长,间歇期越短。

知识链接

眩晕

眩晕是人体产生的一种错觉或幻觉,是一种主观感觉异常,由于平衡功能或空间定向能力失调所产生。眩晕是一个症状,而不是一种独立的疾病。眩晕可分为两类:前庭系统性眩晕和非前庭系统性眩晕。前者又称真性眩晕,后者又称头晕。临床上除耳科疾病以外,其他循环系统疾病、血液病、内分泌及精神科疾病等均可引起眩晕。因此,需要详细了解病史和进行相关的专科检查,作出眩晕的定位和定性诊断。

(2)耳鸣:初为持续性低音调,久之转为高音调。在眩晕发作时加剧,间歇期缓解,但不消失。

(3)耳聋:在眩晕发作期加重,间歇期好转,常为单侧性,偶呈双侧性,多次发作后听力呈波动性明显下降,并可转化为不可逆的永久性感音神经性聋。

（4）耳闷胀感：发作期头部或患耳内有胀满感、压迫感或头重脚轻感。

3．心理－社会状况   本病发作时患者眩晕、耳鸣、听力下降，容易产生惊恐情绪。部分患者因为病情反复，病程长，发作时的眩晕影响生活和工作而产生焦虑与烦躁不安。

4．辅助检查

（1）耳镜检查：鼓膜多正常。

（2）前庭功能检查：发作期可看到节律整齐、强度不等的眼球震颤，间歇期可能正常。

（3）听力检查：纯音听力计测试，患耳多为感音神经性聋。

（4）甘油试验：先用纯音听力计测试听力，得到听阈的基本数据。再嘱禁食 2 小时后，一次顿服 50% 甘油 2.4～3.0ml/kg，每隔 1 小时测听 1 次，2～3 小时后，若听阈提高 15dB 以上，为甘油试验阳性，提示膜迷路有积水。

5．治疗要点   本病的治疗分内科和外科治疗。内科治疗包括发作期和间歇期的治疗，目的是减少眩晕发作的次数，减轻发作的症状。外科治疗用于眩晕发作频繁、剧烈、长期内科治疗无效者。

（三）主要护理问题／医护合作性问题

1．舒适改变：眩晕、恶心、呕吐   与膜迷路积水有关。

2．焦虑   与眩晕反复发作影响工作、学习、生活有关。

3．有受伤的危险   与眩晕密切相关。

4．知识缺乏：缺乏本病的预防保健、治疗护理知识。

（四）护理措施

1．一般护理   眩晕发作期卧床休息，下床活动时注意搀扶，避免摔倒。进食高蛋白、高维生素、低脂肪、低盐饮食，忌烟酒、浓茶，适当限制入水量。提供安静舒适的环境，光线宜稍暗。

2．病情观察   观察眩晕发作的次数、持续的时间以及患者的面色、神志和自我感觉等情况。

3．用药护理   遵医嘱给予镇静、改善微循环、减轻膜迷路积水等药物，注意观察药物的疗效及不良反应。如需长期应用利尿药减轻膜迷路积水时，应注意补钾。

4．手术护理   对发作频繁、症状重、保守治疗无效而选择手术治疗者，护士应告知患者手术目的和注意事项，并积极做好术前准备，按耳部手术一般护理常规进行手术护理。

5．心理护理   向患者讲解本病的有关知识，使其主动配合治疗和护理，消除其紧张、恐惧心理，使之心情愉快、精神放松。并对频繁发作伴神经衰弱者做好解释工作，以增强患者战胜疾病的信心。

6．健康指导

（1）指导患者出院后仍要劳逸结合，增强体质，低盐饮食，心情愉快，精神放松，避免或减少疾病复发。

（2）对频繁发作者，告知患者不要单独外出或骑车，避免从事高空作业、驾驶员等职业，以免发生危险。

（3）指导患者眩晕发作时，应就地坐下或躺下，且应有人陪伴，以防摔倒等意外。

（王学锋）

？ 复习思考题

1．针对梅尼埃病患者的健康教育要点有哪些？
2．简述慢性化脓性中耳炎的分型有哪些以及它们之间的区别。
3．谈谈你对"耳鼻同治"的理解。
4．急性分泌性中耳炎的护理要点有哪些？
5．急性化脓性中耳炎患者鼓膜穿孔后的护理要点有哪些？

ER-7-3

扫一扫，测一测

PPT 课件

第八章　鼻科患者的护理

知识导览

学习目标

　　掌握鼻前庭炎、鼻疖、慢性鼻炎、变应性鼻炎、鼻窦炎及鼻出血等疾病的概念,针对慢性鼻炎、变应性鼻炎、鼻窦炎、鼻出血患者采取恰当的治疗指导和护理措施。熟悉慢性鼻炎、变应性鼻炎、鼻窦炎、鼻出血的针对性健康指导。了解慢性鼻炎、变应性鼻炎、鼻窦炎、鼻出血等疾病的病变部位、类型。

案例分析

　　患者,王某,女,30 岁,工人。自诉 3 年前感冒后出现双侧鼻塞、流脓涕、头痛等症状,经抗炎治疗后好转。以后每遇季节交替、天气骤冷之时便出现鼻塞、流脓涕,伴嗅觉减退、头昏易倦、睡觉打鼾等症状。近一年来上述症状明显加剧,渐进性鼻塞、流脓涕,滴用麻黄碱后无明显缓解。检查:双侧鼻黏膜暗红,双鼻腔可见多个灰白色息肉填塞,表面附有脓性分泌物,中鼻道及嗅裂窥及欠清。初步诊断为:慢性鼻窦炎。

请思考:

1. 该患者的护理诊断是什么?
2. 目前采取的药物治疗护理措施有哪些?

　　鼻部疾病,包括外鼻、鼻前庭、鼻腔、鼻窦的疾病。以炎症性和变态反应性疾病为主,如鼻前庭炎及鼻疖,急、慢性鼻炎,急、慢性鼻窦炎,变应性鼻炎等。这些疾病给患者带来不舒适,影响工作和生活质量。鼻部疾病与全身疾病关系密切,因此在诊治时应有整体观念。鼻出血为耳鼻咽喉科常见的急症,治疗时先采取有效方法止血,后针对病因进行治疗。

第一节　外鼻及鼻腔炎症患者的护理

　　外鼻及鼻腔炎症性疾病是耳鼻咽喉的常见病,以感染性和过敏性炎症为主。治疗以局部用药为主。

知识链接

外鼻及鼻腔炎症的危害

　　鼻腔不仅有呼吸和嗅觉的功能,还有反射、共鸣、吸收和排泄泪液的功能。外鼻及鼻腔炎症使鼻腔的这些功能受到影响。比如鼻塞会影响呼吸,导致呼吸不通畅,甚至会出现缺氧的症状,还会引起心肺功能的疾病。有的患者还会出现焦虑、抑郁、失眠,影响正常的生活工作。

一、鼻前庭炎及鼻疖患者的护理

（一）概述

鼻前庭炎是鼻前庭皮肤的弥漫性炎症，临床分急性、慢性两种。鼻疖是指鼻前庭、鼻翼、鼻尖的毛囊、皮脂腺或汗腺的局限性急性化脓性炎症。

常因鼻腔分泌物刺激鼻前庭皮肤、长期接触有害粉尘、挖鼻或拔鼻毛损伤后继发细菌感染所致，糖尿病或全身抵抗力低下者更容易患本病。临床上以金黄色葡萄球菌为主要的致病菌。

（二）护理评估

1. 健康史　评估患者近期是否挖鼻、拔鼻毛，有无鼻前庭炎史，既往是否有糖尿病病史。

2. 身体状况

（1）鼻前庭炎：急性期鼻前庭处疼痛、烧灼感或瘙痒感，鼻前庭及其邻近的上唇皮肤弥漫性红肿，重者糜烂，表面附有薄痂皮。慢性期鼻前庭皮肤发痒、干燥、灼热、疼痛，鼻毛脱落，皮肤增厚、皲裂或结痂。

（2）鼻疖：多局限于一侧鼻前庭，可单发或多发。初期患处充血、肿胀呈丘状隆起，伴有明显疼痛和触痛。疖肿成熟后，可见黄白色脓点，继而溃破。感染扩散可致上唇及面颊部蜂窝织炎，甚至引起海绵窦血栓性静脉炎。

3. 心理－社会状况　因鼻前庭炎或疖肿疼痛较剧烈，患者就诊时可表现为表情痛苦。护士应多关心、理解患者，并讲解疾病相关知识。

4. 辅助检查　血常规可判断感染的严重程度。鼻内镜检查可了解鼻前庭及鼻腔有无感染。

5. 治疗要点　鼻前庭炎应消除病因、清洁局部、控制感染；鼻疖应积极控制感染，预防并发症，已经成熟的疖肿应在无菌条件下切开以促进脓液的排出。

（三）主要护理问题/医护合作性问题

1. 急性疼痛　与炎症刺激有关。

2. 体温过高　与细菌感染有关。

3. 感知改变：嗅觉减退　与鼻前庭炎有关。

4. 知识缺乏：缺乏防治鼻前庭炎及鼻疖的保健知识。

（四）护理措施

1. 用药护理

（1）局部治疗：鼻前庭炎急性期给予温生理盐水或硼酸液湿热敷，也可以局部理疗；慢性期用3%过氧化氢溶液清洗痂皮和脓液，然后以5%氧化锌软膏涂擦，促进炎症吸收。鼻疖未成熟者可热敷、理疗或用10%鱼石脂软膏外敷；成熟者可用15%硝酸银腐蚀疖头，促其溃破，或用锋利尖刀挑破脓头，用小镊子钳出脓栓；已溃破者局部消毒，保持引流，并外用抗生素软膏促进愈合。

（2）控制感染：遵医嘱局部外用磺胺噻唑软膏，必要时全身应用磺胺类药物或抗生素。

（3）体温过高者，需物理降温，同时报告医师及时处理。

（4）合并糖尿病的患者，应积极治疗糖尿病。

（5）继发海绵窦血栓性静脉炎者，遵医嘱全身给予足量抗生素，严密观察生命体征，以防病情进一步加重。

2. 健康指导

（1）讲解本病的相关知识，尤其是发病诱因，指导患者正确清洁鼻腔，教育患者改变挖鼻、拔鼻毛等不良习惯，避免烟、酒、辛辣食物刺激。

（2）避免接触刺激性气体、粉尘，过敏体质者应避开过敏原。

（3）积极治疗原发病如急、慢性鼻炎、鼻窦炎等鼻腔局部或全身原发性疾病。

（4）鼻疖严禁挤压，未成熟者忌切开，以免感染扩散。

二、慢性鼻炎患者的护理

（一）概述

慢性鼻炎为鼻腔黏膜或黏膜下层的慢性非特异性炎症，临床表现以鼻腔黏膜肿胀、鼻塞、分泌物增多、病程长或反复发作为特点。可分为慢性单纯性鼻炎和慢性肥厚性鼻炎。

慢性鼻炎尚无确切病因。一般情况下，常因急性鼻炎反复发作或治疗不彻底迁延而成。邻近慢性炎症病灶刺激；鼻腔用药不当或过久，导致血管扩张和黏膜肿胀；鼻中隔偏曲、鼻腔狭窄可妨碍鼻腔的功能；全身性慢性疾病；环境及职业因素等均与本病有关。

（二）护理评估

1. 健康史 评估患者有无烟酒嗜好，长期或反复吸入粉尘，是否存在导致本病的全身、局部因素，评估患者的职业及其工作、生活环境。

2. 身体状况

症状与体征：主要是鼻塞、流涕、下鼻甲肿胀，但慢性单纯性鼻炎与慢性肥厚性鼻炎的具体表现又有所不同（表 8-1）。

（1）慢性单纯性鼻炎：鼻塞呈间歇性和交替性，分泌物稀薄、量多。检查见鼻腔黏膜暗红色充血，下鼻甲肿胀，表面光滑、柔软而富有弹性，探针轻压凹陷，移开探针后很快复原，对减充血剂敏感。

（2）慢性肥厚性鼻炎：鼻塞较重，单侧或双侧持续性鼻塞，分泌物黏稠、量少，不易擤出。常有闭塞性鼻音，伴嗅觉减退、咽干、头昏和头痛，下鼻甲后端肥大时压迫咽鼓管咽口，可引起耳鸣或耳闷、听力减退。检查见下鼻甲黏膜增厚、肥大，黏膜表面不平，呈桑椹样或结节样，探针触压硬实，无凹陷，或虽凹陷但复原缓慢，对减充血剂不敏感。

表 8-1 慢性单纯性鼻炎与肥厚性鼻炎鉴别要点

症状与体征	慢性单纯性鼻炎	慢性肥厚性鼻炎
鼻塞	交替性或间歇性	持续性
鼻涕	黏液性，量多	黏液性或黏脓性，不易擤出
嗅觉减退	不明显	可有
闭塞性鼻音	一般无	有
头痛、头晕	可有	常有
耳鸣、耳闷	无	可有
鼻镜检查	下鼻甲黏膜暗红色、肿胀、表面光滑、柔软有弹性	下鼻甲黏膜暗红色、增厚、肥大、表面呈结节状、硬实无弹性
滴麻黄碱	有明显反应	反应不明显

3. 心理-社会状况 因长期慢性疾病困扰，影响患者学习、工作、生活，可表现出焦虑、苦闷。

4. 辅助检查 前鼻镜检查可发现鼻腔黏膜的相关改变。

5. 治疗要点 根除病因、清除分泌物、恢复鼻腔通气功能。

（三）主要护理问题/医护合作性问题

1. 舒适改变鼻塞 与鼻黏膜充血、肿胀、肥厚及分泌物增多有关。

2. 知识缺乏：缺乏慢性鼻炎的防治知识。

3. 潜在并发症：鼻窦炎、中耳炎等。

（四）护理措施

1．用药护理　指导患者用减充血剂滴鼻,常用 1% 麻黄碱生理盐水。为避免引起药物性鼻炎,不宜久用。慢性肥厚性鼻炎对减充血剂不敏感者,可采用下鼻甲硬化剂注射法,冷冻、激光、微波等疗法。

2．手术护理　经上述治疗无效的慢性肥厚性鼻炎患者,可行手术治疗,如下鼻甲黏膜部分切除术。按鼻部手术常规做好手术前后护理。

3．健康指导

（1）指导患者锻炼身体,增强体质,加强劳动保护,预防感冒。戒除烟酒等。

（2）改善生活及工作环境,避免接触粉尘和有毒、有害气体。

（3）及时彻底治疗急性鼻炎等相关疾病。

（4）指导正确的鼻腔滴药方法,不滥用减充血剂滴鼻。

三、变应性鼻炎患者的护理

（一）概述

变应性鼻炎是发生在鼻黏膜的变态反应性疾病,以突发鼻痒、连续性喷嚏伴大量清水样鼻涕和鼻塞为主要临床特点。本病以儿童、青壮年多见。

本病分为常年性变应性鼻炎和季节性变应性鼻炎两种,后者又称"花粉症"。发病与遗传（特应性个体）和环境密切相关。患者多为特应性个体,变应原是诱发本病的直接原因,空气污染与发病有明显关系。变应原主要为吸入物,如植物花粉、室内尘土、螨虫、霉菌、棉絮、烟草、动物皮屑及甲醛、室外二氧化硫、职业过敏原等。某些食物、饮料以及药物也可引起。

本病发病机制为 Ⅰ 型变态反应。

（二）护理评估

1．健康史　患者常有接触某种变应原的病史,部分患者可为特异性体质。评估患者是否长期处于空气污染较重的环境中。

2．身体状况　以突发性鼻内发痒和阵发性、连续性喷嚏为主要表现。喷嚏每次少则 3～5个,多则十几个甚至更多。"花粉症"者可伴有眼和咽部发痒。大量清水样鼻涕,鼻塞程度轻重不一,部分患者伴嗅觉减退。鼻腔有大量浆液样分泌物,黏膜水肿、颜色浅淡或苍白,鼻甲肥大,可有息肉样变或鼻息肉。可发生变应性鼻窦炎、支气管哮喘和分泌性中耳炎等并发症。

3．心理-社会状况　因鼻痒、鼻塞、阵发性喷嚏和大量清水样鼻涕,影响正常的学习、工作、生活及社交,患者产生焦虑、自卑心理。

4．辅助检查　鼻分泌物涂片检查见嗜酸性粒细胞增多。皮肤试验和鼻黏膜激发试验阳性。

5．治疗要点　避免接触变应原,应用糖皮质激素、抗组胺药或免疫治疗,必要时可选择手术治疗。

（三）主要护理问题/医护合作性问题

1．舒适改变:鼻塞、鼻痒、多涕、打喷嚏等　与鼻腔过敏反应有关。

2．清理呼吸道无效　与鼻黏膜水肿、分泌物增多有关。

3．知识缺乏: 缺乏变应性疾病的防治知识。

（四）护理措施

1．用药护理　遵医嘱应用抗组胺药阿司咪唑;肥大细胞膜稳定剂色苷酸钠、酮替芬;糖皮质激素局部可用二丙酸倍氯米松,全身用地塞米松、泼尼松;减充血剂可改善鼻腔通气引流,常用 1% 麻黄素,但不宜长期使用;抗胆碱药,可减少鼻分泌物。注意药物的不良反应,尤其长期使用者,应避免引起药物性鼻炎。

2. 协助进行免疫治疗　选用皮肤试验阳性的相应变应原溶液,开始低浓度皮下少量注射,逐渐加大浓度和剂量,使肥大细胞和嗜碱性粒细胞的敏感性降低,从而提高患者对变应原的免疫耐受性。除了皮下注射外,舌下含服变应原的给药途径也已经在临床应用。

3. 其他治疗　下鼻甲激光、冷冻、射频、微波治疗可降低鼻黏膜对变应原的敏感性;鼻中隔矫正可去除诱因;选择性神经切断术如翼管神经切断、筛前神经切断等可在一定时期内降低神经兴奋性。

4. 健康指导

(1) 指导患者正确滴鼻、喷鼻及擤鼻涕。

(2) 指导患者适当休息和睡眠。

(3) 保持环境和家庭卫生,勤晒洗衣物、被褥,保持室内通风、清洁、干燥。

(4) 花粉传播季节,外出时佩戴口罩,尽可能避免接近树木、花草。

(5) 忌养宠物,不用地毯,少接触动物皮革、羽毛制品,选择适宜的化妆品。

(6) 采用免疫疗法时,应注意必须连续、长期进行。

第二节　鼻窦炎患者的护理

鼻窦炎是鼻科最常见的疾病之一,根据临床表现可分为急性鼻窦炎和慢性鼻窦炎两种。前者是细菌感染引起的鼻窦黏膜急性卡他性炎症或化脓性炎症。后者是鼻窦黏膜的慢性化脓性炎症。可发生于一侧或双侧,可限于一窦或多窦,以双侧或多窦发病常见。全组鼻窦炎则指一侧或双侧各窦均发病。

知识链接

鼻窦的解剖

鼻窦窦口小,鼻道狭窄弯曲,容易堵塞。各窦口彼此相邻,有炎症时易相互累及。鼻腔黏膜与鼻窦黏膜相延续,鼻腔炎症时可累及鼻窦黏膜。

一、急性鼻窦炎患者的护理

(一) 概述

急性鼻窦炎是鼻窦黏膜的急性炎症性疾病,病程在 12 周以内。多与鼻炎同时存在,也常称为急性鼻-鼻窦炎。

急性鼻窦炎常继发于急性鼻炎或上呼吸道感染。鼻窦邻近组织或器官炎症病灶,急性上呼吸道感染和急性传染性疾病,特应性体质等局部因素易致鼻窦感染。致病菌多为肺炎链球菌、溶血型链球菌、葡萄球菌等。

(二) 护理评估

1. 健康史　有无引起本病的全身或者局部病因,有无明显诱因,如鼻息肉、鼻中隔偏曲、中鼻甲变异、鼻腔肿物等,疼痛的部位、性质等。

2. 身体状况

(1) 全身症状:可出现畏寒、发热、食欲减退、便秘、全身不适等。儿童可发生呕吐、腹泻、咳嗽等。

(2) 局部症状:患侧持续性鼻塞、流脓涕、嗅觉改变,头疼或局部疼痛为最常见的症状。头痛具有定时定位的特点,以急性额窦炎最为典型,表现为前额部规律发作性疼痛,早晨发作,逐渐加重,中午最重,之后开始缓解,到夜间消失。

3.心理-社会状况　患者可因头痛、鼻塞、食欲减退等影响正常生活,易产生焦虑、急躁等心理。注意多关心患者,以便了解患者对疾病的认知和期望程度,并评估患者的心理状况。

4.辅助检查　可行鼻内镜、鼻窦CT检查;急性上颌窦炎可行诊断性上颌窦穿刺冲洗。

5.治疗要点　治疗以非手术治疗为主。应根除病因,解除鼻腔鼻窦引流和通气障碍,控制感染,预防并发症。

(三)主要护理问题/医护合作性问题

1.舒适改变:鼻塞、嗅觉减退、头痛　与鼻窦急慢性炎症及手术创伤有关。

2.体温过高　与炎症引起全身反应有关。

3.焦虑　与顾虑鼻窦手术可损及邻近器官或组织有关。

4.知识缺乏:缺乏鼻窦炎术后护理知识。

5.潜在并发症:咽炎、扁桃体炎、喉炎、气管炎、中耳炎等。

(四)护理措施

1.用药护理

(1)急性鼻窦炎患者应遵医嘱应用足量敏感抗生素,及时控制感染,防止并发症或转为慢性,首选并足量使用青霉素类抗生素,如患者对青霉素过敏或细菌对此类抗生素抗药不敏感,可改用其他广谱抗生素。

(2)鼻部滴药:鼻内滴用减充血剂和糖皮质激素,改善鼻腔鼻窦的通气与引流,指导患者正确滴药及体位引流。

(3)局部护理:局部热敷、短波透热或红外线照射等物理治疗,以助炎症吸收并缓解疼痛;鼻腔冲洗每日1～2次,以清除鼻腔分泌物,冲洗液可选择生理盐水＋庆大霉素＋地塞米松。

(4)上颌窦穿刺冲洗:适用于急性上颌窦炎,应在全身症状消退和局部炎症基本控制后施行。每周冲洗1次,直至无脓液为止。必要者可经穿刺针导入硅胶管置于窦内,以便连续冲洗和灌入抗生素。

(5)鼻窦负压置换:用负压吸引法使药物进入鼻窦,应在全身症状消退和局部炎症基本控制后施行。

2.手术护理　保守治疗无效可选择手术治疗。目前多采用鼻内镜手术,按鼻部手术护理常规做好围手术期护理,减轻患者焦虑,缓解术后不适,促进康复。

3.健康指导

(1)指导患者正确滴鼻、鼻腔冲洗、体位引流等。

(2)若出现高热不退、头疼剧烈、眼球运动受限等,应该及时就医。

(3)加强锻炼,增强机体免疫力,以防感冒。

(4)生活起居有规律,劳逸结合,忌烟、酒、辛辣食物。

(5)积极治疗全身、局部诱因,避免其转化为慢性鼻窦炎。

二、慢性鼻窦炎患者的护理

(一)概述

慢性鼻窦炎是一种发生于鼻窦黏膜的慢性炎症疾病,多因急性鼻窦炎反复发作未彻底治愈迁延所致,可单侧或单窦发病,但双侧或多窦发病很常见。窦口鼻道通气引流不畅是发病的主要机制。

(二)护理评估

1.健康史　慢性鼻窦炎多为急性鼻窦炎治疗不彻底或未进行及时治疗,窦口引流不畅所致。鼻窦气房的解剖变异可堵塞窦口，使鼻腔鼻窦通气引流受阻，引发慢性鼻窦炎。

2．身体状况

（1）症状：局部症状以头痛、鼻塞、流脓涕为主。头痛不明显，多为头部压迫感、沉重感及胀痛。鼻塞常因鼻黏膜肿胀、鼻息肉及鼻分泌物过多引起。鼻涕多为黏脓性或脓性，呈黄色或灰绿色，量多少不一。可有嗅觉减退或消失，甚至视功能障碍。部分患者伴精神不振、头昏易倦、记忆力减退、注意力不集中等症状。

（2）体征：可见鼻黏膜暗红色充血肥厚，中鼻甲肥大或息肉样变，中鼻道狭窄，甚至可见鼻息肉，中鼻道或嗅裂积脓。

3．心理-社会状况　患者可因长期反复发病而明显焦虑，因头昏、记忆力减退等因素导致学习成绩下降，工作效率减低，社交不活跃，对治疗缺乏信心。

4．辅助检查　可行鼻内镜检查、鼻窦CT及上颌窦穿刺冲洗。鼻窦CT较具诊断价值。

5．治疗要点　需根除病因，减充血剂通气引流，必要时手术治疗。

（三）主要护理问题/医护合作性问题

1．舒适改变：鼻塞、嗅觉减退、头痛　与鼻窦慢性炎症及手术创伤有关。

2．体温过高　与炎症引起全身反应有关。

3．焦虑　与顾虑鼻窦手术可损及邻近器官或组织有关。

4．潜在并发症：可并发咽炎、扁桃体炎、喉炎、气管炎、中耳炎等。

（四）护理措施

1．用药护理

（1）糖皮质激素：具有显著的抗炎、抗水肿以及免疫抑制作用，给药方式有局部用药和全身用药。疗程不少于12周。

（2）抗生素：患者伴有感染时，根据药物敏感试验选择敏感的抗生素，以口服为主。

（3）局部护理：局部热敷、短波透热或红外线照射等物理治疗，助炎症吸收并缓解疼痛；鼻腔冲洗，每日1～2次，以清除鼻腔分泌物，冲洗液可选择生理盐水＋庆大霉素＋地塞米松。

（4）中成药：如鼻渊舒口服液等，促进炎症吸收。

（5）上颌窦穿刺冲洗：应在全身症状消退和局部炎症基本控制后施行。每周冲洗1次，直至无脓液为止。必要者可经穿刺针导入硅胶管置于窦内，以便连续冲洗和灌入抗生素。

（6）鼻窦负压置换法：用负压吸引法使药物进入鼻窦。适用于多鼻窦炎或全鼻窦炎，尤其适合小儿慢性鼻窦炎。

2．手术护理　保守治疗无效可选择手术治疗。目前多采用鼻内镜手术，按鼻部手术护理常规做好围手术期护理，减轻患者焦虑，缓解术后不适，促进康复。

知识链接

功能性内镜鼻窦手术

功能性内镜鼻窦手术是在传统鼻窦手术基础上建立的新的慢性鼻窦炎手术方式。20世纪90年代后期国内已普遍开展。该手术以局限性手术剔除窦口鼻道复合体病变组织，恢复窦口引流和通气功能。其具有照明清晰、全方位视野、操作精细、创伤小、面部无瘢痕，既能彻底切除病变，又尽可能保留正常组织的结构与功能等优点，使临床治愈率得到很大提高，已成为慢性鼻窦炎外科治疗的主要方式。

3．健康指导

（1）嘱患者增强体质，加强体育锻炼，改善生活和工作环境，避免受凉感冒。

（2）积极治疗贫血、糖尿病及鼻部、咽部、口腔的各种疾病。

（3）鼻腔有分泌物时避免用力擤鼻，应堵塞一侧鼻孔擤净鼻腔分泌物，再堵塞另一侧鼻孔擤净鼻腔分泌物。

（4）指导患者正确进行体位引流：先用 1% 麻黄碱滴鼻，使窦口通畅。若为上颌窦炎，则头前倾 90°，患侧向上；如为额窦炎则头位直立；如为前组筛窦炎，则头位稍向后仰；如为后组筛窦炎，则头位稍向前俯；如为蝶窦病变，则需低头，面向下将额部或鼻尖抵在某一平面。保持体位 10～15 分钟。

（5）游泳时避免跳水和呛水。

（6）手术后按医嘱正确用药，冲洗鼻腔，定期复查，术后 1 个月内避免重体力劳动。

第三节　鼻出血患者的护理

（一）概述

鼻出血是临床常见症状之一，由鼻及附近组织血管破裂引起，可单纯由鼻腔、鼻窦疾病引起，也可由某些全身性疾病所致。可单侧或双侧出血。

（二）护理评估

1. 健康史　可由鼻部外伤、炎症、鼻中隔病变、肿瘤和鼻腔异物、挖鼻、手术中损伤鼻黏膜血管等引起；也可由血压增高、凝血功能障碍或血管张力改变等全身性疾病引起，如急性发热性传染病、高血压、血液病、风湿热、慢性肝病、慢性肾病、维生素缺乏、中毒、遗传等。

2. 身体状况　鼻出血多为单侧，出血量不等，轻者仅涕中带血，重者出血可达数百毫升以上，甚至可致休克。出血可呈间歇性反复出血，亦可呈持续性或阵发性出血，反复出血可导致贫血。儿童青少年出血部位多是鼻中隔前下方的利特尔区，而中老年则多发生于鼻腔后段的鼻 - 鼻咽静脉丛及鼻中隔后部动脉出血。

3. 心理 - 社会状况　患者常因大出血或反复出血而致情绪紧张和恐惧，患者家属往往情绪激动，唯恐医护人员对患者诊治不及时，造成更严重的不良后果。

4. 辅助检查　窥鼻器检查可了解鼻、鼻腔及鼻窦情况和出血部位，实验室检查可了解患者凝血功能，必要时可行 X 线和 CT 检查。

5. 治疗要点　鼻出血属于急症，应立即止血，再行病因治疗。

（三）主要护理问题 / 医护合作性问题

1. 恐惧　与反复出血、出血量较多及担心疾病的预后有关。

2. 舒适改变：口干、鼻塞　与鼻腔填塞、张口呼吸有关。

3. 知识缺乏：缺乏鼻出血的防治及自我保健知识。

4. 潜在并发症：贫血、失血性休克等。

（四）护理措施

1. 一般护理　使患者处于坐位或卧位，失血性休克患者取去枕平卧位或者中凹卧位，以保证患者脑部供血。安慰患者，缓解患者的紧张、焦虑情绪。

2. 止血护理

（1）协助止血处理：先采用简便止血措施，如指压双侧鼻翼或将出血侧鼻翼压向鼻中隔 10～15 分钟，也可用手指横行按压上唇部位，同时冷敷前额及后颈，用浸以 1% 麻黄碱生理盐水的棉片置于鼻腔暂时止血。准备进一步止血的器械和药品，协助医生止血：少量鼻出血可采用指压法或烧灼法止血；出血量大、部位不明或出血面积广者，采用鼻腔填塞法；鼻腔后部出血行后鼻孔填塞法或气囊、水囊压迫法；大量顽固性出血可采用动脉结扎手术或血管栓塞法治疗。

（2）对怀疑有休克患者的护理：应取头低平卧位，密切监测脉搏、血压等生命体征变化。建立静脉通道、遵医嘱给予镇静剂、止血药、补液、交叉配血、吸氧等。

知识链接

经鼻内镜止血法

经鼻内镜止血法是在鼻内镜下探查出血部位并行电凝止血的方法，止血效果显著，并已得到广泛的应用。优点在于对鼻腔各部，尤其是前鼻腔不易观察的上部、后部及鼻咽部等深在、狭窄区域可以明视下止血，准确可靠。

（3）全身治疗：查找病因，积极治疗。

（4）鼻腔填塞后患者的护理：①嘱患者半卧位休息，做好口腔护理，遵医嘱应用抗生素；②监测患者的生命体征，注意固定后鼻孔纱球的丝线有无断裂、松动，并及时处理，防止纱球脱落引起窒息；③嘱患者勿将血液咽下，以免刺激胃黏膜引起呕吐，并避免喷嚏、咳嗽、用力擤鼻、弯腰低头、外力碰撞鼻部等引起再次出血；④鼻腔填塞物一般在24～48小时分次取出，碘仿纱条可适当延长留置时间。

3. 健康指导

（1）向患者介绍指压、冷敷等简便止血的方法。戒除挖鼻、拔鼻毛、用力擤鼻等不良习惯。戒烟、酒、辛辣刺激性食物。

（2）积极寻找并治疗相关原发病。

（3）患者应注意休息，适当饮食，保持大便通畅，避免剧烈运动。

思政元素

曹清泰

耳鼻喉科专家曹清泰，1906年6月生，河北省完县人。1920年赴法国勤工俭学，1930年考入里昂中法大学公费学习，1936年于里昂大学医学院毕业，获医学博士学位。他出国前就怀有"科学救国"的大志，轮船在海上航行时，他便立下誓愿：让祖国日益强盛起来！1945年第二次世界大战结束前夕，红十字国际委员会以高薪聘请他，被他回绝了。第二次世界大战结束了，巴黎街头彻夜狂欢，曹清泰在欢乐的人群之中，却疾步向当时的中国大使馆走去，要求回国参加建设。临行前，他变卖了所有家当，购置了一整套耳鼻喉科医疗器械，装了满满两皮箱，登上了飞往祖国的客机。回国后，他在重庆、上海等地从事医学临床工作。解放后，他积极响应号召，主动离开上海，到安徽开展医学教学和临床工作，建立了安徽省第一个耳鼻喉科。

回顾他所走过的道路，工作地点几经转移：法国－上海－重庆－安徽，条件越来越差，待遇越来越低。他自愿走的这条路，凝聚着曹清泰对祖国、对党炽热的感情。

（盛晓燕）

复习思考题

1. 简述变应性鼻炎的临床表现。

2. 简述慢性鼻炎的分类。二者的区别有哪些？

3. 鼻出血患者怎么止血？

第九章 咽科患者的护理

ER-9-1

PPT 课件

ER-9-2

知识导览

学习目标

　　掌握扁桃体炎、慢性咽炎、鼻咽癌、阻塞性睡眠呼吸暂停低通气综合征的护理评估及护理措施；掌握扁桃体切除术后的护理措施。熟悉扁桃体炎、慢性咽炎、鼻咽癌、阻塞性睡眠呼吸暂停低通气综合征的主要护理问题，并能采取针对性的护理措施。了解扁桃体炎、慢性咽炎、鼻咽癌、阻塞性睡眠呼吸暂停低通气综合征患者的发病机制。

案例分析

　　患者王某，男，20岁。因"咽痛、发热4天"来医院就诊。现咽痛明显，吞咽不便，口涎外溢，言语含糊，张口受限。体温39℃，检查见双侧扁桃体充血肿大，表面有点状脓性分泌物，右侧腭舌弓及软腭红肿隆起，悬雍垂水肿略偏左侧，右侧下颌角淋巴结肿大、压痛明显。患者自幼有扁桃体炎反复发作史，现睡眠打鼾，服药效果差，担心病情严重。

请思考：

1. 该患者的临床诊断是什么？
2. 其主要护理问题是什么？请写出相应的护理措施。

第一节　扁桃体炎患者的护理

　　扁桃体炎为腭扁桃体的非特异性炎症，常伴有不同程度的咽黏膜和淋巴组织炎症，是一种很常见的咽部疾病。临床上可分为急性扁桃体炎和慢性扁桃体炎两种。

一、急性扁桃体炎患者的护理

（一）概述

　　急性扁桃体炎为腭扁桃体的急性非特异性炎症，是咽部极为常见的疾病之一。多发生于儿童及青少年，在春、秋季节或气温变化时易发病。

　　主要致病菌为乙型溶血性链球菌、肺炎链球菌、金黄色葡萄球菌、流感杆菌、腺病毒等，近年来有厌氧菌感染者病例，致病菌可通过飞沫或直接接触传播。

（二）护理评估

1. 健康史　有无受凉、劳累、过度吸烟饮酒或上呼吸道感染等诱发因素，有无本病患者接触史。

2. 身体状况

（1）症状：咽痛为主，吞咽时加重，疼痛常放射至耳部。全身症状常见畏寒高热、头痛乏力、食欲下降、身痛、便秘等。小儿可有抽搐、呕吐、惊厥等表现。

（2）体征：检查可见咽部黏膜急性充血，扁桃体肿大。病变较轻，炎症仅限于黏膜表面；重者黏膜下或隐窝口可见黄白色脓点，甚至融合成片，形似假膜，易于拭去。常伴有下颌角淋巴结肿大、压痛。

（3）并发症：局部可引起扁桃体周围脓肿、咽旁脓肿、急性鼻炎鼻窦炎、急性喉炎等；全身可引起急性风湿热、急性关节炎、急性心肌炎、急性肾炎等。

3. 心理-社会状况　急性扁桃体炎发病急骤，症状明显，多数患者能积极诊治。应注意评估患者的年龄、工作性质、文化层次以及对疾病的认知程度。

4. 辅助检查

（1）血常规：细菌感染时，白细胞、中性粒细胞升高；病毒感染时，淋巴细胞升高。

（2）细菌培养加药敏试验：有助于查明致病菌及选用抗生素。

5. 治疗要点　以抗生素为主，积极控制炎症，辅以解热镇痛药物，局部含漱、含片等。

（三）主要护理问题／医护合作性问题

1. 疼痛：咽痛　与扁桃体急性炎症有关。

2. 体温过高　与急性化脓性扁桃体炎有关。

3. 恐惧　与惧怕可能引起并发症和扁桃体切除术有关。

4. 潜在并发症：扁桃体周围脓肿、急性鼻炎、中耳炎等。

（四）护理措施

1. 一般护理　注意休息，多饮水，通大便，进食易消化、富营养的流食。

2. 用药护理

（1）抗生素首选青霉素类药物，或根据药敏试验结果选用相应的敏感抗生素，亦可酌情配合使用糖皮质激素。

（2）咽痛较剧或高热时，可口服解热镇痛药。

（3）局部治疗：嘱患者用复方硼砂溶液、复方氯己定含漱液或 1：5 000 呋喃西林溶液漱口；选用各种喉片含服，以消炎止痛。

3. 对症护理

（1）急性疼痛：向患者解释疼痛的原因及疾病过程，及时评估疼痛程度及患者心理；遵医嘱用药，并观察药物疗效及可能出现的不良反应。

（2）体温过高：注意休息，多饮水，清淡流食或半流食，并注意补充维生素；观察体温变化，必要时给予物理或药物降温。

4. 病情观察

（1）发病 4～5 日后，观察患者是否发热持续或加重，有无一侧咽痛加剧，口涎外溢，言语含糊，甚至张口困难，一侧腭舌弓上方红肿隆起，软腭红肿，悬雍垂水肿，并偏向对侧等扁桃体周围脓肿的表现。急性扁桃体炎若并发扁桃体周围脓肿，需手术切开排脓。

（2）观察患者是否鼻塞流涕加重，是否耳内胀闷闭塞，或出现耳鸣及听力下降等急性鼻炎、鼻窦炎、中耳炎的表现。

5. 健康指导

（1）嘱患者戒除烟酒，少食辛辣，选择清淡易消化的饮食，保持排便通畅。

（2）患病期间应适当保护，戴口罩、勤洗手，防止传播给他人。

（3）痊愈后积极锻炼身体，增强体质，季节更换时注意防寒保暖。

（4）对于每年有 5 次或以上急性发作者，或连续 3 年平均每年有 3 次或以上发作者，或引起并发症者，建议急性炎症消退 3～4 周后，行扁桃体切除手术。

二、慢性扁桃体炎患者的护理

（一）概述

慢性扁桃体炎是腭扁桃体的持续性感染性炎症。急性扁桃体炎反复发作，或隐窝引流不通畅，致使隐窝内细菌、病毒滋生感染而演变为慢性扁桃体炎。多发生于大龄儿童及青年。积累在隐窝内的病原微生物与组织长期接触可产生自身变应原，引起变态反应，使慢性扁桃体炎成为引起全身其他系统感染的"病灶"。

> **知识链接**
>
> **判断病灶性扁桃体炎**
>
> 1. 询问病史　急性发作时，其他系统出现病变，如肾炎患者，每当扁桃体发炎后，尿液检查即出现明显异常。
>
> 2. 实验室检查　测定红细胞沉降率、抗链球菌溶血素O、血清黏蛋白、心电图等结果异常。
>
> 3. 切除后，并发症得以治愈，或症状减轻，或病情得以控制。

（二）护理评估

1. 健康史　评估有无急性扁桃体炎反复发作史；有无相关并发症史。

2. 身体状况

（1）症状：多有反复急性发作或扁桃体周围脓肿病史，间歇期多无明显自觉症状，或有咽部不适如咽干、发痒、异物感、口臭等轻微症状。小儿扁桃体过度肥大可有睡眠打鼾、呼吸不畅、吞咽言语障碍或消化不良、头痛乏力、长期低热等表现。

（2）体征：检查扁桃体和腭舌弓，慢性充血，呈暗红色，挤压腭舌弓隐窝口或见黄、白色干酪样点状物，成人扁桃体多缩小、表面可见瘢痕，常与周围组织粘连，儿童、青少年扁桃体多肥大。可伴下颌淋巴结肿大。

（3）并发症：慢性扁桃体炎可产生各种并发症，如风湿性关节炎、心肌炎、肾炎或长期低热等。

3. 心理 - 社会状况　慢性扁桃体炎因平时无明显症状，多数患者不重视。扁桃体炎反复发作，有并发症或者需要手术时，患者易表现出焦虑或恐惧的心理状况。护理时应注意评估患者的年龄、工作性质、文化层次、对疾病的认知程度以及患者的生活习惯、工作环境等。

4. 辅助检查　测定红细胞沉降率、抗链球菌溶血素O、血清黏蛋白、心电图等，有助于慢性扁桃体炎及其并发症的诊断。

5. 治疗要点　药物治疗，减少复发，避免并发症。如效果不理想，因慢性扁桃体炎频繁急性发作或引起并发症者，可采用手术治疗。

（三）主要护理问题 / 医护合作性问题

1. 急性疼痛：咽痛　与慢性扁桃体炎急性发作或手术损伤有关。

2. 恐惧　与惧怕慢性扁桃体炎的并发症或扁桃体切除术有关。

3. 知识缺乏：缺乏与慢性扁桃体炎有关的治疗与自我保健知识。

4. 潜在并发症：慢性咽炎、慢性喉炎、风湿性关节炎、风湿性心脏病、慢性肾炎等。少数患者手术后可发生创面出血、感染等。

（四）护理措施

1. 一般护理　强身健体，增进免疫功能，适当应用有脱敏作用的细菌制剂以及各种免疫增强剂；冲洗扁桃体隐窝，减少细菌繁殖。

2．手术护理　参照扁桃体切除术患者的护理。

3．健康指导

（1）嘱患者少食辛辣，戒除烟酒等不良刺激。

（2）告知患者注意口腔卫生，及时治疗邻近组织疾病。

（3）痊愈后积极锻炼身体，增强体质。季节更换时注意防寒保暖。

附：扁桃体切除术患者的护理

扁桃体切除术目前仍是治疗慢性扁桃体炎的主要手段。由于扁桃体为一个免疫器官，对机体具有重要的保护作用，特别是对儿童，因此，必须严格掌握手术适应证。目前常用的手术方法有剥离术（图9-1）和挤切术（图9-2）。

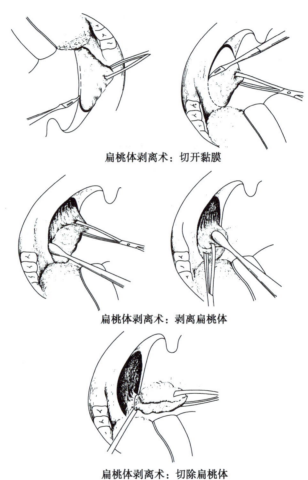

扁桃体剥离术：切开黏膜

扁桃体剥离术：剥离扁桃体

扁桃体剥离术：切除扁桃体

图9-1　扁桃体剥离术

（一）适应证

1．慢性扁桃体炎反复急性发作或多次并发扁桃体周围脓肿。

2．扁桃体过度肥大，妨碍吞咽、呼吸及发声功能。

3．慢性扁桃体炎已经成为引起其他脏器病变的病灶，或与邻近器官病变有关联。

4．扁桃体角化症及白喉带菌者，经保守治疗无效时。

5．各种扁桃体良性肿瘤，可连同扁桃体一并切除；对恶性肿瘤则应慎重选择适应证和手术范围。

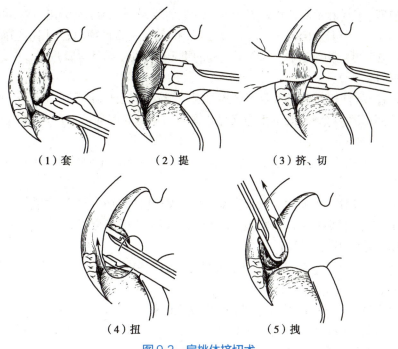

（1）套　　　　　（2）提　　　　　（3）挤、切

（4）扭　　　　　（5）拽

图9-2　扁桃体挤切术

（二）禁忌证

1. 急性扁桃体炎发作时，一般不施行手术，需炎症消退后2～3周方可手术。

2. 造血系统疾病及凝血功能障碍者，如再生障碍性贫血、血小板减少性紫癜、过敏性紫癜等，一般不手术。若扁桃体炎症会导致血液病恶化，必须手术切除时，应充分准备，精心操作，并在围手术期采取综合治疗。

3. 严重的全身性疾病如活动性肺结核、风湿性心脏病、关节炎、肾炎、高血压、精神病时，不宜手术。

4. 在脊髓灰质炎及流感等呼吸道传染病流行季节或流行地区，以及其他急性传染病流行时，不宜手术。

5. 妇女月经期和月经前期、妊娠期，不宜实施手术。

6. 患者家属中免疫球蛋白缺乏或自身免疫疾病的发病率高，血常规检查显示白细胞计数低于$3×10^9/L$者，不宜手术。

（三）主要护理问题／医护合作性问题

1. **潜在并发症**：术后创口出血、术后感染等。

2. **疼痛**：咽痛　与手术有关。

3. **有感染的危险**　与手术创伤及口腔卫生有关。

4. **知识缺乏**：缺乏扁桃体术后并发症预防常识。

（四）护理措施

1. 术后创口出血的护理

（1）保持正确卧位：全麻未醒者采取侧卧位，头偏向一侧，以便口腔分泌物流出和术后观察有无出血。局麻或全麻清醒后取半坐卧位，以减轻头部充血及创口出血。

（2）密切观察出血情况：①注意患者唾液中的含血量。手术当天痰中有血丝为正常现象。②若不断有鲜血吐出，则为术后出血。③全麻未醒者，如有频繁吞咽动作，且面色苍白，脉搏加快等应考虑有出血的可能，应立即通知医生处理。

（3）术后遵医嘱使用止血剂。

（4）饮食护理：①局麻术后 4 小时或全麻清醒后吞咽动作恢复，且无出血者，可进食冷流质。②第 2 天有白膜长出后可改半流质。③ 10 天内忌粗、硬、过热食物，以免损伤创面而继发出血。④因伤口疼痛，患者可能拒绝进食，应说明进食的重要性，以鼓励其早日进食。

2．咽痛的护理

（1）评估患者疼痛程度，解释术后疼痛的原因、持续时间及性质，消除恐惧心理。

（2）术后颈部用冰袋冷敷，既可止痛又可止血。指导减轻疼痛的方法，如嘱患者深慢呼吸等以缓解疼痛。

（3）疼痛时不宜使用水杨酸类药物，因其抑制凝血酶原的产生而易致出血倾向。

3．预防感染的护理

（1）术前 3 天开始用含漱剂漱口，术后第 2 天白膜长出后即可开始刷牙漱口。

（2）术前 4～6 小时禁食禁饮。术前注射阿托品，以减少唾液分泌。

（3）遵医嘱静脉使用抗菌药物。

（4）病情观察：若白膜污秽、咽痛加剧、发热等，提示感染征兆，应及时告知医生。

4．健康教育

（1）术后卧床休息 2～3 天，应少运动，不要用力咳嗽，一般 10～15 天可痊愈。

（2）手术当日尽量少讲话，以避免引起伤口出血。如口腔内有分泌物，应将口中的分泌物轻轻吐出，检查唾液中是否有新鲜血。

（3）局麻术后 4 小时或全麻清醒后，且无出血，可进食冷流质。第 2 天有白膜长出后可改为半流质。术后 3～5 天可进普食。注意不吃带刺、带渣、过热食物，防止伤口损伤继发出血。

（4）术后第 2 天即可漱口，保持口腔清洁，避免口腔感染。

第二节　慢性咽炎患者的护理

（一）概述

慢性咽炎是咽黏膜、黏膜下组织及其淋巴组织的慢性炎症，常为上呼吸道慢性炎症的一部分。发病与长期接触粉尘气体、烟酒过度、职业因素（长期用嗓者）及全身慢性疾病等有关。

（二）护理评估

1．健康史　评估有无急性咽炎的反复发作史；有无长期不良刺激等致病因素。

2．身体状况

（1）症状：咽部可有各种不适，表现为咽部干燥感、痒感、灼热感、异物感，微痛感等。常有黏稠分泌物附着于咽后壁，使患者起床时出现频繁的刺激性咳嗽伴恶心，萎缩性咽炎患者可咳出带有臭味的黄褐色痂皮。

（2）体征：①慢性单纯性咽炎：黏膜弥漫性充血，血管扩张，呈暗红色，咽后壁有散在的淋巴滤泡；②慢性肥厚性咽炎：黏膜充血肥厚，咽后壁有较多的淋巴滤泡甚至融合成块，咽侧索充血肥厚，呈条索状；③萎缩性及干燥性咽炎：黏膜干燥、萎缩变薄，色淡发亮，常附有黏稠分泌物或带臭味的黄褐色痂皮。

3．心理－社会状况　有的患者焦虑、烦躁，甚至恐癌。护理时应注意评估患者的年龄、工作性质、文化层次、对疾病的认知程度、生活习惯、工作环境等。

4．治疗要点　消除病因、局部治疗、中医药调治等。

慢性咽炎中医药疗法

内服中药及外治疗法均为治疗慢性咽炎的常用方法。

内服中药：急性期宜清热解毒，如六神丸或喉痛消炎丸等；慢性者宜用滋阴清热的增液汤加减、咽炎片等治疗。或调护用金银花、胖大海等中药代茶饮及西瓜霜、草珊瑚含片等。

外治法：①含漱法，即是以清热利咽的中药，煎成漱口水，具有清热解毒，防止邪毒侵袭或者滞留咽喉的作用。②吹喉法，即将中药制成粉剂，直接吹喷于咽喉局部，具有清热止痛利咽的作用。③含服法，即将中药制成丸或者片剂含服，使药物直接作用咽喉，以清热生津利咽。④蒸汽或雾化吸入法，即把内服的中药，煎水装入保温杯中，趁热吸入药物蒸汽。此外，穴位贴敷、针灸、放血、推拿按摩、导引等方法在慢性咽炎的治疗过程中也发挥了非常重要的作用。

（三）主要护理问题/医护合作性问题

1. 焦虑　与咽部不适感、久治不愈有关。

2. 舒适改变：咽部不适感　与炎症刺激有关。

3. 知识缺乏：缺乏咽部炎症防治知识。

（四）护理措施

1. 一般护理　饮食清淡，戒除烟酒，避免长期用嗓，避免粉尘刺激。

2. 心理护理　耐心向患者介绍病情，消除紧张心理。

3. 局部治疗　慢性肥厚性咽炎可用 10%～20% 硝酸银涂擦咽黏膜以收敛消炎，激光、冷冻或微波可治疗增生的淋巴滤泡，但每次范围不宜过广过深；萎缩性咽炎局部涂 2% 碘甘油，以改善局部血液循环，促进腺体分泌，减轻干燥不适症状。

4. 全身治疗　萎缩性咽炎可服用维生素 A、维生素 B_2、维生素 C、维生素 E 等，促使黏膜上皮生长。

第三节　鼻咽癌患者的护理

（一）概述

鼻咽癌是我国常见的鼻咽部恶性肿瘤。根据国际癌症研究机构的数据，鼻咽癌具有明显的区域偏倚。2018 年，全球约有 129 000 例新确诊鼻咽癌病例，其中 70% 以上在东南亚和东亚。中国鼻咽癌的年龄标准化发病率为每 10 万人 3.0 例，比大多数白人人群高出约 7 倍。因鼻咽癌发病部位隐蔽，早期症状不典型，容易漏诊。局部复发与转移是本病的主要致死原因。

鼻咽癌的病因目前尚未完全明确，可能与下列因素有关：

1. 遗传因素　有明显的种族易感性和家族高发性。

2. 病毒感染　患者血清中大多可查出 EB 病毒抗体，且抗体滴度随着病情发展而升高，其鼻咽活组织培养的原淋巴细胞中也可分离出 EB 病毒。动物实验证实 EB 病毒可导致组织癌变。

3. 不良习惯及环境因素　烟草中含有多种致癌物质，故嗜烟者的鼻咽癌发病率较不吸烟者高。流行病学调查表明，水及食物中多环烃类、亚硝胺及镍等含量增高可能与鼻咽癌的发生有关。

（二）护理评估

1. 健康史　了解患者发病前的生活及健康状况，重点评估致病危险因素，有无家族史，有无EB 病毒感染病史，是否来自鼻咽癌高发地区等。

2. 身体状况

(1) 鼻部症状:早期常见晨起回吸涕中带血或擤出血性涕,时有时无。晚期则出血量较多。肿瘤不断增大可阻塞后鼻孔,出现单侧鼻塞,继而双侧鼻塞。

(2) 耳部症状:肿瘤原发于咽隐窝者,早期易压迫咽鼓管咽口,导致患侧耳闷塞感,或伴有鼓室积液,甚至耳鸣、听力减退,易误诊为分泌性中耳炎。

(3) 颈淋巴结肿大:60% 患者以此为首发症状。转移常出现在颈深淋巴结上群,始为单侧,继之发展为双侧。肿大的淋巴结质硬、界限不清、表面不平、活动度差,且呈无痛性、进行性增大。

(4) 脑神经症状:肿瘤由破裂孔入颅或因转移淋巴结压迫,可相继侵犯第 Ⅴ、Ⅵ、Ⅳ、Ⅲ、Ⅱ、Ⅸ、Ⅹ、Ⅻ脑神经而出现相应症状,如头痛、视力障碍、呛咳、声嘶、伸舌偏斜等,尤以顽固性头痛使患者难以忍受。

(5) 远处转移:晚期常向骨、肺、肝脏等部位转移,出现相应症状。

3. 心理－社会状况　鼻咽癌部位隐蔽,症状复杂,极易漏诊、误诊。一旦确诊,需要放射治疗,患者则出现不同程度的恐惧、绝望等情绪。

4. 辅助检查

(1) 鼻咽镜检查:能发现肿瘤原发部位。好发于咽隐窝和鼻咽顶前壁。

(2) EB 病毒血清学检查:EB 病毒壳抗原 Ig A 抗体的测定常用于鼻咽癌诊断、普查和随访。

(3) 影像学检查:CT 和 MRI 检查,可了解肿瘤大小、侵犯范围、颅底破坏的程度。

(4) 活检:是诊断鼻咽癌最确切的依据。但一次活检阴性不能排除鼻咽癌,少数患者需要多次活检才能明确诊断。

5. 治疗要点　早期发现、早期诊断、早期治疗。以放射治疗为主。

知识链接

鼻咽癌放射治疗

放射治疗是治疗鼻咽癌的主要手段。其原发病灶、颈部转移淋巴结对放射线敏感。常采用 ^{60}Co 或直线加速器高能放射治疗。另外,在放射治疗期间可配合化疗、中医中药和免疫治疗,防止远处转移,以提高放射治疗的敏感性和减轻并发症。

(三) 主要护理问题 / 医护合作性问题

1. 恐惧　与被诊断为癌症、对疾病预后不了解、对放疗恐惧有关。

2. 疼痛:头痛　与肿瘤侵犯脑神经和脑实质有关。

3. 潜在并发症:鼻出血、放疗引起的张口困难、放射性皮炎、口腔溃疡,骨、肝、肺转移等。

4. 知识缺乏:缺乏有关鼻咽癌的防治知识。

(四) 护理措施

1. 一般护理　适当休息,给予高营养、高热量、易消化的软质饮食。对不能进食者,可行鼻饲或从静脉给予营养液。

2. 心理护理　向患者及家属积极解释病情及目前治疗的进展。采取疏导措施,消除恐惧心理,提高其战胜疾病的信心,配合治疗。

3. 用药护理

(1) 严重头痛者遵医嘱给予镇静剂或镇痛药。

(2) 鼻腔大量出血者,应协助医师积极止血,并做好输血准备。

(3) 行放疗或化疗者,观察其不良反应,并及时对症处理。指导患者坚持张口训练,饭前、饭后、睡前漱口。口腔黏膜破溃者可采用杀菌、抑菌、促进组织修复的漱口液含漱;皮肤损伤者,温水清洗，不可抓挠。

4. 健康指导

（1）增强体质，改善营养，提高免疫力。戒除不良生活习惯，减少化学物质的接触及刺激，预防肿瘤的发生。

（2）早期诊断。在鼻咽癌高发区及有家族遗传史者，定期筛查，发现有早期征兆（颈部肿块、回吸血涕、头痛、复视、耳鸣耳聋等）及时就诊。

（3）放疗、化疗患者定期检查血常规，应用中药调理，鼓励患者完成正规疗程。

第四节　阻塞性睡眠呼吸暂停低通气综合征患者的护理

（一）概述

阻塞性睡眠呼吸暂停低通气综合征（obstructive sleep apnea hypopnea syndrome，OSAHS）是指上气道塌陷阻塞，导致睡眠状态下反复出现呼吸暂停和通气不足，是一种最常见、危害性严重的睡眠呼吸低通气综合征，多见于中年男性肥胖者，并可导致冠心病、高血压、糖尿病等多器官多系统的损害。

OSAHS 的发病目前认为与上气道狭窄、上气道扩张肌张力异常、呼吸中枢调节功能异常等因素有关。

知识链接

诱发 OSAHS 的病因与机制

1. 上呼吸道狭窄或阻塞　鼻和鼻咽、口咽和软腭、舌根部容易发生狭窄或阻塞，软腭平面是睡眠时最常见的阻塞部位。

2. 肥胖　肥胖者软腭、腭垂、咽壁有过多的脂肪沉积，睡眠时易致气道阻塞。

3. 内分泌紊乱　如甲状腺功能低下引起黏液性水肿。

4. 老年性变化　老年人组织松弛，肌张力减退，导致软腭松弛、塌陷。

5. 遗传因素　可使 OSAHS 的发生概率增加 2～4 倍。

（二）护理评估

1. 健康史　了解患者睡眠打鼾的程度，有无憋醒以及憋醒的时间和频率，有无诱发 OSAHS 的相关疾病。了解患者对 OSAHS 的认知程度和社会支持情况等。

2. 身体状况

（1）症状：①睡眠打鼾。睡眠中打鼾，甚至憋醒，是患者就诊的主要原因。②睡眠中发生呼吸暂停。睡眠时出现憋气，并频繁发作，有反复的呼吸停止现象，睡眠打鼾与呼吸暂停交替出现。③白天嗜睡。轻者表现为白天困倦乏力，重者出现晨起头痛、过度嗜睡、记忆力减退、注意力不集中、性格乖戾、行为怪异等情况。④心血管症状。睡眠中发生呼吸暂停逐渐加重者，可表现为憋醒后胸闷、心慌或心前区不适。病程较长者甚至并发心律失常、高血压、心肺功能衰竭与心绞痛等。⑤其他症状。夜间不能入睡，常有躁动不安、遗尿、阳痿等。

（2）体征：①一般征象。大多数患者比较肥胖，颈短、颈围大。部分患者可有明显的上下颌骨发育不全，儿童患者可有生长发育差，甚至胸廓畸形等。②上气道征象，如扁桃体肥大、口咽腔狭窄、悬雍垂过长肥厚、软腭肥厚等。部分患者可有鼻息肉、鼻中隔偏曲、腺样体肥大、舌根肥厚等引起上气道狭窄的相关病变。

3．心理－社会状况　OSAHS初期往往不被人重视，到引起严重并发症才就诊。护理时注意评估患者的人格特征、饮食习惯、睡眠结构、运动情况、对疾病的认知程度等。

4．辅助检查

（1）内窥镜检查、影像学检查：有助于明确病因和部位。

（2）多导睡眠监测：诊断OSAHS的金标准。可自动记录脑电图、眼电图、颈前肌电图、心电图、胸腹壁呼吸运动、口鼻气流以及血氧饱和度等。诊断标准为成人7小时的夜间睡眠时间内，至少有30次呼吸暂停，每次发作时，口、鼻气流停止流通至少10秒以上；睡眠过程中呼吸气流强度较基础水平降低50%以上，并伴有动脉血氧饱和度下降≥4%；或呼吸暂停指数（即每小时呼吸暂停的平均次数）>5。

5．治疗要点

（1）科学减肥、戒除烟酒、侧卧休息。

（2）内科治疗以持续正压通气、应用口腔矫正器治疗为主。

（3）如上气道狭窄的病因明确，以外科手术祛除病因为主。

（三）主要护理问题／医护合作性问题

1．焦虑　与健康受到威胁、担心治疗效果不佳有关。

2．睡眠型态紊乱　与睡眠中反复憋醒有关。

3．潜在并发症：脑卒中、心肌梗死、呼吸衰竭、睡眠中猝死等。

4．意外受伤的可能　与患者白天嗜睡有关。

5．知识缺乏：缺乏与疾病相关的防治知识。

（四）护理措施

1．一般护理　密切观察患者生命体征，特别是凌晨4—6时的呼吸、血压，必要时备好抢救用品。

2．心理护理　积极解释病情及目前治疗的进展，采取疏导措施，消除恐惧心理，提高其战胜疾病的信心，能积极配合治疗。

3．非手术治疗的护理　指导患者正确使用呼吸机，避免擅自使用安眠药。

4．手术治疗的护理　术前、术后配合完善各种检查，并遵医嘱用药；严密观察患者呼吸、睡眠打鼾是否改善等；其他护理参考扁桃体切除术的护理。

5．健康指导

（1）戒除烟酒，正确运动，科学减肥，侧卧睡眠，告诫患者不宜从事驾驶及高空作业等工作，以免发生意外。

（2）术后注意口腔卫生，预防切口感染，2～4周内避免坚硬粗糙以及辛辣刺激食物，防止切口出血。

（3）术后1～2个月效果显现，6～12个月才比较稳定，嘱患者监测心肺功能，并定期复诊。

（康春华）

？　复习思考题

1．简述慢性扁桃体炎术后护理措施。

2．慢性咽炎的常见症状与体征有哪些？

3．试述OSAHS的诊断标准及预防措施。

ER-9-3

扫一扫，测一测

第十章　喉科患者的护理

ER-10-1

PPT 课件

学习目标

　　熟悉喉部炎症、喉阻塞、喉癌的护理评估及护理措施，并对患者采取恰当的治疗指导；熟悉气管切开术的护理措施。掌握喉部炎症、喉阻塞、喉癌的主要护理问题，并能采取针对性的护理措施。了解气管切开术的手术适应证、主要护理问题。

ER-10-2

知识导览

案例分析

　　患儿宋某，男性，2岁，受凉后发热、犬吠样咳嗽、呼吸困难3天。检查：体温39℃，脉搏140次/min，哭闹、躁动，嘴唇及指端青紫，可闻吸气性喉喘鸣，吸气性呼吸困难，见四凹征。

　　请思考：

　　1. 该案例护理诊断及主要护理问题是什么？

　　2. 分析易导致呼吸困难的原因，并判断其呼吸困难的分度。

　　3. 若该患儿出现面色苍白、呼吸极度困难、脉率不齐等症状，该如何处理？请制订护理措施。

第一节　喉部炎症患者的护理

一、急性会厌炎患者的护理

（一）概述

　　急性会厌炎是以会厌为中心的急性喉部炎症，是耳鼻咽喉科常见急症之一，起病急、发展快，严重者可引起喉阻塞甚至导致窒息死亡。其发生与细菌、病毒感染，邻近器官的炎症侵犯，异物，创伤，吸入有害气体，变态反应等因素有关。

知识链接

急性变态反应性会厌炎

　　机体接触某种变应原引起全身性变态反应，会厌也发生变态反应性炎症而高度水肿，称为急性变态反应性会厌炎。

　　变应原可为药物、血清、生物制品或食物等。药物中以青霉素最为多见，阿司匹林和碘次之；食物中以虾、蟹等海鲜多见。多发生于成年人，常反复发作。

　　急性变态反应性会厌炎患者体温可正常，治疗首选抗变态反应，并嘱咐患者避免接触变应原。

（二）护理评估

1. 健康史　评估患者有无上呼吸道感染，有无过度疲劳，有无外伤、异物、变应原接触史，注意起病缓急和呼吸情况。

2. 身体状况

（1）全身症状：起病急骤，出现畏寒、发热、头痛、精神萎靡等全身不适，体温多在38～39℃。儿童及老人全身症状更为严重。病情发展迅速，甚至可发生昏厥或休克。

（2）局部症状：多数患者喉痛剧烈，吞咽时加重。因会厌肿胀，以致言语含糊不清，但很少声嘶。当水肿严重时可出现吸气性呼吸困难甚至窒息。

（3）体征：患者呈急性病容，严重者伴吸气性呼吸困难体征。

3. 心理 - 社会状况　因起病急骤，常以喉部剧痛及咽下困难就诊，故非常焦急和担心。

4. 辅助检查

（1）间接喉镜下见会厌红肿，舌面尤甚，严重时可呈球形。必要时行影像学检查，可显示喉腔阴影缩小。

（2）实验室检查：血常规检查白细胞总数和中性粒细胞比例可增高。咽拭子培养及药敏试验可明确致病菌，有助于选用敏感抗生素。

5. 治疗要点　一旦确诊，需住院治疗。积极控制感染，脓肿形成可行切开排脓，喉阻塞严重者可行气管切开，解除呼吸困难，变态反应性会厌炎者应进行抗变态反应治疗。

（三）主要护理问题 / 医护合作性问题

1. 潜在并发症：窒息　与会厌肿胀，喉腔缩小有关。

2. 急性疼痛：剧烈喉痛　与会厌充血肿胀有关。

3. 体温过高　与会厌急性炎症有关。

4. 吞咽障碍　与会厌明显充血肿胀及剧烈喉痛有关。

（四）护理措施

1. 一般护理　绝对卧床休息，取坐位或半坐卧位，给予高营养、易消化、清淡流质食物，多喝水。进食后漱口，少讲话，轻咳嗽。

2. 病情观察

（1）严密观察呼吸：及时发现呼吸困难，必要时吸氧。对于严重病例应做好气管切开的准备，以防发生窒息。

（2）严密观察体温：注意患者体温变化，过高者应采用物理措施降温或者遵医嘱使用药物降温。

3. 药物护理　遵医嘱静脉给予足量有效抗生素及糖皮质激素，控制感染、减轻水肿，并及时观察用药疗效；加强口腔护理，指导患者做好雾化或蒸气吸入等治疗。

4. 手术护理　会厌脓肿形成后，可在喉镜下切开排脓，多采用仰卧垂头位，以防窒息。已施行气管切开术者，则按气管切开术后护理。

5. 健康指导　嘱患者积极配合治疗，痊愈后增强体质，戒烟酒，少食辛辣，避免接触变应原，积极防治上呼吸道感染。

二、急性喉炎患者的护理

（一）概述

急性喉炎为喉黏膜的急性卡他性炎症，好发于冬、春季节。儿童患者因其解剖生理特点，病情较成人重，如不及时治疗，可并发喉阻塞而危及生命。

感染是本病的主要病因，常在病毒感染的基础上继发细菌感染。其次与用嗓过度、吸入过多生产性粉尘或有害气体、喉部外伤等因素有关。

（二）护理评估

1．健康史　有无上呼吸道感染或某些急性传染病接触病史，儿童患者注意评估发热、咳嗽、呼吸困难等。

2．身体状况

（1）全身症状：本病多继发于伤风感冒，可有发热、畏寒、乏力等不适。

（2）局部症状：声嘶、喉痛、喉部不适、干燥、异物感等。成人急性喉炎以声音嘶哑为主要症状；小儿急性喉炎起病较急，表现为"空、空"样或犬吠样咳嗽、吸气性呼吸困难、吸气性喉喘鸣。

（3）体征：患者呈急性面容。小儿患者出现呼吸困难时，可见面色发绀，烦躁不安，大汗淋漓、三凹征或四凹征等。成人间接喉镜下见喉黏膜弥漫性充血，声带由白色变成粉红色或红色，因肿胀而闭合欠佳。小儿可见声门下黏膜呈梭形肿胀，但由于小儿不合作及刺激易引起喉痉挛，临床工作中很少对其行喉镜检查。

3．心理－社会状况　因起病急骤，儿童症状较重，且有窒息的危险，所以患者和家属就诊时非常焦虑和恐惧。

4．辅助检查　血常规检查白细胞总数及中性粒细胞数增多。

5．治疗要点　噤声和控制感染，预防窒息。

（三）主要护理问题／医护合作性问题

1．语言沟通障碍　与喉炎引起的声嘶或失音有关。

2．舒适改变：喉痛　与喉部感染有关。

3．体温过高　与喉部感染有关。

4．潜在并发症：喉阻塞。

（四）护理措施

1．一般护理　卧床休息，噤声，多饮水，进食清淡食物，保持大便通畅。

2．病情观察　患儿需严密观察呼吸情况，尽量保持安静、减少哭闹，必要时吸氧；应做好气管切开的准备，以防发生窒息；注意观察体温变化，过高者可采用物理降温措施或遵医嘱药物降温。

3．用药护理　遵医嘱应用抗生素及糖皮质激素，控制感染、减轻水肿。小儿常需静脉用药。

4．局部治疗护理　应用抗生素和激素超声雾化吸入，也可热水内加入复方安息香酊缓慢吸入，可消炎、消肿；喉片含化等。

5．健康指导

（1）患病期间注意休息，噤声，痊愈后加强身体锻炼，提高身体素质。

（2）戒烟酒，少食辛辣，避免有害气体吸入。

（3）指导患者正确用嗓，避免高声讲话及哭闹。

第二节　喉阻塞患者的护理

（一）概述

喉阻塞亦称喉梗阻，是因喉部或其邻近组织的病变使喉部通道发生阻塞，易引起吸气性呼吸困难，如处理不及时可引起窒息死亡，是耳鼻咽喉科常见的急症之一。喉阻塞不是单独的疾病，而是由多种原因引起的临床症状。

（二）护理评估

1. 健康史　询问患者有无引起喉阻塞的原因，注意评估呼吸困难的程度及其发生、持续的时间等。

2. 身体状况

（1）症状与体征

1）吸气性呼吸困难：为喉阻塞的主要特征（图 10-1）。表现为吸气运动加强，时间延长，吸气深而慢，但通气量并不增加。

2）吸气性喉喘鸣：由于吸入气流通过狭窄的声门裂，产生空气涡流反击声带，使之颤动而发出的一种尖锐的喘鸣声，其响度与阻塞程度呈正相关。

3）吸气性软组织凹陷：由于吸气困难，胸腔内负压增加，胸骨上窝、锁骨上窝、肋间隙、剑突下和上腹部吸气时向内凹陷（图 10-2），称为四凹征。儿童肌张力软弱，四凹征更加明显。

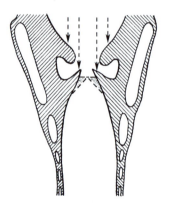

图 10-1　吸气性呼吸困难示意图

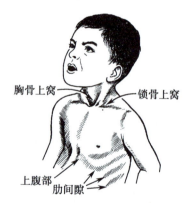

图 10-2　吸气性软组织凹陷

4）声嘶：若病变累及声带，则可出现声音嘶哑甚至失声。

5）缺氧症状：随着阻塞时间延长，患者出现脉搏加快，血压上升；阻塞进一步加重，可出现面色、口唇青紫，烦躁不安等；终末期则有大汗淋漓，心律不齐，心力衰竭，最终发生昏迷，甚至心搏骤停。

（2）吸气性呼吸困难临床分度：根据症状体征的轻重，临床将其分为 4 度：

1）一度：安静时无呼吸困难。活动或哭闹时有轻度吸气性呼吸困难。

2）二度：安静时有轻度吸气性呼吸困难，活动和哭闹后加重，但不影响睡眠和进食，无烦躁不安等缺氧症状。脉搏尚正常。

3）三度：安静时亦有明显的吸气性呼吸困难，喉喘鸣声较响，四凹征明显，并出现缺氧症状，如烦躁不安、轻度发绀、不易入睡、不愿进食、脉搏加快等。

4）四度：呼吸极度困难。患者坐卧不安，手足乱动，出冷汗，面色苍白或发绀，定向力障碍，心律不齐,脉搏细快,昏迷,大、小便失禁等。若不及时抢救,则可因窒息引起呼吸心跳停止而死亡。

3．心理－社会状况 喉阻塞患者病情危急,常急诊就医。因呼吸困难威胁生命而使患者和家属感到恐惧,希望尽快解决呼吸困难,但对气管切开术缺乏认识,致患者窒息的危险性增加,容易延误治疗时机。

4．辅助检查

（1）影像学检查：有助于炎症、外伤、异物、肿瘤的诊断。

（2）内镜检查：纤维喉镜或直接喉镜检查,具有诊断和治疗的双重作用。

5．治疗要点 迅速解除呼吸困难,防止窒息或心力衰竭。根据引起喉阻塞的病因、呼吸困难的程度和全身情况,采用药物或手术治疗。

（三）主要护理问题/医护合作性问题

1．有窒息的危险 与喉阻塞或术后套管阻塞或脱管有关。

2．低效性呼吸型态 与吸气性呼吸困难有关。

3．语言沟通障碍 与喉部疾病致声音嘶哑、失声或手术有关。

4．焦虑和恐惧 与呼吸困难及缺氧威胁生命、害怕气管切开等有关。

5．知识缺乏：缺乏气管切开术后自我护理和喉阻塞预防知识。

6．潜在并发症：低氧血症、术后皮下气肿、出血、感染、气胸等。

（四）护理措施

1．一般护理 绝对卧床休息,小儿应避免哭闹,限制探视；给予富含营养易消化流质或半流质食物,或遵医嘱暂禁食。

2．心理护理 耐心解释病情,说明气管切开的必要性,减轻焦虑恐惧心理,取得患者配合。

3．病情观察 遵医嘱及时用药,并密切观察治疗效果,注意患者的脉搏、血压、神志、呼吸、血氧饱和度、面色、口唇颜色等变化。

4．备齐急救物品 重症喉阻塞患者床边备气管切开包、吸引器、床边插灯、气管套管等急救设备。

5．治疗护理 根据喉阻塞的病因和分度采取相应的护理措施：①一度处理原则为明确病因,进行病因治疗；②二度处理原则为积极治疗病因,如由炎症引起者,使用足量抗生素和糖皮质激素,必要时吸氧等。严密观察病情变化,做好气管切开术的准备工作；③三度处理原则一般为气管切开,但炎症引起者,密切观察下仍可保守治疗；④四度处理原则为不管病因如何,立即行气管切开术,紧急情况下,可先行环甲膜切开术或气管插管术抢救生命。

6．已行气管切开手术的患者 按气管切开手术后的护理常规做好护理。

7．健康指导

（1）指导患者加强身体锻炼,避免感冒,积极防治上呼吸道感染。

（2）告知患者喉阻塞的原因,并注意避免,一旦发生应及时诊治。

附：气管切开术患者的护理

（一）概述

气管切开术是一种切开颈段气管前壁并插入气管套管,使患者直接经套管呼吸和排痰的急救手术。手术时患者取仰卧位,垫肩、头后仰,保持正中位（图10-3）。一般采用局部麻醉。切开颈部皮肤,在第3~4气管环处切开气管前壁,插入带有管芯的套管（图10-4）。

（二）手术适应证

1．喉阻塞 各种原因引起三、四度喉阻塞,尤其病因不能很快解除者。

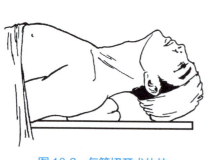

图 10-3　气管切开术体位

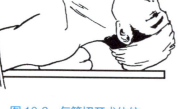

外管　　　　内管　　　　管芯

图 10-4　气管套管

2. 下呼吸道分泌物潴留需吸痰，或各种原因导致的呼吸功能衰竭，需进行人工呼吸者。

3. 某些手术的前期手术　如口腔、颌面部、喉部手术时，以防血液流入下呼吸道或喉水肿、喉狭窄阻碍呼吸者。

（三）主要护理问题／医护合作性问题

1. 有窒息的危险　与原发病及术中压迫、刺激气管、分泌物堵塞有关。

2. 语言交流障碍　与气管切开、失去发声功能有关。

3. 焦虑、恐惧　与担心手术预后、恐惧手术有关。

4. 潜在并发症：出血、感染、皮下气肿、气胸及纵隔气肿等。

（四）护理措施

1. 术前护理

（1）遵医嘱给予吸氧、术前用药、必要的实验室检查。

（2）向患者及家属说明手术的方法，交代术中、术后可能发生的相关问题，消除患者的各种顾虑，使其配合手术。

（3）备好床旁用物，如吸引器、氧气、气管切开包、适当型号的金属气管套管或硅胶气管套管等，保证各种输液管道的通畅，以便术中急需之用。

 知识链接

硅胶气管套管

硅胶气管套管轻便、管壁光洁度好，不易吸附分泌物和形成干痂，适宜病情危重、随时需使用呼吸机正压给氧和被动呼吸、带管时间短、颅内压高、需鼻饲饮食的昏迷患者和肿瘤术后需放疗者。

护理上应注意定期湿化气道和气囊放气。

2. 术后护理

（1）体位：术后平卧位，尽可能使颈部舒展以利于呼吸、咳嗽及气管内分泌物引流。手术当日不宜过多变换体位，以防套管脱出。

（2）病情观察：密切观察生命体征，尤其是注意呼吸情况、血氧饱和度高低，观察痰液的性质和量，以及有无皮下气肿、出血、感染、气胸等并发症发生。

（3）气管套管护理：保持套管内管通畅是护理的关键。一般每4～6小时清洗套管内管1次，清洗消毒后立即放回。分泌物多时可增加清洗次数。为防止套管脱出，应随时调节套管系带的松紧度，以能插一指为宜，并打死结。术后1周内不宜调换外管。

（4）吸痰：及时吸除套管内分泌物。若分泌物黏稠可用雾化吸入，定时通过气管套管滴入少许生理盐水、抗生素、化痰及黏液促排剂等药物。吸痰时注意无菌操作,将导管缓缓插入内套管,边吸引边转动退出,忌上下提插,一次吸痰时间不超过15秒。

(5)气道湿化:保持室内清洁,湿度宜在60%~70%,温度宜在20~25℃。气管套管口盖双层湿纱布,起过滤和湿化空气的作用。

(6)切口护理:气管切开部位保持清洁、干燥,每日清洁消毒切口,被痰液浸渍的纱布应随时更换。

(7)拔管:喉阻塞和下呼吸道阻塞症状解除,呼吸恢复正常者可考虑拔管。拔管前先堵管24~48小时,在活动、睡眠时呼吸均平稳,即可拔管。拔管后1~2天内严密观察呼吸情况。

3.健康指导

(1)大力宣传喉阻塞的原因、危险及预防。

(2)需长期戴管或暂不能拔管者,出院时教会患者及其家属定期清洗煮沸消毒内套管、敷料更换、气管内滴药等方法与观察要点。嘱其定期随访。

第三节 声带小结和声带息肉患者的护理

(一)概述

声带小结和声带息肉均为喉部慢性非特异性炎症性疾病,是引起声音嘶哑的两种常见疾病。声带小结又称歌者小结,发生于儿童者又称喊叫小结。典型的声带小结为双侧声带前、中1/3交界处对称性小结样突起。声带息肉好发于声带游离缘前、中段,为半透明、白色或淡红色表面光滑的肿物,单侧多见,也可双侧同时发生。

(二)护理评估

1.病因与发病机制

(1)多因发声不当或用声过度导致,也可为一次强烈发声之后引起。所以本病多见于职业用声或过度用声的患者,如教师、销售人员、歌唱演员、喜欢喊叫的儿童等。

(2)长期慢性刺激如长期吸烟可诱发本病。

(3)继发于上呼吸道感染因声带的前2/3是膜部,后1/3是软骨部,而膜部的中点即声带前、中1/3交界处在发声时振幅最大,用声过度或用声不当会导致该处形成小结或息肉。

2.健康史 评估患者声音嘶哑的严重程度、发生和持续的时间,有无明显诱因如用声不当或长期吸烟史,有无上呼吸道感染史。

3.身体状况 主要表现为声音嘶哑。声带小结早期症状轻,仅表现为发声疲倦和间歇性声嘶,后逐渐加重,表现为持续性声嘶。声带息肉患者因息肉大小、形态和部位不同,其音质和声音嘶哑程度也不同,轻者为间歇性声嘶,发高音困难,音色粗糙,重者严重沙哑。巨大息肉位于两侧声带之间者,可完全失声,并可引起喘鸣和呼吸困难。

4.辅助检查 间接喉镜检查最为常用。见双侧声带前中1/3交界处有对称性结节状隆起,多为声带小结。见一侧声带前、中段有半透明、白色或粉红色的肿物,表面光滑,多为声带息肉。息肉可带蒂,也可广基,带蒂的息肉可随呼吸气流上下移动。

5.心理-社会状况 患者因持续声嘶影响工作或形象而就诊,但对本病发生的原因,如何保护声带,促进声带康复缺乏了解。应注意评估患者的文化层次、职业、生活习惯等,以便提供针对性的护理措施。

(三)主要护理问题/医护合作性问题

1.有窒息的危险 与手术后声带过度充血肿胀有关。

2.知识缺乏: 缺乏自我保健知识。

（四）护理措施

1.手术护理

（1）术前护理向患者解释手术的目的、基本过程、术中可能出现的不适以及如何与医生配合。全麻患者按全麻术前护理常规护理。

（2）术后护理

病情观察：观察患者呼吸情况，如有不适及时与医生联系。嘱患者轻轻将口中分泌物吐出，观察其性状。术后避免剧烈咳嗽。

饮食护理：表面麻醉患者术后2小时可进温、凉流质或软食3天。

促进声带创面愈合：术后噤声2～4周，使声带充分休息，以减轻声带充血水肿。

2.健康教育

（1）告诉患者注意保护声带，注意正确的发音方法，避免长时间用嗓或高声喊叫，防止术后复发。

（2）戒烟酒，忌辛辣刺激性食物。

（3）预防上呼吸道感染，感冒期间尽量少说话，使声带休息，同时积极治疗。

第四节　喉癌患者的护理

（一）概述

喉癌是头颈部常见的恶性肿瘤。我国高发地区是东北和华北地区，高发年龄为40～60岁，男女发病率之比为（7～10）∶1。喉癌可能与过度吸烟饮酒，病毒感染，不良环境，性激素水平异常，免疫功能缺乏，体内微量元素如锌、镁缺乏等因素有关。

（二）护理评估

1.健康史　了解患者的致病危险因素，如有无长期吸烟、饮酒、接触工业废气、肿瘤家族史等。

2.身体状况

（1）声门上癌：约占30%，在我国东北地区多见。肿瘤大多原发于会厌喉面根部，早期无特异症状，仅有咽部不适、痒感或异物感等，不易引起患者注意。声门上型癌分化差、发展快，早期易出现颈淋巴结转移。肿瘤向深层浸润或出现较深溃疡时，可有喉咽痛，并可放射到同侧耳部。若侵犯到梨状窝，可影响吞咽。当肿瘤表面溃烂时，有咳嗽和痰中带血，并有臭味。呼吸困难、吞咽困难、咳嗽、痰中带血等常为声门上癌的晚期症状。

（2）声门癌：最为多见，约占60%，一般分化较好，转移较少。早期症状为声音改变，初起为发音易疲倦或声嘶，时轻时重。随着肿瘤增大，声嘶逐渐加重，或出现发声粗哑，甚至失声。呼吸困难是声门癌的另一常见症状，常因声带运动受限或固定，或肿瘤组织阻塞声门所致。

（3）声门下癌：即位于声带平面以下，环状软骨下缘以上部位的肿瘤，最少见。因位置隐蔽，早期无明显症状，检查不易发现。当肿瘤发展到相当程度时，可出现咳嗽、痰中带血、声嘶和呼吸困难等。

（4）跨声门癌：是指原发于喉室，跨越两个解剖区即声门上区及声门区的肿瘤。肿瘤组织在黏膜下广泛浸润扩展，以广泛浸润声门旁间隙为特征。由于肿瘤位置深且隐蔽，早期症状不明显，出现声嘶时，常已有声带固定，而喉镜检查仍未能窥见肿瘤。随着肿瘤向声门旁间隙扩展，浸润和破坏甲状软骨时，可引起咽喉痛。

3.心理-社会状况　喉癌的确诊会给患者和家属带来极大的精神打击，患者和家庭成员都需要重新适应，如果适应不良，患者易产生恐惧、抑郁、悲观、社会退缩等心理社会障碍，家庭则易产生应对能力失调等障碍。应根据患者的具体情况评估其心理状况，协助患者选择有效的、能够接受的治疗方案，有利于术后心理问题的疏导。

4. 辅助检查

（1）纤维喉镜或电子喉镜检查：能进一步观察肿瘤的大小和形态，并可取活检，确定诊断。

（2）影像学检查：颈部和喉部 CT、MRI 能了解病变范围及颈部淋巴结转移情况，协助确定手术范围。

5. 治疗要点　喉癌的治疗方式主要包括手术、放疗和免疫治疗等。根据病变的部位、范围、扩散情况和全身情况，选择合适的治疗方案或综合治疗。

（三）主要护理问题/医护合作性问题

1. 焦虑　与被诊断为癌症和缺乏治疗、预后的知识有关。

2. 有窒息的危险　与术前肿瘤过大、术后造瘘口直接暴露于环境中有关。

3. 急性疼痛　与手术引起局部组织机械性损伤有关。

4. 语言沟通障碍　与喉切除有关。

5. 有感染的危险　与皮肤完整性受损，切口经常被痰液污染，机体抵抗力下降有关。

6. 潜在并发症：出血、肺部感染、咽瘘、乳糜漏等。

7. 有营养失调的危险：低于机体需要量　与术后营养摄入途径、种类改变有关。

8. 自理能力缺陷　与术后疼痛、身体虚弱、各种引流管和导管限制活动有关。

9. 自我形象紊乱　与术后对喉部结构和功能的丧失不能适应有关。

10. 知识缺乏：缺乏出院后自我护理知识和技能。

（四）护理措施

1. 术前护理

（1）心理护理：评估患者的焦虑程度，告知患者疾病的相关知识，帮助患者树立战胜疾病的信心。

（2）术前指导：做好充分的术前准备，做好口腔的清洁和准备工作；教会患者放松技巧，如肌肉放松、缓慢的深呼吸等。

（3）预防窒息：注意观察呼吸情况；避免剧烈运动；防止上呼吸道感染；限制活动范围；必要时床旁备气管切开包。

2. 术后护理

（1）疼痛的护理：评估疼痛的部位、程度，必要时按医嘱使用镇痛药或镇痛泵；抬高床头 30°～45°；起床时保护颈部；避免剧烈咳嗽加剧切口疼痛。

（2）语言交流障碍护理：术前教会患者简单的手语或可使用写字板、笔或纸或图片交流；术后一段时期便可以学习其他发音方式，如食管发音、电子喉等。

（3）防止呼吸道阻塞：观察患者呼吸的节律和频率，监测血氧饱和度；定时湿化吸痰，防止痰液阻塞气道；室内湿度保持在 55%～65%；鼓励患者深呼吸和咳嗽，排出气道分泌物，保持呼吸道通畅，防止肺部感染。

（4）防止切口出血：注意观察患者的血压、心率变化；切口加压包扎；吸痰动作轻柔；仔细观察出血量，包括敷料渗透情况、痰液性状、口鼻有无血性分泌物、负压引流量及颜色，如有大量出血，应立即让患者平卧，用吸引器吸出血液，防止误吸，同时建立静脉通路，尽快通知医生，根据医嘱使用止血药或重新手术止血，必要时准备输血。

（5）预防感染和咽瘘：注意观察体温变化；换药或吸痰时注意无菌操作，每日消毒气管套管；气管纱布垫潮湿或受污染后应及时更换；负压引流管保持通畅有效，防止无效腔形成；做好口腔护理；一周内不做吞咽动作，嘱患者有口水及时吐出；根据医嘱全身使用抗生素；增加营养摄入，提高机体免疫力。

（6）防止营养摄入不足：鼓励少量多餐，注意鼻饲饮食营养均衡；做好鼻饲管护理，防止堵塞、脱出。

（7）帮助患者适应自我形象改变：调动家庭支持系统帮助患者接受形象改变，主动参与社会交往。

（8）自理缺陷的护理：做好基础护理，并帮助患者恢复自理能力。

3．放射治疗患者的护理　注意皮肤护理，用温水轻轻清洁，不要用肥皂、沐浴露等擦拭皮肤，然后涂以抗生素油膏；注意观察呼吸，如出现呼吸困难，可先行气管切开，再行放疗。

4．健康指导

（1）清洗、消毒和更换气管内套管或全喉套管，保持气道通畅湿润。

（2）清洁、消毒造瘘口，外出或沐浴时注意保护造瘘口。

（3）适当锻炼身体，增强抵抗力，但不可进行水上运动。

（4）定期复查，一个月内每两周1次，三个月内每月1次，一年内每三个月1次，一年后每半年1次。

（5）向患者提供有关恢复头颈、肩功能的锻炼、发音康复训练等信息。

（康春华）

ER-10-3
扫一扫,测一测

？　复习思考题

1．急性喉炎的护理措施是什么？

2．试述临床上喉阻塞的四度分类标准及处理措施。

3．试述喉癌术后护理措施。

第十一章 气管及支气管、食管异物患者的护理

ER-11-1

PPT课件

学习目标

掌握气管及支气管异物、食管异物的主要护理问题,并能采取针对性的护理措施。熟悉气管及支气管异物、食管异物患者的治疗指导。了解气管及支气管异物、食管异物的护理评估。

ER-11-2

知识导览

案例分析

患儿刘某,男,3岁,因进食花生时旁人逗笑发生误吸2小时入院,患儿咳嗽、轻度呼吸困难,听诊右肺呼吸音极低,胸部X线拍片显示右侧肺不张。

请思考:

1. 该患儿的护理诊断是什么?

2. 目前采取的药物治疗护理措施有哪些?

第一节 气管及支气管异物患者的护理

(一)概述

气管、支气管异物是耳鼻咽喉科常见的急症之一,多发生于5岁以下儿童;老年人或昏迷患者由于咽反射迟钝,也较易发生误吸;偶见于健康成年人。其严重性取决于异物的性质、停留部位和造成气道阻塞的程度,轻者致肺部损害,重者可因窒息死亡。异物分为内源性和外源性,内源性指呼吸道内伪膜、血凝块、干酪样物等,外源性指经口吸入的各种物体,如果冻、瓜子、水果、图钉、骨片、石子、小球等。

知识链接

异物停留的部位

异物停留的部位与异物的性质、形状及气管、支气管解剖因素等密切相关。尖锐或不规则的异物易嵌顿于声门下区;轻而光滑的异物易随呼吸气流上下活动,后嵌顿于支气管内。右主支气管较左侧管径粗短、走向纵直,异物入气管后可顺流而下,故右侧支气管异物发病率高于左侧。异物亦可随咳嗽变动位置,手术前应注意定位。

(二)护理评估

1.健康史 仔细询问吸入病史,有无剧烈呛咳,了解异物种类、大小、形状。有时家属未目睹或儿童又不能自诉而得不到异物史。评估患者有无呼吸困难、面色发绀等症状。

2. 身体状况

（1）根据病程可分为 4 期

1）异物进入期：异物经喉进入气管时，立即引起剧烈呛咳、憋气、面色潮红等。如异物嵌顿于声门，可出现窒息。

2）安静期：异物进入气管或支气管后即停留于内，可无症状或只有轻微咳嗽、呼吸困难、喘鸣。

3）刺激与炎症期：异物刺激呼吸道诱发炎症反应，可引起咳嗽、痰多。

4）并发症期：有支气管炎、肺炎和肺脓肿等，表现为发热、咳嗽、咳脓等。

（2）症状

1）气管异物：异物经喉进入气管时，首先引起患者剧烈呛咳。异物进入气管后若贴附于气管壁，症状可暂时缓解；若吸入之异物轻而光滑，如西瓜子等，可成为气管内活动性异物，则常随呼吸气流在气管内上下活动，可引起阵发性咳嗽及呼吸困难。置听诊器于颈部气管前可听到气管拍击音，触诊气管可有撞击感。

2）支气管异物：若异物进入一侧支气管后，刺激减少，患者咳嗽、呼吸困难症状减轻，而植物性异物可引起咳嗽、痰多、喘鸣及发热等全身症状。以后因异物不全堵塞或完全堵塞可出现肺气肿或肺不张，检查可发现患侧呼吸运动受限、呼吸音减低。叩诊时患侧呈过清音或浊音，导致肺炎时则可闻及湿啰音。

3. 心理-社会状况 患者常因剧烈呛咳、呼吸困难甚至出现发绀而情绪恐慌。注意患者的年龄、工作性质、文化层次及对疾病的认知程度。

4. 辅助检查

（1）X 线检查：可显示金属等不透光异物，并可判断有无阻塞性肺气肿、肺不张、肺炎等现象。CT 有助于确定有无异物及其部位。

（2）支气管镜检查：是确定气管、支气管异物的最可靠方法，同时可取出异物。

5. 治疗要点 及时诊断，尽早取出异物，防止并发症。

（三）主要护理问题/医护合作性问题

1. 有窒息的危险 与异物较大，阻塞气管或声门裂有关。

2. 焦虑、恐惧 与担心异物不能取出危及生命有关。

3. 知识缺乏：缺乏气管及支气管异物的防治和护理等相关知识。

4. 潜在并发症：肺炎、肺不张、肺气肿、心力衰竭等。

（四）护理措施

1. 心理护理 指导患者及家属正确认识气管、支气管异物的危险性及预后，减轻或消除其恐惧心理，积极配合治疗。

2. 病情观察 嘱患者安静、卧床，密切观察其呼吸情况，必要时吸氧。对于严重病患应做好气管切开术的准备，以防发生窒息。婴幼儿患者不要拍背、摇晃，减少患儿哭闹。

3. 急性期治疗 发现气管异物后可通过海姆立克急救法进行抢救。若为成人，患者站立，施救者身处患者背后，呈弓步，双手环抱其腰部，使其上身前倾；一手握拳，拇指顶住患者上腹部，快速用力向患者后上方冲击、挤压，一次不行，多试几次，直到异物吐出。患者若为婴儿，施救者一只手托住其胸，使其面部朝下，头低于臀位，另一只手拍打其背部中央，然后将婴儿反转成面部朝上，保持头低脚高，检查有无异物吐出；若未发现异物，立即用中指和示指在两乳连线中点的下方，快速连续按压 5 次。以上步骤反复交替进行，直到异物吐出。

4. 手术护理

（1）术前护理：如果病情许可，及时为患者做好术前准备，全麻患者禁饮食 6 小时。如病情紧急可直接手术抢救。

（2）术后护理：①卧床休息，少言语，小儿避免哭闹。②了解术中异物取出情况，给予吸氧，密切观察呼吸情况，监测血氧饱和度。③全麻后 6 小时可给予半流质饮食，注意不可过热。④遵医嘱酌情使用抗生素和糖皮质激素，以控制感染和防止喉水肿的发生。⑤严重喉水肿者可行气管切开术。

5．健康指导

（1）避免给 2 岁以下的小儿吃果冻、花生、瓜子、豆类等光滑及带硬壳的食物。进食时不要嬉笑、哭闹、打骂，以免误将异物吸入。

（2）纠正口中含物的不良习惯。如发现小儿口内含物时，应婉言劝说，使其吐出，不要用手指强行挖取，以免引起哭闹而吸入气道。

（3）对昏迷及全麻患者应取去枕平卧位，头偏向一侧，活动义齿应取下，随时吸出口腔内分泌物。

（4）如进食时出现呛咳、气促、呼吸困难等，应立即就诊。

第二节　食管异物患者的护理

（一）概述

食管异物是耳鼻喉科常见的急症之一，可发生于任何年龄，但以幼童、老人多见。异物多嵌顿在食管入口处，其次为食管中段，发生于下段者少见。该病发生与年龄、性别、饮食习惯、精神状况及食管疾病等因素有关。

知识链接

食管异物常见的原因

1. 儿童口含玩物或进食不当。
2. 老人牙齿脱落或使用义齿，咀嚼功能差，感觉不灵敏，易误吞异物。
3. 成人进食嬉闹或轻生，吞入较大或带刺物品。
4. 食管本身疾病，如食管狭窄或食管肿瘤等导致食物潴留。
5. 精神疾病和神志不清者误吞。

（二）护理评估

1．健康史　仔细询问患者或家属有无异物食入病史，了解异物种类、大小、形状，有无咯血、便血等情况。

2．身体状况

（1）吞咽困难：可伴有流涎。其程度与异物停留的部位、形状、大小等因素有关。异物小者虽有吞咽困难，但仍可进半流质饮食；异物较大者则滴水难咽，常伴流涎、恶心、呕吐等症状。

（2）吞咽疼痛：为食管异物的主要症状。异物较小或较圆钝时，常仅有梗阻感。尖锐性异物或有继发感染时疼痛多较重，多在甲状软骨下方的颈部或胸骨后出现疼痛。

（3）呼吸道症状：如异物较大，压迫气管后壁时，可出现呼吸困难，甚至窒息。

3．心理-社会状况　患者常因吞咽困难、疼痛，甚至出现出血而情绪恐慌。注意评估患者的饮食习惯、进食方式及对疾病的认知程度等。

4．辅助检查

（1）影像学检查：X 线显影的异物，可拍颈、胸正侧位片定位；不显影异物可用钡剂检查，骨刺类异物需吞服少许钡棉，以确定异物是否存在及所在部位；疑有并发症或为明确异物与颈部大血管等重要结构关系，可行 CT 扫描检查。

（2）食管镜检查：是最后确诊和进行治疗的有效手段。

5．治疗原则　尽早取出异物，防止并发症的发生。

（三）主要护理问题/医护合作性问题

1．舒适改变　与异物嵌顿于食管，引发吞咽困难、疼痛有关。

2．有窒息的危险　与异物较大、向前压迫气管后壁有关。

3．焦虑、恐惧　与担心异物不能取出危及生命有关。

4．潜在并发症：感染、颈部皮下气肿或纵隔气肿、食管穿孔、大出血、气管食管瘘、食管狭窄等。

（四）护理措施

1．一般护理　嘱患者禁饮食，指导患者及家属正确认识食管异物的危险性及预后，了解诊治经过，减轻或消除其恐惧心理。

2．病情观察　严密观察患者的体温、脉搏、呼吸、血压、胸痛等变化。如发现有感染、皮下气肿、呼吸困难、吞咽剧痛等症状，应及时通知医生，并协助处理。

3．手术护理

（1）食管镜异物取出术患者的术前准备：①向患者及家属详尽介绍手术的必要性、可能发生的并发症和注意事项等，取得患者及家属理解，并签署手术同意书等。②术前休息，禁饮食。如为尖锐带钩的异物应绝对卧床休息，防止异物活动刺伤主动脉引发严重并发症。③遵医嘱术前用药。④了解异物的形状、大小及嵌顿位置，以便选择长短、粗细合适的食管镜及适当的异物钳。

（2）术后护理：①密切观察病情，如有异常及时通知医生；②遵医嘱使用抗生素；③异物完整取出无明显黏膜损伤者，清醒后 3 小时可予流质半流质饮食，2～3 天后可为改普通饮食；异物停留时间超过 24 小时者，或估计有食管黏膜损伤者，术后应禁食至少 1～2 天，给予静脉补液及全身支持疗法；怀疑有穿孔者，应行胃管鼻饲流质饮食，8～10 天症状消失，穿孔愈合后可予流质饮食。

4．健康指导

（1）进食时应细嚼慢咽，不宜匆忙。

（2）纠正口中含物玩耍或工作的不良习惯，以防不慎咽下。

（3）有义齿的老人，不要进食黏性强的食物。损坏的义齿要及时修复，以免进食时松动、脱落，误吞成为异物。睡眠、昏迷、全麻患者，应及时取下活动的义齿。

（4）误咽异物后，应立即就医，及时取出异物。切忌用饭团、韭菜等方法企图将异物推下，以免加重损伤，出现并发症，增加手术难度。

（5）异物入胃者，告知患者大多可以经大便排出，注意观察异物排出情况。

（盛晓燕）

? 复习思考题

1．简述气管异物的临床表现。

2．简述食管异物患者可能出现的身体状况。

扫一扫，测一测

第三篇　口腔科护理

第十二章 口腔科患者护理概述

学 习 目 标

掌握口腔基本结构、牙齿的萌出与命名,口腔科患者护理评估内容、方法及常用护理诊断,口腔科常用护理操作的基本要点,口腔科护理管理的内容。熟悉口腔颌面部结构。了解口腔卫生保健措施。

第一节 口腔颌面部应用解剖生理

口腔颌面部是口腔与颌面颈部的统称。颜面部以眉间点、鼻下点的两条水平线为界,分为面上、面中和面下三部分。颌面部位于面中、面下部分。随着现代口腔颌面外科学的发展,颌面部的范围已扩展至上及颅底、下及颈部的区域,但不包括此区内的眼、耳、鼻、咽、喉等器官。

一、口腔基本结构

口腔为消化道的起始端,其四周由唇、颊、颌骨、口底、腭共同围成,内有牙齿、舌和涎腺等器官。口腔具有重要的生理功能,除参与进食、咀嚼、消化、吞咽、味觉外,还可协助发声、呼吸和言语等。在口腔内,由上下牙列、牙龈及牙槽骨将口腔分为口腔前庭和固有口腔两部分。

(一)口腔前庭

口腔前庭位于唇、颊与牙列、牙龈及牙槽骨弓之间铁蹄形的潜在间隙。口腔前庭经第三磨牙后方与固有口腔交通。牙关紧闭或进行颌间固定的患者可经此通道输入营养物质。

1. 唇 分上唇和下唇,两唇联合处形成口角,其间为口裂。唇部组织分为皮肤、浅筋膜、肌层、黏膜下层和黏膜共五层。唇外层为皮肤,其内有丰富的汗腺、皮脂腺和毛囊,为疖的好发部位。肌层主要为口轮匝肌,外伤或唇裂修复术时,应注意恢复其外形,以免造成畸形。唇黏膜下层有许多小黏液腺,为无管腺,排泄孔堵塞时,容易形成黏液腺囊肿。上下唇皮肤与黏膜移行的红色区域称为唇红,在其内侧有上、下唇动脉形成动脉环。进行唇部手术时,在内侧口角区压迫此血管可有止血效果。

2. 颊 位于面部两侧,为口腔前庭的外侧部,主要由皮肤、皮下组织、颊筋膜、颊肌、黏膜下层和黏膜构成。颊部脂肪组织丰富,在上、下颌后牙间颊黏膜上形成三角形隆起,称颊脂垫,其尖部为下牙槽神经阻滞麻醉进针点的重要标志。两侧正对上颌第二磨牙的颊黏膜上有一乳头状突起,是腮腺导管的开口处。

(二)固有口腔

固有口腔是口腔的主体部分,顶部为腭,底部为口底,前面和两侧为牙弓,后面以咽峡为界。

1. 牙冠、牙弓或牙列 固有口腔内只能见到牙冠部位。不同部位、不同功能的牙齿有不同的牙冠形态。根据功能及形态不同可将牙分为切牙、尖牙、前磨牙和磨牙;根据部位可将牙分为前牙和后牙。上、下颌牙槽骨上分别排列上、下颌牙齿,形成连续的弓形,构成上、下牙弓或牙列。

2.腭　为口腔的顶部,分隔口腔和鼻腔,参与发音、言语及吞咽等活动。腭由两部分组成:前 2/3 为硬腭,后 1/3 为软腭。两中切牙间后面腭侧有卵圆形黏膜隆起,称为切牙乳头。其下方有一骨孔,为切牙孔,其内走行鼻腭神经、血管等结构,因此切牙乳头是鼻腭神经阻滞麻醉进针的表面标志。在上颌第三磨牙腭侧,约相当于腭中缝至龈缘之外、中 1/3 交界处,左右各有一骨孔,称为腭大孔,有腭前神经及腭大血管通过此孔。软腭前续硬腭后缘,是有一定动度的软组织隔,软腭后缘中央有一小舌样物,称为腭垂。

3.舌　主管味觉,还参与咀嚼、吞咽、语言等重要功能。舌前 2/3 为舌体部,后 1/3 为舌根部。舌背黏膜上有许多乳头状突起,称为舌乳头,主要包括丝状乳头、菌状乳头、轮廓乳头和叶状乳头四种,分布于舌的不同部位。舌尖部对甜、辣、咸味敏感,舌缘对酸味敏感,舌根部对苦味敏感。舌主要由横纹肌组成,肌纤维呈纵横、上下交错排列。因此,舌能灵活地进行前伸、后缩、卷曲等多方向活动。舌神经支配舌前 2/3 的感觉,舌后 1/3 为舌咽神经及迷走神经分布。舌的运动由舌下神经所支配,舌的味觉由面神经的鼓索支支配。

4.口底　口底指舌体和口底黏膜以下,下颌舌骨肌和舌骨舌肌之上,下颌骨体内侧面与舌根之间的部分。在舌腹正中可见舌系带,其两侧有乳头状突起,称为舌下肉阜。颌下腺导管开口位于此处。舌下肉阜向后延伸部分形成一对黏膜突起的皱嵴,称为舌下皱襞。舌下腺导管直接开口于此。由于口底组织结构比较疏松,当口底外伤或感染时,易形成较大的血肿、脓肿,将舌体向上后方推挤抬高,造成呼吸困难或窒息,处理时应特别警惕。

二、乳牙和恒牙的萌出与命名

人的一生中有两副牙齿,分别称为乳牙和恒牙。

1.乳牙　6 岁以前为乳牙,共有 20 颗。在出生后 6~8 个月开始萌出乳中切牙,然后依次萌出乳侧切牙、第一乳磨牙、乳尖牙、第二乳磨牙,2 岁左右全部萌出。6~7 岁开始脱落,被恒牙替换,13 岁左右全部脱落。

2.恒牙　共 28~32 颗。约 6 岁时第一磨牙首先萌出,故第一磨牙又称六龄齿。其后依次萌出中切牙、侧切牙、尖牙、第一前磨牙、第二前磨牙和第二磨牙,有时第一前磨牙较尖牙更早萌出。一般在 11~13 岁已萌出 28 颗,第三磨牙通常在 18~26 岁之间萌出,又称智齿,也有智齿先天缺失者。由于人类进化的演变,颌骨退化,最后萌出的第三磨牙发育间隙经常不足,出现萌出困难或者位置不正。6~13 岁乳恒牙同时存在,称混合牙列;13 岁以后全部为恒牙,称恒牙列。

3.牙位记录　为了便于病历记录,采用牙位格式记录代表各类牙齿。方法如下(图 12-1):以"十"符号将全口牙齿分为四个区,横线区分上下颌,纵线划分左右侧。因医生面对患者,故纵线的左侧代表患者的右侧,纵线的右侧代表患者的左侧。⌐代表患者的右上颌区,称 A 区;⌐代表患者的左上颌区,称 B 区;⌐代表患者的右下颌区,称 C 区;⌐代表患者的左下颌区,称 D 区。

(1)部位记录法:每象限内恒牙用阿拉伯数字 1~8 分别代表中切牙至第三磨牙,乳牙用罗马数字 Ⅰ~Ⅴ分别代表乳中切牙至第二乳磨牙。如 6| 表示右下第一磨牙,Ⅴ| 代表右下第二乳磨牙。

(2)Palmer 记录系统:恒牙采用和部位记录法一样的方式,用阿拉伯数字 1~8 代表中切牙至第三磨牙,乳牙采用英文字母 A~E 分别代表乳中切牙至第二乳磨牙。

4.牙齿的形态与功能　牙齿由牙冠、牙根和牙颈三部分组成。

(1)牙冠:为牙齿暴露于口腔内的部分,表面覆盖牙釉质,发挥咀嚼功能。牙冠的形态因其

	上颌	
A		B
右侧		左侧
C		D
	下颌	

图 12-1　牙位记录

主要功能不同而有差别：切牙有一锐利的切缘，便于切割食物；尖牙形如锥状，用于撕裂食物；磨牙咬合面有尖、窝等结构，便于磨碎食物。牙冠可分为五个面，即近中面、远中面、舌（腭）面、唇（颊）面和咬合面。

（2）牙根：是牙齿包埋于牙槽骨内的部分，表面覆盖牙骨质。牙根的尖端称为根尖，每个根尖都有根尖孔，供牙髓神经、血管通过。牙根的形态与数目因功能不同而各异，一般切牙、尖牙、前磨牙（上颌第一前磨牙双根除外）均为单根，下颌磨牙为双根（近、远中根），上颌磨牙为三根（近中根、远中根、腭侧根）。第三磨牙牙根数目、形态变异较大，常呈融合根。

（3）牙颈：牙冠与牙根相交处缩窄呈一弧形曲线的部分称为牙颈。此处也是牙冠的牙釉质和牙根的牙骨质交界的位置。若刷牙方法不当，如长期横向刷牙，则可导致牙颈部出现楔状缺损。

5．牙齿的组织结构　牙体组织由牙釉质、牙本质、牙骨质和牙髓组成（图12-2）。

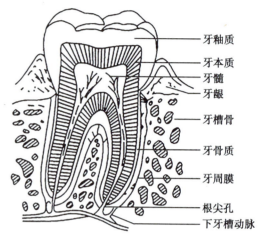

图 12-2　牙齿及周围组织剖面

（1）牙釉质：是覆盖在牙冠表面的乳白色、有光泽、半透明钙化硬组织，含磷酸钙、碳酸钙等无机物约 96%，是人体中最硬、最耐磨的组织。对牙本质和牙髓有保护作用，缺失后没有再生能力。牙釉质在牙尖处最厚，牙颈部最薄。

（2）牙本质：位于牙釉质和牙骨质的内层，围绕牙髓腔构成牙的主体部分，色淡黄而有光泽，含无机物约 70%。硬度次于牙釉质，但高于牙骨质和骨组织。牙本质内有牙髓神经末梢，是痛觉感受器。当牙本质暴露时，易产生酸痛感。

（3）牙骨质：是覆盖于牙根表面的一层钙化结缔组织，色淡黄，含无机物约 50%。构成和硬度与骨相似。牙骨质借助牙周膜将牙齿固定于牙槽窝内。当牙根表面受到损伤时，牙骨质有修复能力可增生沉积形成继发性牙骨质。

（4）牙髓：是位于髓腔内的疏松结缔组织，包含神经、血管、淋巴管、成纤维细胞和成牙本质细胞，具有营养牙体和形成继发性牙本质的功能。牙髓神经为无髓鞘神经纤维，对刺激异常敏感，但缺乏定位功能。

6．牙周组织　包括牙龈、牙周膜和牙槽骨，主要功能是保护和支持牙齿。

（1）牙龈：是覆盖于牙槽骨和牙颈部的口腔黏膜，色粉红，质地坚韧而有弹性，表面可有橘皮状点彩。炎症时点彩消失。牙龈靠近牙颈处游离称为游离龈，它与牙面间的间隙称龈沟，深约 0.5～2mm。两邻牙之间有龈乳头突起。

（2）牙周膜：是介于牙骨质和牙槽骨间的致密结缔组织，将牙齿固定于牙槽窝内。牙周膜内有纤维结缔组织、神经、血管和淋巴管，具有营养、感觉和缓冲咀嚼力的功能。

（3）牙槽骨：是颌骨包埋牙根的部分，骨质疏松，有弹性，是支持牙齿的重要组织。牙槽骨是人体骨骼中代谢和改建最活跃的部分，有高度可塑性，可随着牙齿的生长发育、脱落替换和咀嚼压力而发生变化。牙齿脱落后牙槽骨会发生萎缩吸收。

三、颌面部结构要点

（一）上颌骨

上颌骨为颜面中部最大的骨骼，左右各一并对称，在正中互相连接构成面部的支架，并与相邻骨连接参与构成眼眶下壁、鼻腔底及外侧壁和口腔顶部。上颌骨由一体、四突组成，即上颌骨体、额突、颧突、腭突和牙槽突,其形状不规则(图 12-3)。

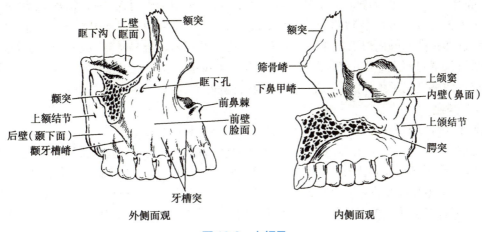

图 12-3　上颌骨

(二)下颌骨

下颌骨位于颌面部下 1/3,是构成面部的主要骨性支架,也是面部唯一可以活动且最坚实的骨骼。其两侧对称并在正中连接呈马蹄形。下颌骨由水平部的下颌体和垂直部的下颌支组成,下颌支与下颌体相接处称下颌角(图 12-4)。下颌骨较为突出,结构较薄弱处(如正中联合、颏孔区、下颌角及髁突颈部)在外伤时受力容易发生骨折。下颌骨有强大的咀嚼肌群附着,骨折后容易发生骨折段移位。由于该处血运较差,骨折愈合较慢。

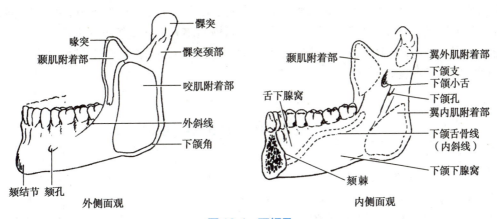

图 12-4　下颌骨

(三)肌肉

因功能不同,颌面部肌肉可分为咀嚼肌群及表情肌群两类。

1.咀嚼肌群 分为升颌肌群和降颌肌群两组。前者收缩时引起闭口,后者收缩时引起张口。其神经支配均来自三叉神经运动纤维,形成咀嚼动作。

2.表情肌群 主要有眼轮匝肌、口轮匝肌、上唇方肌、笑肌、额肌、颊肌等。多起于颜面骨壁或筋膜浅部,止于面部皮肤,分布在面、眼、鼻、口等部位。面部表情肌由面神经支配,当面神经受损或麻痹时可引起相应表情肌发生功能障碍,出现面瘫。另外,外伤和手术切开皮肤后应注意逐层缝合,以免形成内陷瘢痕。

(四)血管

1.动脉 颈总动脉在约平甲状软骨上缘处分为颈内动脉和颈外动脉,其中颈外动脉分支较多,主要有颌外动脉(面动脉)、颌内动脉、舌动脉、颞浅动脉等。这些动脉的分支相互交织成密集的血管网,使颌面部组织血供丰富,因此外伤或手术时出血量较多,同时也有较强的抗感染能力。

2.静脉 口腔颌面部静脉系统分支多且细小,常相互吻合成网状,一般分为深、浅两个静脉网。浅静脉网主要由面前静脉和面后静脉组成,深静脉网主要由翼静脉丛构成。翼静脉丛可通过破裂孔和卵圆孔与颅内海绵窦相通。颌面部静脉的特点是缺乏静脉瓣,故血液可以上下流通,且面前静脉又通过眼上、眼下静脉和翼静脉丛与颅内海绵窦相通,因此颌面部感染时,若处理不当则可能导致感染向颅内扩散,出现海绵窦血栓性静脉炎。

(五)神经

口腔颌面部主要的神经有运动神经(面神经)和感觉神经(三叉神经)。

1.面神经 为第Ⅶ对脑神经,主要是运动神经,伴有味觉和分泌神经纤维,可分为5个分支,即颞支、颧支、颊支、颈支和下颌缘支。面神经的主要功能包括支配颜面部表情肌的运动、舌前2/3的味觉,还有唾液的分泌。在进行颌面部手术时,应注意防止损伤面神经而导致面瘫。

2.三叉神经 为第Ⅴ对脑神经,其中的感觉纤维司头面部及口腔的感觉,而运动纤维则司咀嚼运动。

(六)涎腺

涎腺又称唾液腺,主要有三对,即腮腺、颌下腺和舌下腺,另外还有很多小黏液腺,主要分布在唇、舌、颊、腭等黏膜内。唾液为无色而黏稠的液体,含有淀粉酶和溶菌酶,具有湿润、消化、杀菌、软化食物等功能。

1.腮腺 位于耳垂下区,是涎腺中最大的一对。腮腺导管开口位于上颌第二磨牙正对的颊黏膜上。该导管在面部投影标志为耳垂到鼻翼和口角中点连线的中1/3,在面部手术时注意不要损伤,以免形成涎瘘。

2.颌下腺 位于颌下三角,形似小核桃。腺体主要位于下颌舌骨肌下方,并发出导管在口底黏膜下向前行走,开口于舌下肉阜。此导管容易被涎石堵塞而导致颌下腺炎症。

3.舌下腺 位于口底舌下,是三对大唾液腺中最小的一对。由若干小腺组成,导管主要开口于口底,少数汇入颌下腺导管。

第二节 口腔科患者护理评估

口腔科护理是研究有关预防保健、治疗疾病和身体康复过程中口腔护理理论与护理技术的综合应用性学科。从广义上讲,是对口腔所具有的饮食、咀嚼、吞咽、美容及促进唾液分泌等一切功能的护理;狭义上的口腔护理着重于口腔清洁。通过刷牙、漱口等方法,保持口腔清洁,是日常生活口腔护理中不可缺少的。口腔护理是预防口腔疾病、提高治疗效果、促进患者康复、改善生活质量、保持身体健康的一门科学技术。

一、口腔科疾病基本特征

口腔颌面部位于消化道的起端,处于暴露突出的位置且与外界相通,这些部位的温度和湿度均适于细菌的寄居、滋生与繁殖,外伤、手术、全身抵抗力下降等情况均可引发口腔颌面部疾病。

口腔科患者无性别、年龄、职业等限制,男女老幼均可发生口腔疾病。口腔颌面部病灶和全身其他部位许多疾病存在相互联系。感染向颅内和胸腔内扩散或侵入血液循环,可引起海绵窦血栓性静脉炎、脑脓肿、纵隔炎、败血症等严重并发症。牙根和牙周的炎症不仅可以破坏牙齿支持组织,还会引起全身性疾病,如心脏病、关节炎、眼部疾病、肾脏疾病、呼吸道疾病等。

口腔科患者症状、体征明显,较为突出。由于口腔颌面部处于人体的暴露部位,无论软组织还是硬组织患病或外伤,均会引起明显的局部典型症状、体征。

由于口腔科患者治疗的特殊性,在诊疗过程中,必须有专科护理配合才能满足标准化牙科操作模式(如四手操作技术),提高工作效率、保证医疗质量、防止医院内交叉感染。

作为临床护理人员,需全面掌握与搜集患者健康、心理、社会、文化、经济等方面的情况和信息,并注意捕捉患者现存的或潜在的健康问题,为护理诊断、计划及措施落实提供系统的、完整的、可靠的第一手资料。对口腔科患者进行护理评估时,还应进行专科检查,以系统掌握患者口腔卫生及健康状况,这样才能做出全面正确的评估,为进一步的护理诊断、治疗打下基础。

二、口腔科患者护理评估

对口腔科患者进行护理评估应注意全面搜集患者主、客观资料,运用专科检查技能,系统掌握患者口腔卫生和健康状况,并注意患者现存或潜在的健康问题。

(一)护理病史

1. 现病史的评估　了解本次患病的详细过程,包括诱因、发病时间、主要症状和特点、症状出现的部位、性质、程度和规律等;了解诊疗经过,包括用药的种类、剂量和具体用法等;了解患者发病后精神、食欲、睡眠等一般情况。

2. 既往史的评估　了解患者既往罹患的疾病及与本次所患疾病可能的联系,尤其注重既往牙病史的询问,如牙齿松动、牙列缺失、张口受限、牙龈出血等。全面了解患者有无全身性疾病(如高血压、心脏病、糖尿病、血液病、营养不良等)、传染病史、外伤史、手术史、药物过敏史、生活史等情况。

(二)身体状况

1. 牙痛　牙痛是口腔科患者最常见的症状。病因不同,引起牙痛的性质、部位、疼痛持续时间、病程、与外界刺激的关系等均有所不同。牙痛的特点包括自发性剧痛、自发性钝痛、激发痛、咬合痛等。引起牙痛的原因多见于牙体病、牙周病、颌骨疾病、神经系统疾病等,如深龋、牙髓炎、牙本质过敏、坏死性龈炎、牙周脓肿、牙槽脓肿、冠周炎、颌骨骨髓炎、三叉神经痛等。

2. 牙龈出血　多在刷牙或咬硬食物时发生,也可有自发性出血。引起牙龈出血的常见原因有:牙龈炎、牙周病、坏死性龈炎、牙龈肿瘤、血液病、维生素C缺乏症、严重贫血、肝硬化等。

3. 牙齿松动　正常情况下牙齿只有极轻微的生理动度(不超过0.02mm),超过生理范围的松动多为病理原因所致,如牙周病、牙外伤、颌骨骨髓炎、颌骨肿瘤等。

4. 口臭　是口腔、鼻咽部和某些全身疾病均可出现的一种常见症状,患者常有较大的精神负担。常见原因如口腔卫生不良、龋齿、残冠残根、口腔溃疡、牙龈炎、牙周炎、干槽症、上颌窦炎、消化不良、胃肠疾病等。

5. 牙齿着色和变色　正常牙齿呈淡黄色,有光泽。

(1)牙齿着色:牙齿表面有外来的色素沉积,可能与烟垢、茶垢、饮食、药物等有关,常呈褐色、黑色,经口腔洁治术或磨光后可除去。

(2)牙齿变色:分为个别牙变色和全口牙变色两种。前者常见于局部原因,如牙外伤、牙髓失活治疗、各种原因引起的牙髓坏死,可使牙齿变成青灰色、褐色、黑色、暗黄色并失去光泽。全口牙齿变色多见于在牙齿发育期间受环境或药物的影响所致,如大量服用四环素,可使牙齿变为黄褐色或灰色;饮水含氟量过高,可使牙齿变为褐色或有白垩色斑纹即氟斑牙;婴儿时期的溶血性黄疸及其他溶血性疾病,可使牙齿变为黄绿色、青灰色或棕色。

6. 张口受限　正常张口度大小相当于自身的示指、中指、无名指合拢时三指末关节的宽度,约3.7cm。凡不能达到正常张口度者,即称为张口受限。常见原因如口腔颌面部炎症、颞下颌关节病、口腔颌面部外伤、口腔颌面部恶性肿瘤、破伤风患者、癔症等。

（三）口腔颌面部常用检查

1.检查要求

（1）诊室要安静、整洁、光线充足，自然光不足时可采用冷光源辅助照明，室温保持在20～24℃，室内相对湿度在55%～60%。

（2）设备和器械摆放应以医生、护士方便操作为宜。

（3）医师位于患者头部右侧或右后侧，护士或者助理位于患者头部的左侧。

（4）患者卧于牙椅，使椅背上缘与患者肩部平齐以支持腰部，头枕应支持住患者的枕骨部分，以保持头部固定。

（5）根据检查需要进行椅位调节，检查上颌牙时，患者头部和医师肩部平齐，头部稍微后仰，使上颌牙列与地面约成45°角；检查下颌牙时，患者头部与医师肘部平齐，大张口使下颌牙列与地面接近平行。

（6）检查顺序由外向内，由表及里，兼顾整体。

2.常用检查器械

（1）口镜：分为镜头、颈与柄3个部分（图12-5），利用镜面反光与映像作用观察口内直视不到的部位，如牙齿的远中面；通过口镜反光增强视野照明；此外还可牵拉唇、颊及推压舌体，镜柄还可用于叩诊牙齿。检查时一般左手持口镜，右手持镊子或探针。

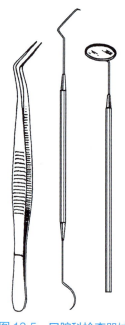

（2）镊子：是口腔科专用镊子，有工作头与镊柄两部分（图12-5）。主要作用是夹持物品，如夹持各种敷料、异物、小器械；也可用于夹持前牙测定其松动度。

（3）探针：头尖细，一端呈半圆形，一端呈三弯形（图12-5）。用于检查牙齿各面点、隙、裂、沟和龋洞及牙齿敏感部位；也可用于检查皮肤或黏膜的感觉功能；还可粗略探测牙周袋的深度，是否有龈上、龈下结石、充填体的边缘密合程度及瘘管的方向等。牙周病患牙的检查有时需要专门的牙周探针，标有毫米刻度，头部圆钝，可以准确测量牙周袋深度并避免刺伤周围软组织。

图12-5 口腔科检查器械

3.口腔检查基本方法

（1）问诊：主要询问主诉、现病史、既往史、个人史及家族史等情况。了解疾病发生、发展、病因、诊治经过、效果及与本次疾病有关的病史。问诊时态度要和蔼、语言简明扼要、深入细致、抓住重点。

（2）视诊：观察患者的面部表情、神态、发育、营养状况、牙齿、牙龈、舌、口腔黏膜等。

（3）探诊：利用探针检查和确定病变部位、范围、程度、疼痛反应等。探诊时要有支点，动作要轻巧有爱伤意识，以免引起患者的不安或产生不必要的剧痛。

（4）叩诊：利用平头金属器械的末端在牙齿咬合面或切缘轻轻垂直向叩，也可以从侧面水平向叩击牙齿的唇面和舌面，目的是检查根尖部或牙齿周围组织的炎症反应。叩诊应先从正常牙开始，以健康牙作为对照，逐渐过渡到可疑牙。牙齿对叩诊的反应一般分为5级，记录为：（-）、（±）、（+）、（++）、（+++），分别表示"无、可疑、轻度、中度、重度"叩痛。

（5）扪诊：是用手指或者器械触摸或按压检查部位，常用于观察龈缘、根尖部牙龈和口腔内肿块等。着重了解病变部位、范围、大小、形状、硬度、压痛、波动、溢脓、热感、振动的大小等。扪诊时动作要轻柔，不能给患者增加痛苦。

（6）嗅诊：为利用嗅觉鉴别不同气味以进行诊断的方法。某些口腔疾病有特殊臭味，如坏疽性牙髓炎及坏死性龈炎，具有特殊腐败性臭味；糖尿病患者有丙酮臭味等。

（7）牙齿松动度的检查：用镊子夹持前牙切端或镊子闭合抵住后牙咬合面中央，做唇舌向

（颊舌向）、近远中向及根向摇动。松动度记录分为：

Ⅰ度松动：牙齿有唇（颊）舌向松动，幅度在 1mm 以内；

Ⅱ度松动：牙齿有唇（颊）舌向、近远中向松动，幅度为 1～2mm；

Ⅲ度松动：牙齿有唇（颊）舌向、近远中向和根向松动，幅度大于 2mm。

4．辅助检查

（1）牙髓活力检查：正常情况下牙髓对温度或电流刺激有一定的耐受性，牙髓发生病变时，刺激阈值会发生变化，对原本可以耐受的刺激产生敏感或对过强的刺激反应迟钝，甚至无反应。临床上牙髓活力检查可以协助诊断牙髓病变状态、病变发展阶段以及牙髓的活力情况。

1）温度测验法：是最常用的牙髓活力检查法，即用冷热刺激检查患牙反应，可以判断牙髓状态。测验可疑患牙前，应先测验对照牙，选择对照牙的顺序为对侧正常同名牙、对颌同名牙、同一象限内的健康邻牙。①冷诊法：可采用冰棒、冷水、干冰或其他化学制冷剂如四氟乙烷等作为刺激物。临床最常用的是冰棒法，将小冰棒置于被测牙齿唇（颊）或舌（腭）侧牙釉质完整的中 1/3 处，观察患者有无疼痛反应。②热诊法：可采用加热的牙胶棒、热水、电子加热器等作为刺激物。临床最常用的是牙胶棒加热法。牙面保持湿润，将酒精灯加热烤软的牙胶棒（65～70℃）置于被测牙齿唇（颊）或舌（腭）面中 1/3 处，观察患者有无疼痛反应。

测试结果：激发痛多为牙髓充血或不可复性炎症状态；剧痛多为牙髓急性炎症期；反应迟钝多为牙髓慢性炎症期；无反应多为牙髓坏死。

2）电活力测验法：对牙齿进行电流刺激，根据其对不同强度电流的耐受程度判断牙髓状态。工具常用牙髓电活力测验仪，主要用于判断牙髓"生"或"死"的状态。其检测原理与温度测验法相似，检查患牙前同样需先检测对照牙。

（2）影像学检查：影像学检查是口腔颌面部检查的重要手段之一，主要有 X 线、CT、磁共振、超声、核医学等检查方式，其中 X 线检查最常用。通过实施以上检查，可以观察牙体、牙周、关节、颌骨以及唾液腺等部位的疾病情况，了解病变部位、范围和程度，起到辅助临床诊断和治疗的作用。

（3）穿刺及细胞学涂片检查：有细针穿刺和粗针穿刺两种方法。细针穿刺主要适用于口腔颌面部肿物检查；粗针穿刺主要适用于口腔颌面部感染、囊肿的检查。通过获取的内容物来判断病变的性质。除了肉眼观察外，还可以将抽吸出的内容物做细胞学涂片检查。

（4）实验室检查：包括血液、尿液、唾液的检验、细菌培养、细胞学检查和病理学检查等。口腔颌面外科患者常规行生物化学、血清学和细菌学检查。

（四）心理－社会状况

因牙体、牙周疾病早期症状不明显，患者常不予重视，以致延误诊治时机。疾病发展到后期可导致牙齿脱落或需拔牙，影响患者形象及咀嚼功能。某些患者因为害怕开髓、拔牙等，不敢就医，直到牙痛剧烈难以忍受时，又表现为求治心切，但往往对治疗和护理措施不能充分理解和配合。口臭患者、言语功能障碍和颜面部毁损的患者多不愿意与社会群体接触，自卑心理严重。

三、口腔科常用护理诊断

1．急性疼痛：常见为牙痛 与牙髓炎、根尖周炎急性发作、牙槽脓肿未引流或引流不畅有关。

2．有感染的危险 与口腔颌面部损伤或手术后个体受病原体侵犯的危险性增加有关。

3．自我形象紊乱 与颌面部外伤或手术后颜面及功能改变有关。

4．焦虑 与口腔疾病所引起的不适感或畏惧感有关。

5．口腔黏膜受损 与牙龈萎缩、黏膜剥脱、牙龈增生、口腔溃疡等引起的唇部和口腔软组织的损伤有关。

6. 知识缺乏：缺乏有关口腔科疾病预防、保健、治疗、护理方面的知识。

7. 进食自理缺陷　与口腔颌面部手术后完成进食活动的能力受损有关。

8. 潜在并发症：出血、窒息、感染等。

9. 语言沟通障碍　与口腔颌面部炎症引起的局部肿胀、张口困难有关；也与外伤、颌骨骨折、口内手术及术后禁发音有关。

10. 清理呼吸道无效　与颌面部外伤、手术、颌面部包扎过紧等，导致不能有效清理呼吸道中的分泌物和阻塞物有关。

第三节　口腔科常用护理操作技术与护理管理

一、口腔科常用护理操作技术

（一）银汞合金的调制

1. 目的　常用于后牙的修复。

2. 物品　银合金粉、汞、乳钵、杵棒。

3. 操作方法

（1）手工调拌：先将汞与合金粉按 8:5（重量比）的比例，放在清洁的玻璃乳钵内，用杵棒按顺时针方向研磨，以 1～1.5kg 的压力，150～220r/min 的速度，研磨 1 分钟，直至看到合金表面呈银色光泽，质地细腻，无游离汞，易附着于乳钵壁上，具有良好的可塑性，用手指揉捻时有握雪感或捻发音，捏压见指纹即可。银汞合金调制好后，在使用前应将多余的汞挤出，挤出的汞要放到专用的盛有盐水或甘油的容器内，以防蒸发。

（2）机器调拌：即将银合金粉与汞按一定比例分装在胶囊中，使用时将胶囊放在汞合金调拌机的夹头上，高速振荡后即可取出银汞合金使用，充填前不需挤出余汞，具有安全、方便、粉汞比例恰当等优点。

（二）磷酸锌水门汀调制法

1. 目的　用于口腔内科治疗时的窝洞垫底、充填及修复体粘固。

2. 物品　磷酸锌水门汀（粉、液）、调拌用的玻璃板、调拌刀、治疗巾。

3. 操作步骤

（1）材料使用前，配合医生对窝洞、牙面、修复体进行清洁、消毒、干燥处理，保证不被唾液污染。

（2）将玻璃板和调拌刀平放于治疗巾上，根据治疗需要取适量的粉剂置于玻璃板的上端，液体滴于玻璃板的下端，两者相距约 3～4cm。粉液比例为（1.2～1.5g）:0.5ml（根据不同产品要求，比例有所差别）。

（3）用调拌刀将粉剂分成数等份。调和时左手固定玻璃板，右手持调拌刀，将粉剂逐份加入液体中，用旋转推开法将粉液充分混合，直至调成所需性状后，用折叠法将材料收集在一起递给医生使用。用于窝洞垫底及充填修复时，应调和成面团状；而用于修复体粘固时，则调和成拉丝状，即调和完成后用调拌刀从玻璃板上拉起时材料成丝状，流动性好。调拌时间为 1 分钟左右。

（4）使用完成后及时用清水清洗调拌用具，消毒备用。

4. 注意事项

（1）材料调拌的环境应在 23℃ 左右。调拌时只能将粉剂逐次加入液体中，而不能加液体于粉剂中。

（2）应根据用途将材料调制到最适宜的稠度，如粉末过多，调得太干，其抗压强度和黏性降低,断面成渣样,这种状态不能使用,应重新调制;若粉剂少,调得太稀,抗压强度也会降低,用于修复体粘固时将影响粘接强度。

(3)合理掌握调拌时间,操作时间过长或过短都将影响材料的性能。

(4)材料取用后要立即拧紧瓶盖,以免受潮。

(三)氧化锌丁香油水门汀调制法

1.目的　用于充填治疗时的窝洞暂封、深龋垫底和根管充填等。

2.物品　氧化锌粉剂、丁香油、玻璃板、调拌刀、75%乙醇棉球、治疗巾。

3.操作步骤

(1)取适量的氧化锌粉和丁香油放在玻璃板上,粉剂与液体放置要求同磷酸锌水门汀。粉液比例为(1.5~1.8g):0.5ml。

(2)用调拌刀将粉末分为3份,首份为1/2,其余两份将1/2等分。

(3)调拌时将粉剂逐次加入丁香油中,向同一方向旋转调和,调匀后再依次加入剩余材料,使粉液充分调匀至所需稠度。调拌时间约1分钟。

(4)根据治疗需要配合医生完成操作。

(5)材料使用后用75%乙醇棉球清洁调拌用具。

4.注意事项　氧化锌丁香油水门汀使用后不可用清水清洗,因为丁香油为油剂,不溶于水,须用乙醇擦拭。

(四)氢氧化钙水门汀调制法

1.目的　用于直接或间接盖髓。

2.物品　氢氧化钙水门汀双糊剂1套(基质糊剂及催化糊剂各1支)、玻璃板、调拌刀、75%乙醇棉球、治疗巾。

3.操作步骤

(1)根据治疗需要,按1:1的比例取适量糊剂于玻璃板上。

(2)用旋转折叠法将两种糊剂一次性进行调和,充分混匀,调拌时间不超过10秒。

(3)将调拌完成的材料迅速递给医生,进行患牙的盖髓治疗。

(4)材料使用后用75%乙醇棉球清洁调拌用具。

4.注意事项

(1)该材料在温度为22℃,湿度为50%时,调拌完成后的凝固时间约2~3分钟。若室温过高,湿度过大,则材料凝固时间缩短,因此医护配合时,要协调迅速。

(2)此制剂在空气中极易氧化变质,因此取用完材料后应立即加盖。

(五)玻璃离子水门汀调制法

1.目的　用于受力不大的恒牙Ⅲ、Ⅴ类洞及和楔状缺损的充填、乳牙所有窝洞的充填。

2.物品　玻璃离子水门汀(粉、液)、塑料调拌刀、调拌纸、75%乙醇棉球。

3.操作步骤

(1)用配套的塑料小匙取适量的粉剂置于调拌纸的一端,按比例滴适量的液体于调拌纸的另一端。粉液重量比为2.5:1;体积比为1匙粉:1滴液。

(2)左手固定调拌纸,右手持调拌刀,将粉剂分次加入液体中,用旋转推开法将粉液充分混匀,调拌成糊状或面团状,调拌时间为1分钟左右。

(3)将调拌完成的材料递给医生使用后,撕下弃去用过的调拌纸,用密封袋将调拌纸包装保存,防止污染。

(4)操作完毕用乙醇棉球擦拭塑料调拌刀,消毒备用。

(六)根管充填糊剂调制法(以碘仿氧化锌糊剂为例)

1.目的　用于根管治疗术的根管充填。

2．物品　碘仿、氧化锌粉、丁香油、用治疗巾包裹消毒的玻璃板及金属调拌刀。

3．操作步骤

（1）打开治疗巾，玻璃板和调拌刀平放，取适量的碘仿、氧化锌粉和丁香油置于玻璃板上，氧化锌、碘仿与丁香油的体积比为3∶1∶3，或遵医嘱视病情调整碘仿与氧化锌的比例。

（2）将氧化锌粉和碘仿混合后分为3等份，逐次加入丁香油中，以同一方向旋转调拌，使粉液充分调匀成稀糊状，调拌时间为1分钟。

（3）将调拌完成的材料递与医生，用螺旋充填器、扩孔钻或牙胶尖将材料送入根管内。

（4）材料使用后用75%乙醇棉球清洁调拌工具。

4．注意事项

（1）材料应按粉液比例调拌，如调制太稠，糊剂不易进入根管内，若太稀则流动性大，不利于有效凝固，均会影响根管充填封闭的效果。

（2）操作过程应严格遵守无菌操作原则。

（七）龋齿充填术

1．目的　用具有一定强度的修复材料填入预备的窝洞内，恢复牙体外形和功能。

2．物品

（1）器械及用物：检查盘、水门汀充填器、双头挖器、银汞充填器、各型车针、成形片及成型片夹、咬合纸、橡皮轮、纱团、小棉球。

（2）修复、垫底材料：银汞合金、复合树脂、玻璃离子体水门汀、磷酸锌水门汀、氧化锌丁香油水门汀、氢氧化钙水门汀。

（3）药品：窝洞消毒剂、丁香油。

3．操作步骤

（1）安排患者：根据治疗的需要调节椅位及光源。

（2）制备洞型：医生制备洞型时，协助牵拉口角，用吸唾器及时吸净口腔内多余的水或冲洗液，保持术野清晰。

（3）隔湿、消毒：充填时如洞壁有唾液或冲洗液均可影响充填材料的性能，使充填失败，故在消毒前需协助医生用棉球或纱布卷隔湿，并准备窝洞消毒的小棉球。消毒药物根据龋洞情况及医嘱选用。

（4）调拌垫底及充填材料：浅龋不需垫底；为保护牙髓，中龋可选用磷酸锌水门汀或玻璃离子水门汀单层垫底；深龋则需用氧化锌丁香油水门汀及磷酸锌水门汀双层垫底。遵医嘱调拌所需垫底材料，再选用永久性充填材料充填。

（5）清理用物：充填完成后清理用物，将所用车针、器械及口腔科手机清洗消毒后备用。

（6）术后指导：如患者采用银汞合金充填，充填完成后告知患者银汞合金需24小时后才能完全固化稳定，在这段时间之内避免用充填牙齿咀嚼进食硬物，以免充填物破碎或脱落。深龋充填后如有疼痛需及时到医院复诊。

（八）根管治疗术

根管治疗术是治疗牙髓病及根尖周病首选的方法。

1．目的　彻底清除根管内的感染，用根管充填材料严密充填根管，促进根尖周病变愈合及防止再感染。

2．物品　除龋齿充填术所需器械外，另备各种规格的拔髓针、根管扩锉针、根管冲洗液、冲洗注射器、根管消毒药物、牙胶尖、根管充填糊剂、螺旋充填器、光滑髓针、消毒棉捻或吸潮纸尖等。

3．操作步骤

（1）根管预备

1）开髓与拔髓：如牙髓坏死，术前不必麻醉或失活。医生用车针揭开髓室顶后，暴露根管口,用拔髓针拔除牙髓,备 0.5%～5.25% 次氯酸钠溶液供医生冲洗根管。

2)预备根管:包括机械预备根管和化学冲洗根管。医生先用根管扩锉针从细到粗扩锉切削管壁,去除管壁感染物质和软化牙本质,过程中使用根管冲洗液反复冲洗根管。护士遵医嘱用冲洗注射器抽取好所需溶液,并用吸唾器及时吸净冲洗液,保持术区清晰。

(2)根管消毒:根管经预备后,为医生传递棉捻或吸潮纸尖进行根管干燥,并用棉捻蘸取或调制适量根管消毒药物供医生置于根管内,调拌氧化锌丁香油水门汀暂封窝洞。待患者自觉症状消失、复诊检查时,根管内取出的封药棉捻无分泌物、无异味、患牙无叩痛,即可进行根管充填。

(3)根管充填:是根管治疗的最后一个步骤,其意义在于消除手术后遗留的根管无效腔,杜绝再感染。根管充填常用的充填材料有牙胶尖及氧化锌丁香油糊剂、碘仿糊剂等。其方法是:先将根管充填材料调成稀糊状送入根管内,再将消毒后的牙胶尖插入根管,直达根尖孔,以严密填塞根管为准,用加热后的挖匙或电携热器去除多余牙胶,最后做永久充填。

根管充填过程中,口腔内要严格消毒隔湿,防止唾液污染,调拌用具应一用一更换。整个过程严格遵循无菌操作原则。

(九)窝沟封闭术

窝沟封闭术利用窝沟封闭剂(黏性高分子材料)的屏障作用,使窝沟与口腔环境隔绝,阻止食物残渣、细菌及其酸性产物等致病因子进入窝洞,可以起到有效预防窝沟龋的作用。

1.目的　减少窝沟龋的发生,阻止已存在的早期龋的发展。

2.物品　治疗盘、漱口杯、棉卷、锥形小毛刷、毛刷、吸唾管、光固化灯、37% 磷酸、窝沟封闭剂、清洁膏(不含油质)等。

3.操作步骤

(1)安排患者:调节椅位及光源,系上胸巾,讲清治疗有关事宜,取得患者信任与配合。

(2)清洁牙面:在口腔科低速手机装好锥形小毛刷,蘸取适量清洁膏进行牙面清洁。刷洗后协助医生用三用枪加压冲净残留物,并及时吸去冲洗液。

(3)酸蚀牙面:备棉卷隔湿、吹干牙面,用毛刷蘸取酸蚀剂,供医生涂抹于要封闭的牙面上。酸蚀范围应宽于窝沟封闭范围,一般为牙尖斜面的 2/3,恒牙酸蚀 20～30 秒,乳牙酸蚀 60 秒。酸蚀剂用量不宜过多,避免损伤口腔软组织。

(4)冲洗和干燥:用三用枪加压冲洗牙面 10～15 秒,边冲洗边用吸唾器吸干,去净牙面酸蚀剂和反应产物。冲洗后立即更换干棉卷隔湿,吹干牙面约 15 秒,防止唾液污染酸蚀面。酸蚀后的牙面呈白垩色,如未形成白垩色或被唾液污染应重新酸蚀。

(5)涂布封闭剂:用毛刷蘸取封闭剂供医生沿沟裂从远中向近中方向涂布。涂布时避免产生气泡,注意使封闭剂渗入窝沟内,在不影响咬合情况下尽量涂厚,涂布范围应小于酸蚀面。涂布完成后,用光固化灯照射 30～60 秒,使其固化,照射的部位应大于涂布的范围。如用化学固化封闭剂,则取同等量的 A 组分和 B 组分封闭剂(分别含有引发剂和促进剂)混合调拌 10～15 秒后涂布于牙面上,45 秒内完成全部操作。

(6)检查效果:固化之后,需用探针检查固化情况、有无遗漏窝沟、有无气泡,以及与牙面的结合情况等。

(7)术后指导:操作完成后,告知患儿及患儿家长定期(3 个月、半年或 1 年)到医院复查 1 次,检查封闭剂保留情况,脱落时应进行重新封闭。

(十)龈上洁治术和龈下刮治术

1.目的　去除牙菌斑和牙石,消除致病因素,控制牙周疾病进展。

2.物品　洁治器械或超声波洁牙机。龈上洁治器包括镰形器、锄形器、磨光器。龈下刮治器包括锄形器、匙形器、根面锉。另备抛光用具,包括口腔科低速手机、橡皮磨光杯、磨光粉或脱敏糊剂。

3. 操作步骤

（1）术前准备

1）向患者说明手术的目的及操作方法，取得患者的信任与合作。

2）根据患者情况，必要时进行血液检查，如血常规、血小板计数等，如有血液疾病如血小板减少性紫癜或局部急性炎症，均不宜手术。

3）准备好消毒的物品。

4）嘱患者用0.12%的氯己定溶液含漱1分钟。

（2）术中配合

1）调节椅位：治疗上颌牙时，上颌牙平面与地面约成45°角；治疗下颌牙时，下颌牙平面与地面基本平行。

2）根据洁治术的牙位及医师使用器械的习惯，摆放好所需的洁治器。

3）术中协助牵拉口角，吸净冲洗液，若出血较多，可用肾上腺素棉球压迫止血。

4）牙石去净后，低速手机装好橡皮杯蘸取适量磨光粉或脱敏糊剂对牙面进行抛光，龈下刮治则用根面锉磨光根面。

5）备纱团及小棉球拭干手术区，用镊子夹持碘甘油置于龈沟内。全口洁治应分区按顺序进行，避免遗漏。

（十一）牙龈翻瓣术

1. 目的　在直视下进行牙根面及软组织清创，纠正牙龈及骨的外形，控制牙周疾病的进展。

2. 物品　外科手术刀、牙周探针、牙龈分离器、骨膜分离器、刮治器、弯组织剪、小骨锉、局麻器械、缝合器械、调拌用具、消毒药品、无菌包。另备牙周塞治剂及丁香油。各类器械消毒后备用。

3. 操作步骤

（1）术中配合

1）术前嘱患者清洁口腔，用0.12%氯己定液含漱，常规消毒铺巾。

2）备局麻药进行术区麻醉。

3）术中牵拉口唇，协助止血，传递手术器械，用生理盐水冲洗创面，吸去冲洗液，保持术野清晰。

4）医师缝合时协助剪线。缝合完毕，调拌牙周塞治剂，将其制成长条状，置于创面，贴压于术区表面，保护创面。放置塞治剂后应牵拉唇、颊位置进行整塑，避免妨碍系带活动。

（2）术后护理：嘱患者注意保护创口，24小时内在与手术区相应的面部间断冷敷，以减轻术后组织水肿。手术当天可以刷牙，但不刷手术区。按医嘱服用抗生素，防止感染。术后一周拆线，术后6周内勿探测牙周袋，以免影响组织愈合。

（十二）拔牙术

拔牙术是口腔颌面外科门诊最常见的基本手术。它同一般外科手术一样，可引起创口出血、疼痛、肿胀等局部并发症，严重者可出现全身反应，甚至危及生命。

1. 适应证

（1）牙周病等造成牙体、牙周组织严重破坏而无法治疗修复者。

（2）阻生牙反复引起冠周炎或颌面部间隙感染或造成邻牙龋坏者。

（3）因外伤劈裂或折断致牙颈部以下或牙根折断不能治疗或修复者。

（4）错位牙及多生牙造成牙列畸形、妨碍咀嚼功能、影响美观，根据正畸治疗需要确定需拔除者。

（5）乳牙滞留影响恒牙萌出者。

（6）放射治疗前恶性肿瘤病灶区的患牙或颌骨骨髓炎、上颌窦炎等病源牙。

(7) 因对颌牙缺失、丧失功能或影响义齿修复者。

(8) 某些全身性疾病(如风湿病、虹膜睫状体炎等)的可疑病灶牙,出现坏疽性牙髓炎、慢性根尖周炎等,通过治疗不能将病灶彻底清除者。

2. 禁忌证

(1) 重症高血压、心力衰竭、心肌梗死、心绞痛发作频繁者应禁忌拔牙。

(2) 患有血友病,血小板减少性紫癜,急、慢性白血病,恶性贫血,维生素 C 缺乏症等血液病患者拔牙后可能会出现出血不止及引起败血症等严重并发症,应避免拔牙。

(3) 口腔恶性肿瘤患者,常因肿瘤区牙齿松动疼痛而要求拔牙,但拔牙可能刺激肿瘤生长,造成医源性扩散,使病情恶化,因此不宜拔牙。

(4) 患有糖尿病血糖未经控制,并伴有中毒症状者应暂缓拔牙。

(5) 急性炎症期(如冠周炎、蜂窝织炎、牙槽脓肿扩散期或高烧体弱、过敏性体质等)不宜拔牙,此种情况拔除患牙可促使炎症扩散,加重病情。

(6) 疲劳过度、饥饿、紧张恐惧、妇女月经期宜暂缓拔牙。

(7) 易流产或易早产的孕妇,在妊娠期前 3 个月或后 3 个月不宜拔牙。

(8) 严重慢性疾病如肝肾功能损害者、活动性肺结核、重症甲状腺功能亢进等患者不宜拔牙。

3. 操作前准备

(1) 询问病史:了解患者有无手术适应证、禁忌证及药物过敏史,必要时做药物过敏试验。

(2) 患者思想准备:向患者耐心解释,消除顾虑,减轻其畏惧情绪。

(3) 器械准备:主要器械有拔牙钳、牙挺、牙龈分离器;辅助器械有手术刀、刮匙、骨凿、骨锤、缝针、缝线等。以上器械均应高温高压灭菌处理。

(4) 术区准备:备 0.05% 氯己定溶液嘱患者漱口,术区用 1% 碘伏消毒,复杂牙拔除前应进行口腔洁治,并行口周及面部皮肤消毒铺巾。

4. 操作过程

(1) 拔牙前再次与患者核对要拔的牙齿,仔细观察患者反应,麻醉显效后,医生按以下操作程序拔除患牙。

1) 分离牙龈:用牙龈分离器分离紧密附着于牙颈部的牙龈,使之与牙面分开。

2) 挺松牙体:以牙槽嵴为支点,用牙挺挺松患牙,然后换用牙钳。

3) 安放牙钳:选择正确的拔牙钳,张开钳喙,紧贴牙面,再次核对牙位,确定钳喙在运动时不伤及邻牙及周围软组织。

4) 拔除患牙:牙钳夹紧后,采用摇动、扭转和牵引的方法加力拔除患牙。

5) 检查患牙有无断根,并进行拔牙窝的处理。用刮匙去除碎骨片、肉芽组织及其他异物,使血凝块充盈拔牙窝。

(2) 拔牙过程中配合医生保持术野清晰,随时传递医生所需器械。拔除复杂牙时,协助用骨锤劈牙。劈牙时注意掌握技巧和力量,患牙在下颌时需注意用一手托住患者下颌,以免颞下颌关节受损或移位。

(3) 密切观察患者的反应,如呼吸、脉搏等情况。患者如出现晕厥等情况需及时调整椅位,让其平卧,解开衣领,协助医生进行急救处理。

5. 操作后护理

(1) 拔牙当天嘱患者勿漱口和刷牙,避免冲掉血凝块,影响伤口愈合。

(2) 嘱患者咬纱卷或棉球 30 分钟后吐出,若出血较多可延长至 1 小时,但不能留置时间过长,以免腐臭,引起感染或出血。

(3) 拔牙后不要用舌舔吮伤口,2 小时后可进食软食或流质饮食,不可食用过热食物,更不要用患侧咀嚼,以免造成出血。

（4）术后 24 小时内，伤口少量渗血，唾液中含少量淡红色血水，术后 1～2 天创口有轻微疼痛均属正常现象。

（5）拔牙后若有明显的出血、疼痛、肿胀、发热、张口受限等症状时应及时复诊。

（6）若病情需要配合服用消炎药、镇痛药，应做好用药指导。

（7）拔牙创口有缝线者，术后 5～7 天拆线。

（十三）口腔四手操作技术

口腔四手操作技术是在牙科设备、器械不断改进的前提下，为保护口腔医生、护士的自身劳动力及健康，逐步完善和发展起来的标准化牙科操作模式。口腔四手法是指在口腔治疗的全过程中，医生、护士采取舒适的坐位，患者采取放松的平卧位，护士根据治疗需要平稳而迅速地传递各种器械、药品及调制材料给医生，辅助医生进行口腔疾病的治疗。医护各有分工，密切配合，共同完成口腔内各种操作。

实施四手操作法必须具备精良的设备，护士具有较高的素质，医护人员有密切高效的配合。

1. 四手操作技术对设备的要求　口腔诊疗过程是一个极精细的操作过程，操作中要保证医生的正确操作姿势，设备配置合理。

（1）综合治疗台：牙科综合治疗台是口腔诊治工作的基本设备。随着口腔医学的发展，新型牙科综合治疗台的设计更符合人机工程学原理和四手操作要求。

人体最稳定和自然的体位是平卧位，因此，综合治疗台的长与宽应根据人体的身高与宽度决定，因其涉及人体体重的支点部位，因而要加一定厚度的软垫。椅座面、背靠面的机械曲度与人体生理性弯曲尽可能一致，使患者的背部、坐骨及四肢都有比较完全的支托，身体各部分的肌肉和关节均处于自然松弛的状态。牙椅椅面的软硬度适中，头靠、背靠和椅面的调节要求灵活。其次，椅头应具有旋转性，以利于拍片或某些治疗；助手侧应设有吸引器、吸唾器和三用枪；医生侧应设有可移动的综合治疗台、高低速涡轮机、三用枪、洁治器和可调式手术灯。

（2）座椅：座椅是保持医生和护士正常操作姿势与体位的重要保证，基本要求是椅位能上下调节，有适当厚度的软垫，可使医生臀部完全得到支持，小腿和足有一定的空间，有利于医生更换体位。座椅的高度以使医生大腿下缘与地面平行，下肢自然下垂为宜。护士座椅与医生座椅基本相同，但椅位较医生高 10～15cm，底盘宽大稳定，带有可放脚的基底，椅背有一可旋转的放前臂的扶手。

（3）固定柜：主要用于储存不常用的器具，表面可作为写字台面，也可设有汞合金调拌机、洗涤槽等设备，这样更为方便省力。

（4）活动器械柜：是四手操作法必须具备的设备。可滑动的顶部为工作台，其上可放置治疗中常用的器械和材料，下面柜内存放治疗必备的各种小器械、材料和口腔常用药物。

2. 医生、护士、患者的位置关系　在实施四手操作法时，医生、护士有其各自互不干扰的工作区域，以保证通畅的工作线路和密切的相互配合。如将医生、护士、患者的位置关系假想成一个钟面，可将仰卧位的患者周围分为四个时钟区。

（1）医生工作区：位于 7～12 点，此区不能放置物品，以免影响医生操作。上颌操作多选 12 点，下颌操作多选 7～9 点。医生通常位于 11 点操作。

（2）静态区：位于 12～2 点，此区可放置治疗车或活动柜。

（3）护士工作区：位于 2～4 点，护士通常保持在 3 点的位置，这样既可接近传递区，又可通往治疗车的静态区。

（4）传递区：位于 4～7 点，是医生和护士传递器械和材料的区域。

3. 四手操作技术对护士的要求　口腔四手操作技术要求护士熟悉现代口腔医疗设备、器械和材料的性能、操作步骤、注意事项、维护和保养等；对患者要有高度的责任感和同情心；熟悉本专业常见病、多发病的病因、诊断、治疗和预防知识;学习各种疾病治疗的规范化操作程序,以保证诊疗护理的顺利进行。

(1)治疗前

1)保持治疗区域的整洁,将常用的器械按规定摆放整齐,随时准备接待患者。

2)患者进入诊室后,护士应辅助患者处于舒适体位,调节合适光源,指导患者进行口腔含漱,为患者围好胸巾,戴好护目镜,以减少诊室内空气污染及防止患者衣物污染。

(2)治疗中

1)为保持诊疗部位清晰,应及时用吸引器吸去患者口腔内的唾液、冲洗液、碎屑、粉末等。使用吸引器时应将其放置在手术牙的邻近部位。吸引时动作应轻柔,切勿将吸引头接触患者咽部,以免引起患者恶心不适。

2)协助医生牵拉患者口腔软组织,以保持手术区域清晰、视野清楚。

3)了解医生制定的工作程序,保证治疗顺利实施。在治疗过程中,医生护士始终以轻松自然的体位进行操作。

(3)治疗后

1)向患者交代口腔护理注意事项,预约下次复诊时间。

2)治疗所使用的一次性医疗用品,按照一次性卫生材料处理原则进行处理。如一次性口腔治疗盘、吸引器、注射器等,按规定进行焚烧或统一毁形处理,对所用的其他口腔专科器械,按物品性质进行分类消毒灭菌处理。

3)使用过的治疗椅及治疗台,可使用含氯消毒剂进行擦拭。

4)口腔科手机使用后应用润滑剂进行清洗及润滑保养,应做到一人一用一灭菌。

4. 口腔器械传递及交换的要求

(1)器械的传递:护士传递器械时要求时间准确,位置恰当,传递器械无误。在传递区内用标准的平行传递法将器械传递至医生手中,即器械在患者颏下和上胸之间。医生从患者口中取出器械时,护士左手保持在传递区,正确地接过器械。传递过程中应注意:①禁止在患者头面部传递器械,以确保患者治疗安全;②传递器械要准确无误,防止器械污染;③器械的传递尽可能靠近患者口腔部位。

(2)器械的交换:实行正确的器械交换是缩短患者治疗时间,保证医疗质量的前提。在器械交换过程中应注意:①护士应提前了解病情及治疗程序,及时、准确地交换医生所需器械;②器械交换过程中,使用器械和待用器械始终保持平衡,以保证器械交换无污染,无碰撞。

二、口腔科护理管理

(一)门诊护理管理

1. 开诊前的准备工作　开窗通风,打扫诊室卫生,整理台面,检查设备运转是否正常,备好洗手液、毛巾、肥皂等用品。

2. 分诊　是口腔科的重要工作。护士热情接待患者后简明扼要询问病史,了解就诊目的,然后根据病种进行合理有序的分诊,优先安排急重症、年老体弱者及残疾人就诊。

3. 配合治疗　指导患者就位,准备所需的物品和器械,治疗过程中及时传递材料和药品,提高工作效率。

4. 消毒隔离　因大部分治疗工作都是在患者口腔内完成,容易造成交叉感染,所以在进行操作前应洗手、戴手套。使用过的器械应分类进行消毒。

5. 器械管理　每次治疗后及时清点器械,一般每周检查和保养器械1次。

6. 健康教育　积极宣传口腔疾病的防治知识,重视患者的心理问题。

（二）治疗室护理管理

1.治疗室卫生　室内应采光良好、安静、清洁、整齐、空气流通。

2.消毒隔离　在操作前应衣帽整齐,洗手、戴口罩,操作后应消毒双手。所用物品应及时清洗,并分类进行处理、消毒。若使用一次性牙科检查器械,用后应集中销毁。

3.备好抢救药品及器械　备齐药品及器具,并定期检查,及时更换,保证能正常使用。

4.协助治疗　做好椅旁护理或四手操作。

5.器械管理　定期做好器械检查和维护。

（三）手术前后护理

1.术前护理

（1）心理护理:护士应主动关心患者,耐心做好解释工作,消除患者的紧张情绪,树立战胜疾病的信心。可向患者深入浅出地介绍相关疾病知识及手术方式、预后和术后注意事项等。

（2）术前准备:一般术前常规同外科术前护理。术前要进行全面的身体检查,注意患者有无上呼吸道感染。做药物过敏试验、备血、备皮、嘱患者禁水禁食。术前3天开始用1:5 000氯己定溶液清洁漱口,牙石过多者应行洁治术。手术日应监测生命体征,遵医嘱术前用药,嘱患者取下义齿、手表,和排空大、小便等。

2.术后护理

（1）一般护理:同外科常规术后护理。

（2）饮食护理:可根据具体情况安排患者饮食,不能进食者可适当补液以保持体内水、电解质平衡。每次进食后要漱口以保持口腔清洁。

（3）切口及引流护理:术后密切观察切口有无出血,如渗血较多应及时处理,以保持切口清洁干燥,防止切口感染。同时注意保持引流管的通畅,注意观察引流物的量、色、性状,做好记录。

（4）病情观察:严密监测患者生命体征的变化,如体温、血压、脉搏、呼吸、意识等。

（5）口腔护理:每日做2～3次口腔护理,以保持口腔卫生。

第四节　口腔卫生保健

一、口　腔　卫　生

良好的口腔卫生是保证口腔健康的基础。口腔卫生是指保持口腔清洁,目的在于控制菌斑,清除软垢和食物残渣,使口腔处于一个清洁健康的环境,更好地发挥其生理功能。主要措施如下:

1.刷牙　刷牙是运用最广泛的保持口腔清洁的方法,既能消除口腔内食物残渣、软垢和部分牙菌斑,还能按摩牙龈,促进牙周组织的血液循环,从而减少口腔环境致病因素,增强组织的抗病能力。每天刷牙2～3次,至少早晚各1次。刷牙时要选择合适的工具,如牙刷、牙膏等以保证既能清洁牙齿,又能保护牙龈。

2.漱口　漱口是保持口腔卫生最简便易行的方法,漱口时间通常在餐后进行。其效果与漱口剂的种类,漱口的时间、水量、次数及力量有关。常用清水漱口,也可选用含氟漱口液、氯己定漱口液、甲硝唑漱口液等。应注意,漱口不能代替刷牙,只能作为刷牙之外日常口腔护理的辅助手段。

3.牙间隙清洁　牙齿的邻接面、牙列不齐的重叠面是藏污纳垢、牙菌斑极易形成的地方,不容易刷到,可用牙线、牙签、牙间隙刷或电动冲牙器来清洁。

4.龈上洁治术　即洗牙,是由专业人员用机械的方法帮助去除菌斑、软垢、牙石等局部刺激因素,恢复牙周组织健康。分为手用器械洁治法和超声波洁治法。

二、口　腔　保　健

口腔健康是人体健康的重要组成部分。1981 年世界卫生组织（WHO）将"牙齿清洁，无龋洞，无疼痛感，牙龈颜色正常，无出血现象"作为口腔健康标准。口腔保健措施的实施对口腔健康起到促进作用，是维护口腔卫生的重要途径。

1. 定期进行口腔健康检查　定期进行口腔检查，了解口腔卫生状况，得到专业口腔卫生指导，从而达到"有病早治，无病预防"的目的。一般 2～12 岁儿童每半年检查 1 次；12 岁以上者每年检查 1 次；孕妇每 2～3 个月检查 1 次。对于 40 岁以上长期吸烟、嚼槟榔和饮酒者应该提防口腔癌。

2. 纠正不良习惯　口腔不良习惯主要影响牙齿的正常排列和颌骨的正常发育，并使牙齿丧失生理性刺激。如偏向一侧哺乳、偏侧咀嚼、张口呼吸、吮唇、咬舌、咬颊、咬笔杆等都是常见的危害较大的不良习惯，必须及早予以纠正。

3. 消除影响口腔卫生的不利因素　牙面的窝沟点隙是龋病的好发部位，可合理使用氟化物或及时进行窝沟封闭。对于额外牙（也称多生牙）、错位牙及阻生牙等，应及时予以矫正或拔除。乳牙过早缺失，可做间隙维持器，恒牙缺失应该及早修复。口内残根、残冠应及时拔除，以免形成不良刺激。

4. 合理营养　对于胎儿、婴幼儿、少儿均应提供足量的钙、磷、维生素及微量元素（如氟）。应多吃较粗糙、富含纤维素和有一定硬度的食物。适当控制糖和碳水化合物的进食。

5. 改善劳动环境　接触有害物质（如酸、铅、汞等）时应注意使用防护设备如隔离衣、防护面罩和手套，使用密封设备、保持定向通风等。

（曹丽华）

？ **复习思考题**

1. 口腔检查牙齿松动度分几度？如何描述？
2. 口腔四手操作技术对护士的要求有哪些？
3. 保持口腔卫生的主要措施有哪些？

ER-12-3

扫一扫，测一测

PPT 课件

第十三章 牙及牙周组织疾病患者的护理

知识导览

学习目标

掌握龋病、牙髓病、根尖周病、牙周病等疾病的概念及护理措施。熟悉龋病、牙髓病、根尖周病、牙周病等疾病的护理评估内容及主要护理问题。了解龋病、牙髓病、根尖周病、牙周病的病因、临床表现及治疗要点。

第一节　牙体及牙髓病患者的护理

口腔科常见疾病包括牙体及牙周的病变、口腔黏膜病变、口腔先天性疾病等。口腔和牙齿的健康,不仅影响人的发音、语言、咀嚼、消化功能,而且影响人的面容、仪表,甚至影响身心健康。口腔疾病的发病率很高,目前世界上很多国家都很重视口腔及牙齿疾病的预防和早期治疗,世界卫生组织(WHO)把龋病列为全球性三个重点防治的疾病之一。

一、龋病患者的护理

案例分析

患者,女,26岁。发现右下后牙有洞,遇冷热刺激痛 2 个月余。检查: ⑥ 咬合面深洞,色黑,探诊洞深达牙本质深层,探诊敏感,但未见穿髓孔,叩痛(−),松动(−),冷热诊反应同正常对照牙。余牙未见明显异常。

请思考:

1. 该患者的护理诊断是什么?
2. 请制订相应的护理措施。
3. 如何对患者进行健康指导?

(一)概述

龋病是牙齿在多种因素影响下,牙体硬组织发生慢性进行性破坏和崩解的一种疾病。2017年公布的第四次全国口腔健康流行病学调查结果显示,12 岁儿童恒牙龋患率约为 34.5%,比十年前上升了 7.8 个百分点;5 岁儿童乳牙龋患率约为 70.9%,比十年前上升了 5.8 个百分点。儿童患龋情况已呈现上升态势,但仍处于世界很低水平,12 岁儿童平均龋齿数为 0.86 颗,低于 WHO 公布的全球 12 岁儿童平均龋齿数 1.86 颗。龋病患病人群的分布区域广,是近代人类最普遍的口腔科常见疾病之一,WHO 已将其与肿瘤和心血管疾病并列为人类三大重点防治疾病。

关于龋病的病因目前主要是四联因素学说(图 13-1),即龋病主要是在细菌、食物、宿主和时间等因素相互影响下而发生的牙齿硬组织色、形、质的改变。目前认为致龋菌主要有链球菌属、乳杆菌属、放线菌属等。这些细菌代谢碳水化合物(主要是蔗糖)产酸,导致牙齿硬组织中无机质脱矿和有机质破坏,牙体组织软化脱落,长期作用最终可使牙齿形成龋洞。另外,细菌还可形成牙菌斑生物膜并进行糖代谢,为自身提供能量。牙齿的形态和结构、唾液分泌的量和成分、全身营养和疾病状况也是影响龋病发生的重要因素。

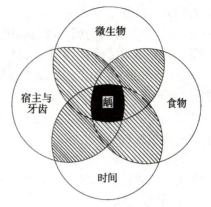

龋病的发生是一个缓慢连续不间断的过程,即使细菌、食物和宿主同时存在,也不会立即发生龋病,需要一定的时间才能够致病。2～14岁是乳恒牙患龋的易感期。随着病程的缓慢进展,病变不断向牙体深处发展,可引起一系列并发症,如牙髓病、根尖周病、颌面部间隙感染等。

图 13-1 龋病发病的四联因素学说

(二)护理评估

1.健康史 有无全身性疾病,有无家族史、过敏史等;患病后的诊疗经过,有无其他并发症;口腔卫生状况及卫生习惯。

2.身体状况 龋病的病变过程由浅入深,是由牙釉质或牙本质开始,逐渐破坏的过程,按龋损的深度可分为浅龋、中龋和深龋(图13-2)。

(1)浅龋:龋损仅限于牙齿的表层即牙釉质或牙骨质。早期浅龋一般呈白垩色点或斑,继之呈黄褐色或黑色,患者一般无自觉症状,用探针检查可有粗糙感。

(2)中龋:龋损侵入牙本质浅层,形成明显龋洞,遇冷、热、酸、甜等刺激可产生酸痛感觉,刺激去除后,症状即消失。

(3)深龋:龋损已达牙本质深层,形成较深的龋洞,但未至牙髓,遇各种刺激和食物嵌塞时疼痛刺激症状明显,但无自发性疼痛。

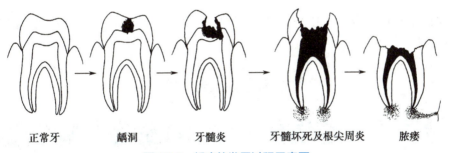

| 正常牙 | 龋洞 | 牙髓炎 | 牙髓坏死及根尖周炎 | 脓瘘 |

图 13-2 龋病的发展过程示意图

3.心理-社会状况 龋病发展缓慢,早期症状不明显,多数患者不重视。有的认为牙痛不是病,加上去除刺激后疼痛消失,容易延误诊治时间。

4.辅助检查 对于不易探查的龋病,如邻面龋等,必要时可进行X线检查。

5.治疗要点 常用窝沟封闭术、充填术等,以终止病变进展,恢复牙齿的外形和功能。

(三)主要护理问题/医护合作性问题

1.组织完整性受损 与局部形成龋洞,导致牙体缺损有关。

2.潜在并发症:牙髓炎、根尖周炎等。

3.知识缺乏:缺乏龋病早期防治知识。

(四)护理措施

1.非手术治疗护理 龋病的非手术治疗是采用药物(如75%氟化钠甘油糊剂、8%氟化亚锡溶液等)或再矿化等保守方法使龋病病变终止或消除的治疗方法。主要适用于浅龋。

2.充填术 牙齿硬组织被破坏后无法再生修复,充填术是目前治疗龋病应用最广泛且疗效较好的方法。首先去除龋坏组织,并按一定要求制成合理的洞形,然后以合适的充填材料填充缺损部位,以恢复牙齿的固有形态和功能。常用充填材料包括各种水门汀材料、银汞合金和复合树脂等。在充填术过程中,应配合医生做好以下工作:

（1）术前护理:准备好必要的器械、药品、用物和充填材料。常用的有弯盘、牙用镊子、口镜、探针、玻璃板、调拌刀、咬合纸、75%乙醇、各种水门汀材料、银汞合金、复合树脂等。

（2）术中配合:在术中应根据手术进展积极配合,如调整患者体位,协助制备洞形、隔湿消毒和调拌充填材料等。

（3）术后指导:完成治疗后,向患者交代注意事项及预约复诊时间。银汞合金充填的牙齿应嘱患者 24 小时内不能用该牙咀嚼硬食,以免充填物破碎或脱落。

3. 健康指导

（1）开展口腔卫生宣教,养成饭后漱口、早晚刷牙的习惯,保持口腔卫生。

（2）合理饮食,少吃碳水化合物含量高的食物,尤其在睡前不要进甜食。

（3）增强牙齿抗龋能力,如氟化物防龋、窝沟封闭、注意胎儿及婴幼儿的合理营养。

知识链接

木糖醇预防龋齿

据不完全统计,80% 以上的小儿龋病,与经常吃糖果糕点有关。专家研究发现,木糖醇因不会产生酸性物质而具有独特的预防龋病的作用。它是从橡树、玉米等植物中提取的天然甜味剂,其甜度与蔗糖相当,完全可以作为蔗糖的替代品。欧美已经将其广泛应用于龋病的预防,目前,我国已有一些口香糖和饮料问世,并成为市场的新宠。家长可以为小儿选择含木糖醇的糖果,既满足了口感,又减少了龋病的发生。

4. 定期进行口腔检查　一般 2～12 岁的儿童半年 1 次,12 岁以上 1 年 1 次,以做到对龋病的早发现、早诊断、早治疗。

二、牙髓病患者的护理

案例分析

李某,女,30 岁,右侧后牙自发性、阵发性剧痛 1 天。患者于昨天夜间突发右侧后牙自发性、阵发性疼痛,冷热刺激疼痛加剧,不能明确患牙位置,整夜未眠。既往有龋病,冷热刺激和食物嵌塞时痛,去除刺激后疼痛消失。检查:右下第一磨牙咬合面大面积龋坏,可探及露髓点,探痛（+++）,叩痛（±）,松动（-）,热诊敏感。

请思考:

1. 该患者的护理诊断是什么?

2. 怎样应急处理? 为什么?

3. 应急处理时该如何进行护理配合?

（一）概述

牙髓是疏松结缔组织,富含神经和血管,位于牙髓腔内,是牙体组织中唯一的软组织,其通过狭窄的根尖孔与周围组织相连。牙髓组织一旦损伤难以恢复,并产生疼痛。

急性牙髓炎是指牙髓组织的急性炎症,临床主要特征是剧烈疼痛。

感染是急性牙髓炎的主要病因,主要来自深龋。

1. 细菌感染 牙髓炎多继发于龋病,主要是细菌、毒素通过牙本质小管、暴露的牙髓处刺激牙髓,造成牙髓组织的炎症。其次是牙周病,因深牙周袋内的细菌可以通过根尖孔或侧支根管逆行侵入牙髓引起感染。此外,血源性感染亦可引起。

2. 物理、化学因素 创伤性咬合、充填物过高等引起的慢性咬合创伤和牙的急性创伤、化学药物及物理因素如温度、电流刺激等可引起牙髓充血,进而转化为牙髓炎。

由于牙髓腔四壁被坚硬的牙本质包绕,牙髓出现急性炎症时,血管扩张充血、渗出无缓解的余地,导致髓腔内压力急剧增高,神经受压,引起剧烈疼痛。

(二)护理评估

1. 健康史

(1)患者有无全身性疾病,有无家族史、过敏史等。

(2)口腔卫生状况及卫生习惯。

(3)牙齿有无治疗史。

2. 身体状况 急性牙髓炎临床特征是发病急,疼痛剧烈。疼痛性质具有以下特点:

(1)自发性、阵发性痛:即使没有外界因素的刺激,牙齿也会产生间歇性剧烈疼痛。

(2)夜间疼痛程度比白天重:疼痛往往在夜间发作,患者常因难以入睡就诊。

(3)温度刺激加重疼痛:遇冷、热刺激可引起疼痛发作或加剧,多数早期对冷刺激较为敏感,而晚期因牙髓已有化脓或部分坏死对热刺激较为敏感,冷刺激反而使疼痛减轻。

(4)疼痛不能定位:发作时,患者常不能准确指出患牙的位置,且疼痛常可沿三叉神经放射至同侧头、颞、面、耳等部位,但这种放射痛不会扩散到患牙的对侧区域。

检查时可发现牙体、牙周组织有病变,如深龋、楔状缺损、深牙周袋等,患牙探痛明显,冷、热诊时患牙反应敏感。

3. 心理-社会状况 很多患者认为牙痛不算病,不愿就医,等病情发展到难以忍受、影响进食或者睡眠时才意识到严重性,求治心切,但又畏惧牙钻。

4. 辅助检查 X线片可显示牙体、牙周组织病变情况。

5. 治疗要点 应急处理为开髓减压、药物止痛,以缓解症状、减轻患者痛苦。专科治疗时应遵循保存原则,尽量保存活髓、保存患牙,恒牙牙髓病一般建议施行根管治疗术。

(三)主要护理问题/医护合作性问题

1. 急性疼痛,牙痛 与牙髓腔内血管扩张渗出导致压力增高有关。

2. 睡眠型态紊乱 与疼痛有关。

3. 焦虑 与疼痛反复发作有关。

4. 知识缺乏: 缺乏有关急性牙髓炎早期防治的知识。

(四)护理措施

1. 应急处理

(1)开髓减压:是最有效的止痛方法。先稳定患者情绪,解释钻牙的目的,消除患者的紧张情绪。局麻下开髓后可见脓血溢出,用温热生理盐水协助冲洗髓腔,冲洗完毕,去除全部或大部分牙髓后放置无菌小棉球并暂封髓腔。

(2)药物止痛:用浸有丁香油酚镇痛剂的小棉球置于龋洞中,同时口服镇痛类药物,可起到暂时止痛作用。

(3)针灸止痛:针刺合谷、下关、牙痛穴、颊车等穴位。

2. 保存牙髓治疗的护理 疼痛缓解后,应行专科治疗。对年轻恒牙或炎症只波及部分冠髓者常做直接盖髓术或活髓切断术。术前护士应准备好各种器械、药物及调制材料。

3. 保存牙体治疗的护理 无条件保存活髓的牙齿可视不同情况分别进行干髓、塑化或根管治疗术等。目前根管治疗术是治疗牙髓病最为有效和常用的方法。对无保留价值的患牙，予以拔除。术前护士向患者说明治疗方式，备好器械及药物，如牙髓失活剂、局麻药物等。

4. 健康指导　向患者及家属介绍急性牙髓炎的发病原因、临床特点和防治方法。让患者了解急性牙髓炎若不及时治疗，可导致牙髓坏死，甚至发展为根尖周炎，或病损严重成为残冠残根导致不能保留需拔除等。如处理及时正确，可保存活髓或保存患牙，尽量恢复牙齿的形态与功能。因此，预防龋病和牙髓病，对保存健康牙齿具有十分重要的意义。

第二节　根尖周病患者的护理

（一）概述

根尖周病是指牙齿根尖部周围组织包括牙骨质、牙周膜及牙槽骨等发生的疾病。最常见的是根尖周炎，可分为急性根尖周炎和慢性根尖周炎。最常见的病因是细菌感染，常继发于牙髓炎，主要症状是牙齿疼痛和局部肿胀。当机体抵抗力下降时，可继发颌骨骨髓炎或颌面部蜂窝织炎。

1. 细菌感染　是根尖周炎最常见的病因，主要来自牙髓炎。另外感染也可来自牙周病。

2. 创伤　牙齿承受过大的咀嚼力或长期咬合关系不正常均可损伤根尖周围组织；牙齿的急性外伤，如跌倒、碰撞、意外事故等可使根尖周围组织受损；根管治疗时器械超出根尖孔亦可导致根尖周炎。

3. 化学刺激　治疗过程中药物应用不当，如砷剂用量过大或超过规定的封药时间，酚、醛等腐蚀性药物渗出根尖孔等，均可引起根尖周炎。

（二）护理评估

1. 健康史

（1）患者有无全身性疾病、家族史、过敏史等。

（2）口腔卫生状况及卫生习惯。

（3）牙齿有无治疗史。

2. 身体状况

（1）急性根尖周炎：早期患牙轻度疼痛，根尖部不适感。随炎症逐渐加重，表现为自发性、持续性剧烈跳痛，能准确定位。患牙有伸长或浮出感，咀嚼时疼痛加重，轻叩即有明显的疼痛。如急性根尖周炎未得到及时治疗，可继续发展成急性根尖脓肿，则疼痛加剧。当脓肿扩散至骨膜下时，患牙疼痛最为剧烈，叩痛（+++），牙龈红肿，还可伴有体温升高、身体乏力等全身症状，严重的还可在相应的颌面部出现蜂窝织炎，出现软组织肿胀、压痛，导致面容改变。当脓肿扩散至黏膜下时，由于黏膜下组织疏松，压力减低，患牙疼痛减轻，全身症状缓解，根尖区黏膜有局限性肿胀，可扪及波动感。

（2）慢性根尖周炎：一般无明显疼痛，仅有轻度的不适感，常有反复疼痛、肿胀的病史。患牙大多因牙髓坏死而牙冠变色，检查牙髓无活力，叩诊有轻微疼痛，对冷热刺激无反应，根尖区牙龈上可出现瘘管。

3. 心理-社会状况　急性根尖周炎患者牙痛剧烈，影响进食和睡眠，常急于就诊，求治心切。但慢性者无明显自觉症状，常常被忽视。

4. 辅助检查　X线检查时，急性根尖周炎可见根尖部无明显病变或仅有牙周膜腔隙增宽。慢性根尖牙周炎时，可见根尖周骨质破坏。

5. 治疗要点　开髓减压以缓解疼痛，骨膜下或黏膜下脓肿，则应及时进行切开引流，给予抗生素控制炎症。待急性期症状缓解后做进一步的根管治疗术。

（三）主要护理问题/医护合作性问题

1. **急性疼痛：牙痛**　与根尖周感染有关。

2. **睡眠型态紊乱**　与疼痛有关。

3. **焦虑**　与疼痛反复发作有关。

4. **知识缺乏：** 缺乏有关根尖周炎防治的知识。

（四）护理措施

1. **开髓减压**　是治疗急性根尖周炎的主要措施。局麻下开髓，拔除根髓，疏通根尖孔，初步清理扩大根管，引流炎症渗出物，然后用次氯酸钠溶液大量反复冲洗根管，根管内无脓液渗出后暂封髓腔。如根管内脓液持续溢出，可在髓室内放一无菌棉球开放 1～2 天。尽量避免髓腔长时间开放，以减少根管暴露于口腔环境中导致的多重感染。

2. **脓肿切开引流**　对于急性根尖周炎骨膜下或黏膜下脓肿，应切开引流以排出脓液，控制感染。护士按医嘱准备局麻药物，治疗中协助医生进行清洁、消毒、隔湿等，术后应嘱患者定时复诊、检查换药。

3. **全身治疗**　按医嘱给予抗生素、镇痛药等辅助治疗。嘱患者注意多休息，多饮水，可进食流质或半流质、清淡饮食，注意口腔卫生。

4. **根管治疗**　急性期缓解后，应用机械和化学方法彻底清除根管内的感染物，再用根管充填材料严密封闭根管，做永久性治疗，以达到治疗和预防根尖周病的目的。在拔除根髓、根管预备、根管冲洗和干燥、根管充填等操作中，护士应及时准确地提供所需器械及用物，调制充填材料。

5. **塑化治疗**　在某些特殊情况下，诸如极细小、弯曲、存在异物的根管，可考虑使用牙髓塑化治疗。

6. **健康指导**　让患者了解根尖周炎的发病原因和危害性，解释具体治疗方法，让患者明白开髓减压、脓肿切开引流只是应急处理措施，如要彻底治愈，还需进行根管治疗术。

知识链接

正确的刷牙方法

　　推荐使用改良 bass 刷牙法。刷头置于牙颈部，刷毛指向牙根方向，与牙长轴约呈 45° 角，轻加压使刷毛部分进入龈沟内。按一定顺序以 2～3 颗牙为一组开始刷牙，用短距离水平颤动的动作在同一个部位数次往返，再将牙刷向牙冠方向转动，拂刷颊面。刷牙部位之间要有重叠。刷上下前牙舌面时牙刷调整为竖刷的方式。刷咬合面时，刷毛指向咬合面稍用力前后短距离来回刷。建议早晚刷牙，每次刷牙时间至少 2 分钟，每 3 个月左右更换一次牙刷。

第三节　牙周病患者的护理

　　牙周病是指牙齿支持组织，包括牙龈、牙周膜、牙槽骨及牙骨质等发生的慢性、非特异性、感染性疾病。以牙龈炎和牙周炎多见。在口腔疾病中，牙周病和龋病一样是人类最常见的疾病之一，据统计其发病率可达 80%～90%。

　　牙周病发病原因主要为口腔卫生不良，如牙菌斑、牙石、软垢等，特别是龈下牙石的危害最大。食物嵌塞、不良修复体和牙颈部龋等刺激，也是常见的发病原因。另外，牙周病发病还与患者全身因素有关，如营养不良、内分泌失调、精神因素等。

一、牙龈炎患者的护理

（一）概述

牙龈炎是指炎症一般局限于游离龈和龈乳头，严重时也可波及附着龈。牙龈炎的病变是可逆的。但部分牙龈炎炎症未得到有效控制，可发展为牙周炎。因此积极防治牙龈炎，是降低牙周病发病率的重要措施。

（二）护理评估

1. 健康史　了解患者全身健康状况，有无慢性疾病史、有无口呼吸习惯。

2. 身体状况　一般无明显症状，偶有牙龈发痒、发胀感。

口腔检查患者牙龈充血、红肿，呈暗红色，点彩消失，表面光滑发亮，质地松软，缺乏弹性，龈沟探诊深度可达 3mm 以上，形成假性牙周袋，但上皮附着仍位于釉质牙骨质交界处，这是区别牙龈炎与牙周炎的重要标志。牙颈部可见牙石与软垢沉积，探诊易出血。

3. 心理 - 社会状况　牙龈炎一般无自觉症状，容易被患者忽视而得不到及时治疗。经常在出现牙龈出血、有口臭影响人际交往时，才引起患者重视。

4. 辅助检查　X 线检查牙槽骨无明显破坏。

5. 治疗要点　去除病因，通过洁治术或配合刮治术彻底去除牙石，控制菌斑；教会患者正确刷牙和使用牙线的方法。辅助局部药物治疗。

（三）主要护理问题 / 医护合作性问题

1. 口腔黏膜改变　与牙龈组织炎症有关。

2. 急性疼痛　与牙周脓肿有关。

3. 知识缺乏：缺乏口腔卫生保健知识，对疾病早期治疗的重要性认识不足。

（四）护理措施

1. 用药护理　协助医生用 1%～3% 过氧化氢溶液与生理盐水交替冲洗龈沟，并涂布碘甘油。指导患者漱口。

2. 洁治术和刮治术护理　彻底清除龈上、龈下及牙周袋内的牙石和牙菌斑，是治疗牙周病的基本手段。洁治术是清除牙石、软垢及菌斑的最有效方法，有利于牙周健康的维护。一般建议 6 个月至 1 年复查洁治 1 次。刮治术主要清理龈下牙石和菌斑，同时将根面的病变牙骨质刮除。在操作中护士应积极协助医生做好解释、消毒、传递和整理手术器械、协助牵拉口角、吸引冲洗液、止血、龈沟内上药等工作。

3. 健康指导　加强口腔保健卫生宣教，正确刷牙，多漱口，合理饮食。让患者了解牙周病的危害，定期检查和及时治疗，及早恢复口腔健康，提高生活质量。

二、牙周炎患者的护理

（一）概述

牙周炎和牙龈炎的主要区别在于牙龈炎不侵犯支持组织（没有附着丧失和牙槽骨吸收），而牙周炎则有牙周支持组织的破坏（附着丧失、牙周袋形成和牙槽骨吸收）。牙周炎若不及时治疗，病变一般呈缓慢加重，直至牙齿松动脱落。牙周炎经过规范的治疗可以控制病情，但已破坏的软、硬组织难以恢复到正常的完好状态。

（二）护理评估

1. 健康史　了解患者全身健康状况，有无慢性疾病史，有无牙龈炎、牙解剖形态异常等病史。

2. 身体状况　早期仅有牙龈肿胀、刷牙或咀嚼时易出血等症状。口腔检查发现患牙颈部有大量软垢、牙石沉积，伴有口臭，牙龈充血、肿胀，呈暗红色，局部点彩消失，探诊时易出血。探诊有牙周袋形成，轻压可有脓液溢出，重者可造成牙齿松动，咀嚼无力或疼痛。如果牙周袋内的炎症渗出物不能及时排出，则可形成牙周脓肿，出现急性炎症表现。长期的炎症可使牙周膜破坏，牙槽骨吸收，牙齿失去支持组织，最后松动或脱落。

3. 心理－社会状况　牙周炎无明显症状，患者一般不太重视，常延误治疗，有时会因为刷牙时出血而就诊。当病情加重，出现牙齿松动，咀嚼功能下降时，患者会害怕牙齿脱落。由于口臭明显，影响社交，可使患者产生自卑感。

4. 辅助检查　X线检查可见牙槽骨破坏和吸收。

5. 治疗要点　去除病因，彻底清除菌斑、牙石等病原刺激物，消除牙龈炎症，使牙周袋变浅和改善牙周附着水平，并尽可能争取一定程度的牙周组织再生。

（三）主要护理问题/医护合作性问题

1. 口腔黏膜改变　与牙龈组织炎症有关。

2. 自我形象紊乱　与口臭有关。

3. 知识缺乏：缺乏口腔卫生保健知识及牙周病防治知识。

（四）护理措施

1. 用药护理　遵医嘱局部或全身应用抗菌药物。协助医生用1%～3%过氧化氢溶液与生理盐水交替冲洗牙周袋并进行袋内上药。

2. 洁治术和刮治术护理　用机械方法清除牙石和菌斑仍是目前最有效的牙周基础治疗手段。术中护理同牙龈炎的护理基本一致。

3. 其他护理　牙周基础治疗效果不佳者，需视情况再次龈下刮治或进行牙周翻瓣手术，还可进行牙周组织引导性再生手术改善病变区的牙周附着关系。对于牙齿松动引起咬合关系紊乱者，还可进行松牙固定或使用牙周夹板等减轻患牙松动度，消除咬合创伤，改善咀嚼功能。但对于有深牙周袋、过于松动的严重患牙，如确已无保留价值，应尽早拔除。护理过程中配合医生做好解释、消毒、传递和整理手术器械、协助牵拉口角、吸引冲洗液、止血、调拌材料等工作。

4. 健康教育　加强口腔保健卫生宣教，正确刷牙，多漱口，合理饮食。让患者了解牙周病的危害，定期复诊检查，维护好牙周治疗的疗效，防止复发，提高生活质量。

（曹丽华）

？　复习思考题

1. 龋病充填术治疗中应配合医生做好哪些护理工作？

2. 牙髓炎患者的护理措施中应急处理有哪些？

3. 根尖周炎患者的护理措施有哪些？

ER-13-3
扫一扫，测一测

第十四章　口腔黏膜疾病患者的护理

学习目标

　　掌握复发性阿弗他溃疡、口腔单纯疱疹的概念、病变部位、类型及护理措施。熟悉复发性阿弗他溃疡、口腔单纯疱疹的护理评估内容及主要护理问题。了解口腔黏膜疾病患者的健康指导内容。

第一节　复发性阿弗他溃疡患者的护理

（一）概述

　　复发性阿弗他溃疡又称复发性阿弗他口炎、复发性口腔溃疡，是最常见的口腔黏膜溃疡类疾病，患病率高达 10%～25%。具有周期性反复发作的特点，又有自限性，溃疡灼痛明显。发病人群多见于青壮年，尤以 10～30 岁女性较多。

　　发病原因目前尚不清楚，可能与免疫异常、遗传因素、感染因素、内分泌紊乱、营养不良、消化系统疾病、精神紧张、过度劳累或口腔黏膜受损等因素有关。体内超氧自由基的生成和清除率不平衡、吸烟等也与本病有关。中医学则认为主要与"火"有关。

（二）护理评估

1. 健康史

　　（1）患者有无糖尿病、胃十二指肠溃疡、肝胆疾病及由寄生虫引起的各种消化道疾病或功能紊乱，有无吸烟史、家族史等。

　　（2）口腔卫生状况及卫生习惯。

2. 身体状况　临床上将此病分为三种类型：轻型、重型和疱疹样溃疡。

　　（1）轻型阿弗他溃疡：最常见，约占 80%。溃疡好发于唇、舌、颊、软腭等无角化或角化较差的黏膜，附着龈及硬腭等角化黏膜很少发病。溃疡孤立散在，数目一般 3～5 个，最多不超过 10 个。早期局部黏膜有不适感或灼痛感，随即可出现白色或红色丘疹状小点，随之上皮破损形成溃疡。溃疡形状常呈圆形或椭圆形，边界清楚，直径小于 10mm，中央凹陷，表面有浅黄色假膜覆盖，周围有一圈狭窄的充血红晕带，有明显灼痛感，遇刺激疼痛加剧，影响患者说话与进食。经 10～14 天后溃疡可自行愈合，一般不留瘢痕。病程常反复发作，间歇期长短不一。

　　（2）重型阿弗他溃疡：又称腺周口疮。溃疡深而大，似"弹坑"，直径可达 10～30mm，深及黏膜下层甚至肌层，边缘不规则且隆起。溃疡常单个发生，在其周围可有数个小溃疡。口腔黏膜各部均可发生，尤其多发于口腔后部，如咽旁、腭垂、软腭等处。有自限性，但持续时间较长，可达月余甚至数月。患者疼痛感较重，可伴有低热、乏力等全身不适症状和溃疡局部区域的淋巴结肿痛，愈后可留有瘢痕。

　　（3）疱疹样阿弗他溃疡：又称口炎型口疮。好发部位及病程与轻型阿弗他溃疡相似，但直径较小，一般约 2mm，<5mm。溃疡数目多，可达十个甚至几十个，散在分布如"满天星"，邻近的溃疡可以相互融合成片。口腔黏膜充血红肿，疼痛较重。可伴有低热、头痛等全身不适、病损局部

166

的淋巴结肿痛等症状。有自限性，愈后不留瘢痕。

3. 心理 - 社会状况　由于溃疡反复发作，咀嚼时疼痛加重，常影响患者语言、进食和心情，求治心切。加上治疗效果不佳，患者感到非常痛苦。

4. 辅助检查　对大而深且长期不愈合的口腔黏膜溃疡，需做活组织检查以排除癌性溃疡。

5. 治疗原则　局部消炎止痛、促进溃疡愈合、消除致病因素、延长复发间歇期。

（三）主要护理问题/医护合作性问题

1. 急性疼痛　与口腔黏膜破损、食物刺激有关。

2. 口腔黏膜改变　与口腔溃疡有关。

3. 焦虑　与溃疡反复发作、疼痛有关。

（四）护理措施

1. 局部治疗

（1）消炎：①药膜，由抗生素、激素、镇痛药等制成，可起到保护溃疡面、延长药物作用的效果；②软膏，如 0.1% 曲安西龙软膏等；③含漱液，0.02% 呋喃西林液、3% 复方硼砂溶液、0.1% 高锰酸钾液等；④含片，如西地碘片具有广谱杀菌和收敛作用，溶菌酶片有抗菌、抗病毒和消肿止血作用；⑤中药散剂，如锡类散、冰硼散、养阴生肌散等，少量局部涂布于溃疡病损区有较好的镇痛和促进愈合作用。

（2）止痛：常用药物有利多卡因凝胶、喷剂，苯佐卡因凝胶，苄达明喷雾剂、含漱液等。仅限在疼痛难忍严重影响进食和生活质量时使用，以防成瘾。擦干溃疡面后用棉签蘸取少量镇痛药物涂布于溃疡面，可起到迅速麻醉止痛效果。

（3）局部封闭：对经久不愈或疼痛明显的重型复发性阿弗他溃疡，可进行溃疡黏膜下封闭注射，每个封闭位点局部浸润注射 0.5ml，起到镇痛和促进愈合作用。常用药物为曲安奈德混悬液加等量的 2% 利多卡因或醋酸泼尼松龙混悬液加等量的 2% 利多卡因。

2. 全身治疗　患者可口服维生素 B_1、维生素 B_2、维生素 B_6 和维生素 C 等。对于病情严重而顽固或复发频繁的患者，可酌情使用糖皮质激素及其他免疫抑制剂、免疫增强剂等进行全身治疗，也可配合中药治疗。

知识链接

口腔溃疡的中医辨证施治

中医认为口腔溃疡可以分为实火和虚火两种，治疗有别。

1. **黄色溃疡**　来势凶猛，溃疡表面呈黄色，面积较大，疼痛较重，伴口臭、口干等。宜选用牛黄解毒丸、六神丸、华素片等，同时还可配合使用西瓜霜喷剂。

2. **白色溃疡**　平时不易发现，溃疡表面往往呈白色，且面积不大，患者会感觉隐隐作痛、手脚发热。可服用六味地黄丸、知柏地黄丸、杞菊地黄丸等，同时也可配合外用西瓜霜喷剂。

---

3. 健康指导　向患者介绍本病的自限性及治疗目的，减轻焦虑情绪；注意劳逸结合，保证良好睡眠，提高机体免疫力；均衡饮食，少吃刺激性食物；避免和减少诱发因素的刺激，防止复发。

第二节　口腔单纯疱疹患者的护理

（一）概述

口腔单纯疱疹是口腔黏膜常见的急性传染性发疱性病变。在口腔黏膜处称为疱疹性口炎；

单独发生在口周皮肤者称唇疱疹。

本病由Ⅰ型单纯疱疹病毒引起，当机体抵抗力下降如发热、胃肠功能紊乱、感染、疲劳、情绪改变时疱疹易发生。传染途径为飞沫、唾液和接触疱疹液传染。

（二）护理评估

1. 健康史　了解患者近期有无上呼吸道感染、消化不良等导致机体抵抗力下降的诱因，是否接触过该类疾病的患者。

2. 身体状况

（1）原发性疱疹性口炎：好发于6岁以下的儿童，以6个月～2岁的婴幼儿多见。初起时常有发热、头痛、乏力甚至咽喉疼痛等急性症状，患儿烦躁哭闹、流涎、拒食。经过1～2天的前驱期以后，口腔黏膜广泛性充血水肿，继而成簇出现针尖大小的透明水疱，并迅速破溃形成不规则糜烂面，如有继发感染可形成溃疡。患者疼痛明显，影响说话与进食，口腔卫生状况一般。唇和口周皮肤也可有类似病损，水疱破溃后形成结痂。病程约需7～10天，糜烂或溃疡面逐渐缩小、愈合，愈合后不留瘢痕。患病后机体可产生抗体，但不能防止复发。

（2）复发性疱疹性口炎：常见于成年人，好发于唇红黏膜与皮肤交界处。开始时局部有灼热感、发痒，继之发生多数小水疱，直径1～3mm，常成簇。最初疱内为澄清液体，逐渐疱液变混浊，最后破溃结痂。痂皮脱落，愈合后不留瘢痕，可有色素沉着。病程约10天。本病易复发。

3. 心理-社会状况　疱疹性口炎患儿无法用语言表达，常表现为躁动不安、哭闹拒食，家属也表现出烦躁及焦虑，求治心切。唇疱疹全身反应较轻，但口腔局部多有不适，因反复发作，患者十分苦恼。

4. 治疗要点　保持口腔清洁，对症和支持治疗，给予足够水分与电解质，补充维生素，保证充足的营养，必要时可选用抗生素预防与治疗继发感染。选用阿昔洛韦、伐昔洛韦、泛昔洛韦等进行全身抗病毒治疗。局部可用溶液、糊剂、散剂及含片等，以达到消炎止痛、促进愈合的目的，常用药物有0.1%～0.2%葡萄糖酸氯己定溶液、3%阿昔洛韦软膏、锡类散、西比氯胺含片、利多卡因等。病情严重者应卧床休息，维持体液平衡，进食困难者可适当补充营养液。

（三）主要护理问题/医护合作性问题

1. 急性疼痛　与疱疹破溃形成溃疡有关。

2. 口腔黏膜改变　与黏膜充血、水肿、溃烂有关。

（四）护理措施

1. 遵医嘱指导患者应用全身抗病毒药物及相关局部药物。告知病情严重患者及家属需保证休息，保证饮水量，维持体液平衡。对于出现进食困难者遵医嘱适当补充营养液，同时补充维生素B、维生素C等。

2. 对患者及患儿家属进行心理安慰，调整情绪，指导均衡饮食，少吃刺激性食物，认真按医嘱用药，以缩短疗程，促进组织愈合。

3. 健康指导　告知患者家属本病的传染性及传播途径，注意避免患儿与其他儿童接触。告知患者保持口腔卫生，避免继发感染。告知患儿及家长，本病为病毒感染性疾病，有复发可能。

（曹丽华）

ER-14-3

扫一扫，测一测

？ 复习思考题

1. 复发性阿弗他溃疡临床上常分为几种类型？这几种类型的典型临床表现有哪些？

2. 复发性阿弗他溃疡的局部治疗护理措施有哪些？

3. 口腔单纯疱疹的临床类型及典型临床表现有哪些？

第十五章 口腔颌面部疾病患者的护理

学习目标

　　掌握智齿冠周炎、口腔颌面部损伤、口腔颌面部鳞状上皮细胞癌的病因、类型及护理措施。熟悉智齿冠周炎、口腔颌面部损伤、口腔颌面部鳞状上皮细胞癌的护理评估内容及主要护理问题。了解智齿冠周炎、口腔颌面部损伤、口腔颌面部鳞状上皮细胞癌的健康指导。

案例分析

　　王某,女,22岁,右下磨牙后区疼痛3天,伴面部肿胀和张口受限1天。患者3天前受凉后自觉右下磨牙后区疼痛不适,伴发热、头痛等全身症状,未予治疗,病情加重,发展至右面部肿胀和张口受限。检查:体温38.5℃,痛苦面容,口臭,右侧咬肌区肿胀、压痛,张口度2指,可探及右下第3磨牙近中阻生,冠周牙龈红肿,盲袋溢脓。

　　请思考:

　　1.该患者的护理诊断是什么?

　　2.请制订相应的护理措施。

　　3.如何对患者进行健康指导?

第一节 口腔颌面部炎症患者的护理

　　口腔颌面部炎症是一种常见病,可由口腔内潜在的细菌或口腔外部的细菌侵入引起,前者多为牙源性感染,后者多为腺源性或损伤等引起感染,以牙源性感染最为常见。口腔颌面部因其结构、位置的特殊性,其所发生的感染有一些典型特点,如颜面及颌骨周围存在较多间隙、感染易于蔓延等。本节主要以智齿冠周炎为例讲述口腔颌面部炎症患者的护理内容。

(一)概述

　　智齿冠周炎是指第三磨牙(智齿)萌出不全或阻生时,牙冠周围软组织发生的炎症,临床上以下颌智齿冠周炎多见。本病常发生于18~25岁的青年人,是口腔科的常见病和多发病。

　　人类在进化过程中,所获取的食物越来越精细,咀嚼器官退化,导致颌骨长度与牙列所需长度不协调。第三磨牙萌出时经常缺乏足够的间隙,牙冠部分或全部被牙龈组织覆盖,局部形成盲袋(图15-1),食物残渣易于存留,细菌容易滋生。加上来自咀嚼的机械性损伤,当机体受凉、感冒或过度疲劳时全身抵抗力降低,细菌大量繁殖,形成智齿冠周炎。

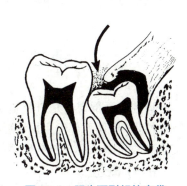

图 15-1 阻生牙引起的盲袋

（二）护理评估

1. 健康史

（1）患者有无全身性疾病，有无家族史、过敏史等。

（2）口腔卫生状况及卫生习惯。

（3）口腔健康状况等。

2. 身体状况 早期磨牙后区肿胀不适，咀嚼时疼痛。病情加重后，局部呈自发性跳痛，严重时炎症侵及咀嚼肌，出现张口受限、牙关紧闭，伴明显的发热、头痛、食欲下降、便秘等全身表现。口腔检查可见下颌第三磨牙萌出不全，冠周软组织红肿、触痛明显，盲袋溢脓，颌下淋巴结肿大、压痛。严重者有面部软组织肿胀。

3. 心理 - 社会状况 冠周炎症状明显，常反复发作，患者因疼痛剧烈或进食、语言功能受影响，产生焦虑和紧张情绪，需拔牙者则可有恐惧感。

4. 辅助检查

（1）血常规显示白细胞总数增多、中性粒细胞比例增高、核左移。

（2）X 线片检查可见智齿形态及位置。

5. 治疗要点 急性期以消炎、镇痛、建立引流、防止感染扩散、增强全身抵抗力为主；急性期过后应去除病因，消除盲袋或拔牙。

（三）主要护理问题 / 医护合作性问题

1. 急性疼痛 与冠周组织感染有关。

2. 吞咽障碍 与疼痛和张口受限有关。

3. 潜在并发症：颌面部间隙感染。

（四）护理措施

1. 一般护理 嘱患者注意休息，治疗期戒除烟酒和刺激性食物。对有吞咽和咀嚼困难者，宜进流质或半流质食物。

2. 口腔护理 用温盐水或含漱剂漱口，每日 3 次。常用漱口液有氯己定。

3. 用药护理 遵医嘱应用足量抗生素口服或静脉滴注，注意观察其疗效和不良反应。常用青霉素类，头孢类、大环内酯类也是常用药，对厌氧菌感染者可加用甲硝唑。

4. 局部治疗护理 协助医生进行治疗操作，用 1%～3% 过氧化氢溶液、0.1% 氯己定溶液等反复冲洗盲袋，彻底清洁盲袋内的食物残渣和脓液，直至溢出液清亮。局部擦干后，探针蘸碘甘油或少量碘伏液入龈袋内，每日 1～3 次。脓肿形成后应及时切开引流。

5. 手术护理 当炎症转入慢性期后，协助医生在局麻下拔除无价值智齿或行冠周龈瓣切除术。

6. 健康指导 指导患者锻炼身体，增加营养，注意劳逸结合，增强机体抵抗力。平时要注意保持口腔卫生，合理饮食。如发现智齿生长异常，应及时就诊，及早去除病因。向患者说明为防止冠周炎复发，需行手术治疗。

第二节　口腔颌面部损伤患者的护理

口腔颌面部损伤是口腔颌面部常见病多发病，与全身损伤有共性之处，但因其结构、位置的特殊性，口腔颌面部发生损伤后有其鲜明特点，处理方法上也有区别。口腔颌面部损伤平时多因交通事故、工伤、运动损伤和意外伤害所致，战争年代以火器伤为主。

（一）概述

口腔颌面部损伤的类型很多，临床上以软组织损伤、牙和牙槽突损伤及颌骨骨折较为常见。

（二）护理评估

1．健康史　了解损伤的原因、性质，是否有合并伤。

2．身体状况　观察损伤后生命体征，如有出血，应先止血。检查血块是否已清除、呼吸是否顺畅等。观察牙、牙槽骨、口腔和面部的损伤情况，患者是否有进食困难等。

（1）口腔软组织损伤：口腔颌面部软组织损伤分为闭合性损伤与开放性损伤。前者常见有挫伤和血肿，表现为疼痛、肿胀、皮肤变色与皮下淤血等；后者常见有擦伤、割伤、刺伤、撕裂伤或撕脱伤、咬伤、火器伤等。

（2）牙和牙槽突损伤：牙及牙槽突损伤多发生在前牙区，常因碰撞、打击、跌倒或咀嚼硬物而引起。轻则牙体松动，重则发生牙脱位、牙折断，甚至牙槽突骨折。主要表现为一个或多个牙齿松动或脱位、牙折。有牙槽突骨折时，可见附近的软组织及牙龈撕裂、出血与局部肿胀。骨折片移位引起咬合关系紊乱。

（3）颌骨骨折：包括上颌骨骨折、下颌骨骨折及上下颌骨联合骨折等。由于下颌骨位于面部最突出的部分，骨折发生率较高。其主要表现为局部疼痛、肿胀、出血和局部压痛，骨折片移位有咬合紊乱。

3．辅助检查　X线片或CT片可显示骨折情况。

4．心理-社会状况　了解患者急性外伤后有无焦虑、紧张等情绪，并评估其程度。

5．治疗要点

（1）闭合性损伤主要进行镇痛、止血，以促进血肿吸收，防止感染和恢复功能。

（2）开放性损伤首先处理窒息、休克等严重合并症，待病情平稳后进行清创缝合。

（3）牙齿轻度损伤大多不需要特殊治疗，移位和脱位的牙齿及牙槽突骨折，可以手法复位后进行固定。

（4）颌骨骨折应先进行全身检查与急救，再将骨折片复位并固定，恢复正常的咬合关系与咀嚼功能。

（三）主要护理问题/医护合作性问题

1．急性疼痛　与外伤导致皮肤黏膜破损、骨折有关。

2．潜在并发症：出血、窒息、感染。

3．营养失调　与咀嚼或吞咽困难有关。

4．口腔黏膜改变　与损伤、下颌制动导致口腔护理障碍有关。

5．吞咽困难　与疼痛、咬合错乱、咀嚼功能障碍、下颌制动有关。

（四）护理措施

1．评估患者疼痛程度，向患者解释疼痛原因，减轻疼痛感觉；遵医嘱使用镇痛药；颌间固定的患者口腔自洁作用差，食物残渣易积聚于夹板、栓结丝和牙间隙内，因此在患者进食后，应用棉签或小牙刷对其进行口腔清洗，并用漱口液含漱，保持口腔卫生。

2．口腔颌面部损伤的患者，一般发病急，病情变化快，常因窒息、出血、休克及合并颅脑损伤等使病情加重。

（1）观察患者生命体征，密切观察其神志及瞳孔的变化。

（2）保持患者呼吸道通畅，及时清除口、鼻腔分泌物、呕吐物、异物及血凝块，以预防窒息。及时给氧，必要时行气管插管或气管切开术。

（3）根据伤情准备急救用品：如氧气、吸引器、气管切开包、急救药品、输液架等。

（4）遵医嘱用药：及时输血、输液，全身应用抗生素，按医嘱早期及时注射破伤风抗毒素。

（5）患者体位：一般采取侧卧位，头偏向一侧，以利口内液体自行流出。出血不多及合并颅脑损伤的患者，可采取半卧位，利于血液回流，以减轻局部组织水肿。

3．一般护理　口腔颌面部损伤的患者，正常摄食很困难，根据医嘱可给流质、半流食、软食或普食。根据病情需要,可用高蛋白、高热量及维生素丰富的饮食。

4.健康指导　对颌骨骨折患者,应指导其掌握开口训练的时机与方法。对口腔颌面部损伤、全身状况良好者,鼓励患者早期下床活动,及时进行功能训练,以改善局部和全身的血液循环,促进患者尽早痊愈并减少并发症的发生。

第三节　口腔颌面部肿瘤患者的护理

口腔颌面部肿瘤和其他肿瘤一样,形成是一个多因素、多步骤、阶段演变的生物学过程。由于头颈部解剖结构和功能的复杂性,外科手术对患者的容貌会产生明显影响,其治疗和护理具有鲜明的特色。

(一)概述

口腔颌面部良性肿瘤以牙源性及上皮源性肿瘤为多见,如成釉细胞瘤等;其次为间叶组织瘤,如纤维瘤等。

口腔颌面部恶性肿瘤以上皮组织来源最多,鳞状上皮细胞癌最常见,约占口腔颌面部恶性肿瘤的80%以上;其次为腺源性上皮癌及未分化癌;肉瘤较少。

鳞状细胞癌(简称鳞癌)多发生于40～60岁成人,男性多于女性。以颊、舌、牙龈、腭、上颌窦等部位常见,常向区域淋巴结转移,晚期可发生远处转移。

(二)护理评估

1.健康史　仔细询问患者发病前的全身健康状况,有无严重的全身疾病和外科大手术史,有无过敏史。

2.身体状况　恶性肿瘤大都生长较快。癌起初局限于黏膜内或表层中,称原位癌;继之肿瘤穿过基膜侵入周围组织,形成肿块。恶性肿瘤一般无包膜,边界不清,肿块固定,与周围组织粘连不能移动。在临床上可表现为溃疡型、外生型及浸润型3种。

3.辅助检查　X线片检查、超声、磁共振、放射性核素显像检查;穿刺、活检是肿瘤确诊的主要依据。

4.心理-社会状况　了解患者确诊患病后有无焦虑、紧张、恐惧等情绪,并评估其程度。

5.治疗要点

(1)切除癌灶和可能浸润的组织、清扫淋巴组织,以及姑息性手术。

(2)化疗。

(3)其他,如放疗、激光治疗、低温治疗等。

(三)主要护理问题/医护合作性问题

1.急、慢性疼痛　与手术创伤及置留各种导管有关。

2.气体交换受损　与肿瘤本身压迫正常气道有关。

3.营养失调　与肿瘤导致恶病质、手术后失血、失液及不能正常进食有关。

4.吞咽困难　与肿瘤本身造成吞咽困难有关。

5.语言沟通障碍　与口腔及咽部疼痛不适有关。

6.焦虑　与担心疾病的预后有关。

7.自我形象紊乱　与肿瘤及手术使身体部分缺失或功能丧失有关。

(四)护理措施

1.一般护理　全麻术后未清醒期应保持去枕平卧6小时,待完全清醒后可采取半卧位。鼓励患者术后第一天适当早期活动。如有游离皮瓣,应采取平卧制动3～5天,防止皮瓣痉挛。密切观察患者意识、瞳孔、生命体征,以及引流液色、质、量,皮瓣色泽,出入水量等,及时做好规范记录。

2.保持呼吸道通畅　密切观察病情,及时清除口腔分泌物,防止呕吐物或血液吸入气管引起呼吸障碍或窒息。观察患者呼吸的幅度和频率,监测血氧饱和度。必要时行雾化吸入,湿化气道,防止痰液阻塞气道。

3.负压引流护理　负压引流要保持通畅,维持一定压力(100～200mmHg),防止血块堵住引流管。记录引流液的色、质、量。一般术后12小时引流量不超过250ml。

4.游离组织移植术后的护理　对行游离组织移植术的患者,术后平卧头部保持正中位,两侧沙袋固定头部,制动3～7天。皮瓣监测是护理工作的重点,临床观察做到术后1～3天,每1小时观察1次;术后4～5天,每2小时至少观察1次;术后6～7天,每3小时至少观察1次。

5.健康指导

(1)术后保证均衡饮食。出院1小时内避免进食辛辣硬的饮食;进食高维生素、高蛋白质食物,以利身体恢复。

(2)术后早期指导患者进行肢体、语言和吞咽功能的训练,提高患者的自我护理能力;需长期戴气管套管的患者,应指导其掌握正确消毒套管的方法。

(曹丽华)

？复习思考题

1.智齿冠周炎患者的主要护理措施有哪些?

2.口腔颌面部损伤的主要类型及临床表现有哪些?

3.口腔颌面部肿瘤患者的主要护理措施有哪些?

ER-15-3

扫一扫,测一测

第十六章　先天性唇裂与腭裂患者的护理

PPT课件

知识导览

学习目标

掌握唇裂、腭裂的分度及护理措施。熟悉唇裂、腭裂的护理评估内容及主要护理问题。了解唇裂、腭裂的健康指导。

先天性唇裂与腭裂在口腔颌面部畸形中发病率较高。唇裂是口腔颌面部最常见的先天性畸形之一，并常伴腭裂。根据流行病学调查，新生儿唇腭裂发生率为1:1 000。据统计，唇腭裂患者男女比例为1.5:1，男性多于女性。先天性唇腭裂畸形不仅破坏了容貌的整体性、对称性和协调性，而且还破坏了人体生理功能的完整性（如咀嚼、吞咽、消化、表情、语言等），同时对患者及家属造成极大的精神心理压力。

第一节　先天性唇裂患者的护理

（一）概述

唇裂是胎儿在发育过程中，受某些因素的影响，使上颌突与球状突未能融合而发生裂隙。导致胚胎发育障碍的因素很多，可能与营养、遗传、病毒感染、内分泌失调、应用某些药物等因素有关。

唇裂患儿主要是以手术修复方法，以达到口唇的形态和功能接近正常。一般认为，单侧唇裂修复手术最适宜的年龄是3～6个月；双侧唇裂手术范围大，手术时间长，创口出血较多，宜在6～12个月时进行。选择春、秋季节手术为好，避开寒冷和酷暑季节。患儿适于手术的基本条件是：健康状况良好，无明显贫血，无上呼吸道感染，局部及周围组织无感染。

（二）护理评估

1.健康史　询问有无家族遗传史，了解胚胎发育时期母体的健康状况，患儿的发育、营养状况，有无其他先天性疾病，了解有无过敏史及传染病史。

2.身体状况　唇裂分为单侧唇裂和双侧唇裂（图16-1、图16-2）。唇裂主要表现为上唇裂开。根据裂隙的部位和裂开的程度可分为三度。一度唇裂仅为红唇裂开；二度唇裂为裂隙超过红唇但未达鼻底；三度唇裂为裂隙由红唇至鼻底全部裂开。

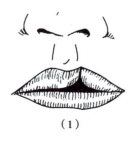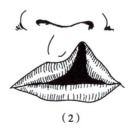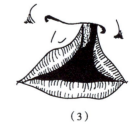

（1）　　　　　　　　（2）　　　　　　　　（3）

图16-1　先天性单侧唇裂

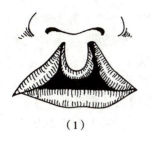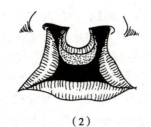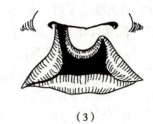

（1）　　　　　　　　　（2）　　　　　　　　　（3）

图 16-2　先天性双侧唇裂

　　根据患者的临床体征，评估唇裂程度。患儿因唇部裂开，吮吸及进食均有一定的困难；冷空气直接进入口咽部，患儿容易患呼吸道感染性疾病，影响患儿的生长发育，可伴有营养和发育不良。

　　3．心理－社会状况　先天性唇裂患儿如果在婴儿期不进行手术修复，随着年龄增长，自卑、孤僻、自闭、不愿与人交往的心理与日俱增。另外，同龄儿童的歧视以及父母的心理压力等因素，将会严重影响患儿的身心发展。

　　4．辅助检查　血液分析、CT 等检查。

　　5．治疗要点　手术整复，以恢复唇的正常解剖形态和生理功能。通常认为最适宜的手术年龄是 3～6 个月，双侧唇裂推迟到 6～12 个月。

　　（三）主要护理问题／医护合作性问题

　　1．组织完整性受损　与先天性畸形有关。

　　2．有感染的危险　与唇部切口暴露，未及时清除鼻涕、血痂或食物残渣有关。

　　3．知识缺乏：父母对疾病认识不足及缺乏正确的喂养知识。

　　4．焦虑　与患儿及家属担心手术效果有关。

　　（四）护理措施

　　1．术前准备

　　（1）对患儿进行全面体检：包括体重、营养状况、心肺功能、出血时间及凝血时间检查、X 线检查等，以全面了解患儿的健康状况。

　　（2）指导患儿父母改变喂养方式：术前 3 日停止母乳或奶瓶喂养，改用汤匙或滴管喂食，以适应术后需要。

　　（3）做局部皮肤准备：术前一天用肥皂水清洗口唇及鼻部，并用生理盐水棉球擦洗口腔。

　　（4）术前如有感冒或面部皮炎、疖肿等，建议推迟手术。

　　（5）术前常规准备：术前做普鲁卡因、青霉素皮肤过敏试验。术前 6～8 小时禁食。术前 0.5～1 小时预防性使用抗生素。术前 30 分钟给予麻醉前用药。

　　2．术后护理

　　（1）全身麻醉清醒前，患儿取平卧位，头偏向一侧，使口内分泌物流出，以免误吸。按全身麻醉术后常规护理。

　　（2）观察生命体征，尤其是呼吸，发现异常及时处理。注意保暖，防止上呼吸道感染。

　　（3）患儿麻醉清醒后，应用护臂夹板固定双臂，限制双肘关节活动，以免搔抓唇部伤口。

　　（4）创口护理：术后第 1 天，手术区加压包扎，防止出血。术后第 2 天即可使唇部创口暴露，注意保持清洁，可以涂敷少许抗生素软膏，保持伤口湿润，同时便于观察、清洗，减少创口感染的机会和形成瘢痕的最小化。如有血痂，用 3% 过氧化氢或生理盐水清洗，防止痂下感染，影响伤口愈合。

　　（5）唇部创口张力较大时，使用唇弓减张固定，唇弓松紧要适度。使用唇弓期间，应观察皮肤对胶布有无过敏反应和皮肤压伤。如有上述情况，及时去除唇弓。一般于术后 10 天拆除。

（6）遵医嘱给予抗生素，预防感染。如创口愈合良好，可在术后 5～7 天拆去缝线。口内缝线可稍晚拆除或任其脱落，特别是不合作的幼儿，不必强行拆除，如有感染，应提前拆除。术后或拆线后，提醒患儿及家属防止跌倒或碰撞唇部，否则有裂开的危险。

（7）患儿清醒后 4 小时，可给予少量流汁或母乳。如无呕吐，可指导家属用滴管或汤匙喂食。喂食时置于健侧，尽量不接触伤口，以免污染伤口。术后 10 天可吮吸母乳或用奶瓶喂养。

（8）出院指导：出院后 1 个月内，勿吃坚硬食物，避免创口复裂。术后 3 个月复诊，如发现唇部或鼻部仍有缺陷，择期进行二期修复术。

3．健康指导　积极做好优生宣教，孕期应注意补充营养，戒烟、酒，避免过度紧张、劳累和外伤，尽量避免病毒感染，避免频繁接触放射线和微波，注意用药安全。指导患儿父母采取正确的喂养方法和术后语言康复训练，安排复诊时间。

第二节　先天性腭裂患者的护理

（一）概述

腭裂与唇裂一样，是胎儿在发育过程中，受某种因素的影响，使一侧或两侧的侧腭突与鼻中隔在中线处未能融合而形成的裂隙，常与唇裂伴发。畸形的发生是遗传与环境因素共同作用的结果。

腭裂与唇裂一样，主要采用手术整复方法，以达到恢复形态与功能的目的。腭裂修补手术的合适年龄尚有不同观点。主张早期手术者认为在 8～18 个月手术为宜，可以尽早建立发音条件，建立正常的发音习惯，有利于语言功能的恢复。主张较晚手术者认为在学龄前，即 5～6 岁手术较好，手术、麻醉较为安全。腭裂手术年龄的选择，应根据患儿全身情况、营养及发育状况、手术安全性、设备条件及家属要求等综合考虑。术前应注意全身情况的检查，如有贫血、上呼吸道感染、中耳炎、扁桃体炎等，手术前应控制治疗。尤其有心脏畸形时，应做专科检查和处理。

（二）护理评估

1．健康史　了解患儿有无家族遗传史、有无其他先天性疾病，询问有无过敏史及传染病史、有无上呼吸道感染和中耳炎症状、胚胎发育时期母体的健康状况等。

2．身体状况　临床上将腭裂分为软腭裂、软硬腭裂、单侧完全腭裂、双侧完全腭裂 4 类（图 16-3）。根据腭裂程度也可分为Ⅰ度、Ⅱ度、Ⅲ度腭裂。Ⅰ度腭裂仅为软腭裂开，Ⅱ度腭裂是裂隙超过软硬腭交界处，Ⅲ度腭裂为自悬雍垂至牙槽嵴完全裂开。

腭裂畸形的特点是：腭部不完整，裂片分为 2 片或 3 片。单侧完全腭裂的特点是：一侧切牙区牙槽嵴和软硬腭均裂开，裂隙贯穿整个腭部，鼻中隔仅与健侧上腭相连。双侧完全腭裂的特点是：鼻中隔悬露于裂隙中央，均未与双侧上颌腭突相连，整个上腭裂隙呈“Y”形。部分患儿上颌骨发育不良，面中 1/3 低凹，软腭较短小且裂开，使鼻咽腔宽大。因鼻腔和鼻黏膜暴露，容易受冷空气刺激而发生上呼吸道感染；又因鼻咽部长期慢性炎症，耳咽管通气不畅，也可引起急、慢性中耳炎。由于口腔与鼻腔不能分隔，吞咽时食物从鼻腔溢出，造成吮吸、吞咽等功能障碍。因不能控制言语时的气流与气压，发音时带有浓重的鼻音，呈难以听懂的腭裂音质。

3．心理-社会状况　腭裂患儿除具有唇裂患儿相同的社会心理因素外，由于腭裂不仅发音不清，在饮食、吞咽、呼吸等方面，均有严重的功能障碍，尤其语言障碍更为突出，使患儿交往困难，性格更为孤僻、自卑。患儿及家属对手术效果表示担忧或期望过高。

4．辅助检查　血液分析、CT 检查等。

5．治疗要点　手术整复。利用腭部的邻近组织封闭腭部裂隙，消除口鼻通道，以恢复软硬腭的正常解剖关系和生理功能。一般认为在 1 岁半至 2 岁之间进行手术，有利于语音的正常矫正。

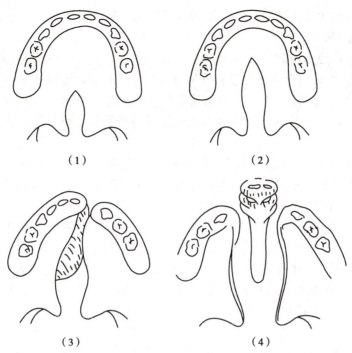

图 16-3　先天性腭裂

（1）软腭裂；（2）软硬腭裂；（3）单侧完全腭裂；（4）双侧完全腭裂。

（三）主要护理问题/医护合作性问题

1.有窒息的危险　与全麻术后呕吐、麻醉插管导致口咽部组织水肿及喂养不当有关。

2.语言沟通障碍　与腭裂致使生理缺陷及术后伤口疼痛不愿说话有关。

3.有感染的危险　与手术创伤有关。

4.组织完整性受损　与先天性畸形有关。

5.知识缺乏：缺乏对疾病的认识。

6.焦虑　与担心手术效果有关。

（四）护理措施

1.术前准备

（1）术前需做周密准备，对患儿进行全面查体，做好输血准备。遵医嘱使用抗生素预防感染。

（2）向患儿及家属介绍手术的必要性及手术过程，介绍同样疾病患儿的愈后情况，以缓解患儿及家属的焦虑情绪，增加患儿信心。

（3）裂隙较大者在手术前1周，需制作腭护板，并试戴合适，以备术后保护创面，防止创口裂开。

（4）指导患儿父母改变喂养方式，即用滴管或汤匙喂食，以适应术后进食。并告知患儿及家属术后应保持安静，不能大声哭笑或喊叫，禁吃过硬或过烫的食物，以免影响伤口愈合。

（5）术前3天开始用1:5 000呋喃西林液漱口，保持口腔清洁；用呋喃西林麻黄碱滴鼻，每日3次。术前1天做局部皮肤准备并清洁口腔和鼻腔。

2.术后护理

（1）全麻未醒者，取平卧位，头偏向一侧，使口内分泌物流出，避免发生误吸；床边备吸引器、氧气等，随时吸出口腔、鼻腔的血性渗出物和呕吐物，保持呼吸道通畅。专人护理，密切观察生命体征，直到麻醉完全清醒。麻醉完全清醒后可取头高卧位，以减轻局部水肿。

（2）局部观察：观察伤口及鼻腔有无渗血、感染；注意检查填塞纱条情况；戴腭护板的患者，保持腭护板固定，防止松脱。术后应保持患儿安静，避免哭闹、咳嗽，以免增加腭部伤口张力，使创口裂开。

（3）口腔护理：鼓励患儿进食后多饮水，有利于保持口腔创口清洁。如患儿合作，每天用3%过氧化氢溶液清洗口腔。

（4）术后用药：口腔为污染环境，腭裂术后应常规应用抗生素1～3天，呋麻滴鼻液滴鼻。

（5）术后止血：术后当天唾液内带有少量血水而未见有明显渗血或出血点时，无需特殊处理，遵医嘱可全身给止血药。如口内有血凝块应检查出血点，少量渗血无明显出血点者，遵医嘱局部用纱布压迫止血。如见有明显出血点应配合医生进行缝扎止血。出血量多者应及时送回手术室探查止血。

（6）维持正常体温：术后要注意保暖，避免感冒。观察体温变化，如术后3天内体温升高，应向患儿及家属解释发热原因，缓解家属紧张心理。如体温超过38.5℃，及时报告医生，遵医嘱采取合适的降温措施，按高热患儿护理常规进行护理。

（7）饮食护理：全麻完全清醒2～4小时后，可先给少量葡萄糖水；如无呕吐可进流质，但量不宜过多。流质饮食维持至术后1周，半流质5天，2周后可进普食。

3. 语言康复训练　一般在腭裂手术2～3个月后，患儿应开始进行语言康复训练，且年龄越小对语言功能的恢复越重要。可采用吹气球、喇叭等方法练习软腭及咽部肌肉的活动，同时还要进行唇舌部肌肉活动的训练；然后进行发音训练，可由单音、单字逐步过渡到词、句，要求发音要清楚。

4. 健康指导　积极做好优生宣教，孕期应注意补充营养，戒烟、酒，避免过度紧张、劳累和外伤，尽量避免病毒感染，避免频繁接触放射线和微波，注意用药安全。指导患儿父母采取正确的喂养方法和术后语言康复训练，安排复诊时间。

（曹丽华）

扫一扫，测一测

？复习思考题

1. 唇裂的临床分度有哪些？
2. 唇裂患者的主要护理措施有哪些？
3. 腭裂的临床分类和分度有哪些？

主要参考书目

[1] 范真. 五官科护理 [M]. 北京: 中国中医药出版社, 2015.

[2] 肖跃群. 眼耳鼻咽喉口腔科护理 [M]. 2 版. 北京: 人民卫生出版社, 2014.

[3] 李敏. 眼耳鼻咽喉口腔科护理学 [M]. 2 版. 北京: 人民卫生出版社, 2014.

[4] 王斌全, 黄健. 眼耳鼻喉口腔科学 [M]. 7 版. 北京: 人民卫生出版社, 2014.

[5] 王珊珊, 庞燕. 五官科护理学 [M]. 北京: 中国医药科技出版社, 2015.

[6] 孔维佳, 吴皓. 耳鼻咽喉头颈外科学 [M]. 3 版. 北京: 人民卫生出版社, 2021.

[7] 韩杰, 杜晓霞. 耳鼻咽喉头颈外科护理工作指南 [M]. 北京: 人民卫生出版社, 2014.

[8] 席淑新, 赵佛容. 眼耳鼻咽喉口腔科护理学 [M]. 4 版. 北京: 人民卫生出版社, 2017.

[9] 余蓉, 鲜均明. 耳鼻咽喉 - 头颈外科护理手册 [M]. 北京: 科学出版社, 2011.

[10] 张秀梅. 五官科护理 [M]. 北京: 人民卫生出版社, 2015.

[11] 迟立萍. 五官科护理学 [M]. 3 版. 上海: 同济大学出版社, 2016.

[12] 范珍明, 迟立萍. 眼、耳鼻咽喉和口腔科护理学 [M]. 4 版. 北京: 中国医药科技出版社, 2012.

[13] 田野. 病理生理学 [M]. 北京: 人民卫生出版社, 2020.

[14] 赵佛容. 口腔护理学 [M]. 3 版. 上海: 复旦大学出版社, 2017.

复习思考题答案要点

模拟试卷

《眼耳鼻咽喉口腔科护理》教学大纲